Dieses Buch gehört:

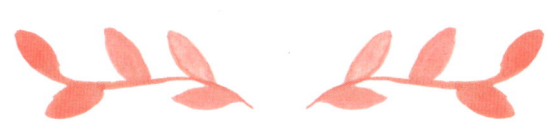

Das Leben ist ein Geschenk

Wachen Sie nicht erst auf, wenn Ihre Gesundheit oder gar Ihr Leben in Gefahr ist. Die Veränderungen an Ihrer Lebensweise, die Sie im Grunde Ihres Herzens für richtig halten, können Sie auch heute schon einleiten.

Sie wissen selbst, ob Sie von etwas zu viel oder von etwas anderem zu wenig haben.

Achten Sie auf Ihre inneren Körpersysteme, damit es Ihnen stets bestens geht und man Ihnen dies auch ansieht, und für ein langes, robustes Leben.

Rufen Sie sich jeden Tag ins Bewusstsein, welch ein Geschenk dieses Leben ist und wie wertvoll Sie sind.

Und seien Sie entsprechend gut zu sich.

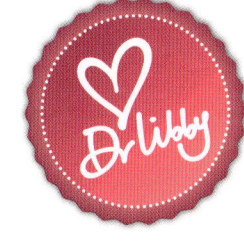

Dr. Lippy Weaver

Wunderbar weiblich

Gesundheit
Ernährung Entspannung

Was jede Frau
wirklich wissen sollte

Aus dem Englischen übersetzt
von Imke Brodersen

TRIAS

Dr. Libby Weaver ist Ernährungswissenschaftlerin und promovierte Biochemikerin. Als eine der führenden Gesundheitsexperten in Australien und Neuseeland ist sie eine gefragte Autorin, Referentin sowie Beraterin.

Mit ihrem umfassenden Wissensschatz und ihrem engagierten Bestreben, anderen zu neuer Energie und Vitalität zu verhelfen, inspiriert Libby Weaver Leser und Zuhörer. Ihre Bücher, Vorträge, Seminare und Online-Kurse animieren zu verstärkter Eigenverantwortung für Gesundheit und Glück. Dr. Libbys Bücher landeten neun Mal auf Platz 1 der Bestsellerliste und wurden allein in Neuseeland und Australien über 300.000 Mal verkauft.

Auch international ist Libby Weaver als Vortragende zu Ernährungsfragen bekannt und ihre Expertise wird insbesondere in der Gesundheits- und Wellnessbranche gern genutzt. Marianne Williamson, Sir Richard Branson und Dr. Oz haben sie auf die Bühne gebeten, sie wurde in diversen Zeitungen und Zeitschriften wie The Times, The Huffington Post, Sydney Morning Herald und der Australian Women's Weekly porträtiert und sie spricht regelmäßig im Frühstücksradio und im Fernsehen.

Libby Weaver hat eine besondere Begabung, komplexe Zusammenhänge verständlich zu erläutern. Ihr ganzheitlicher Gesundheitsansatz stützt sich konsequent auf die drei Säulen Ernährung, Emotionen und Biochemie und erklärt das Wechselspiel zwischen diesen Faktoren.

Aus diesem Grund gilt Libby Weaver laut den Hollywoodstars Deborra-Lee Furness und Hugh Jackman als »All-inclusive-Angebot für eine stabile Gesundheit und echtes Wohlbefinden«.

Mehr auf www.drlibby.com

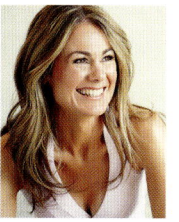

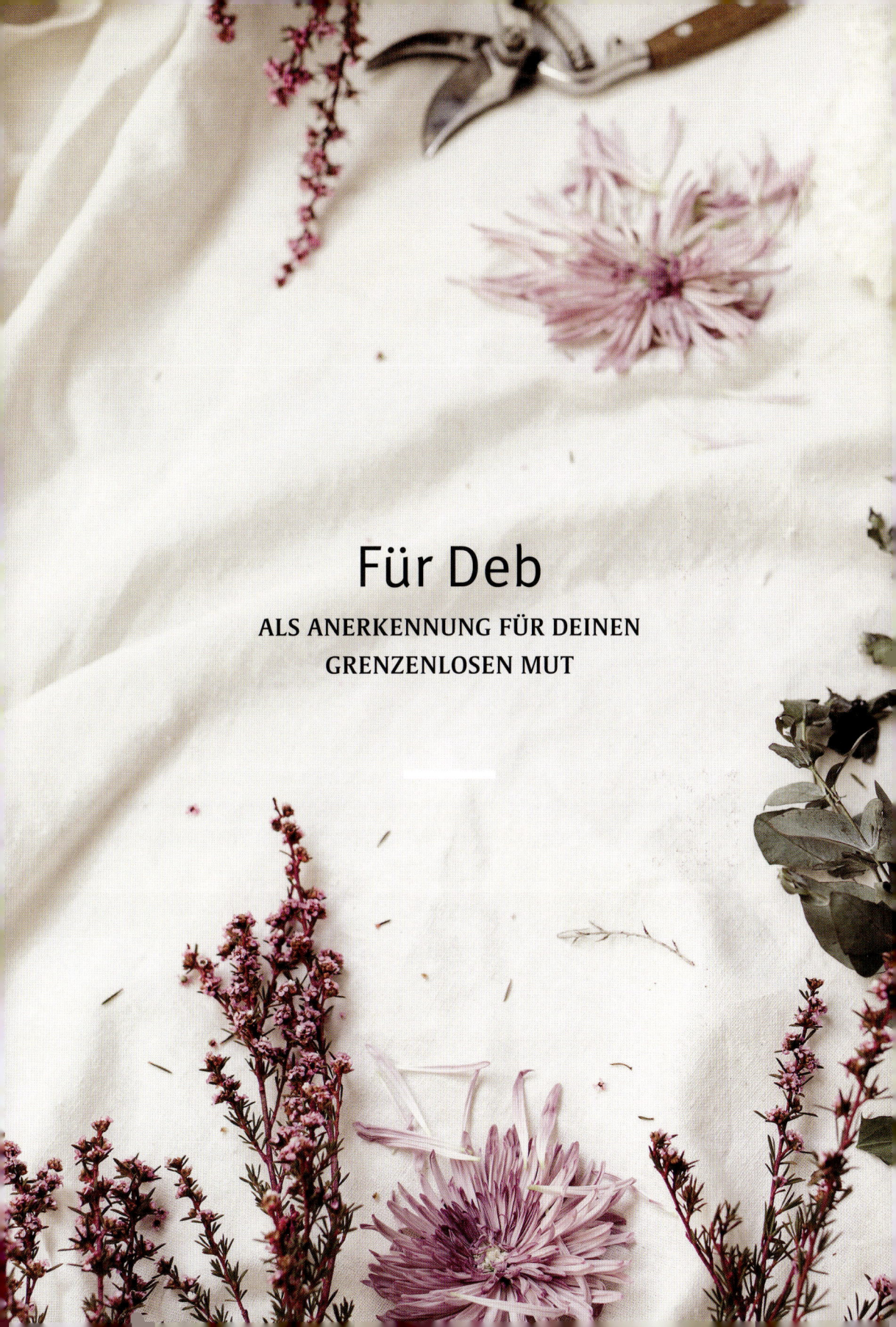

Für Deb

ALS ANERKENNUNG FÜR DEINEN

GRENZENLOSEN MUT

INHALT

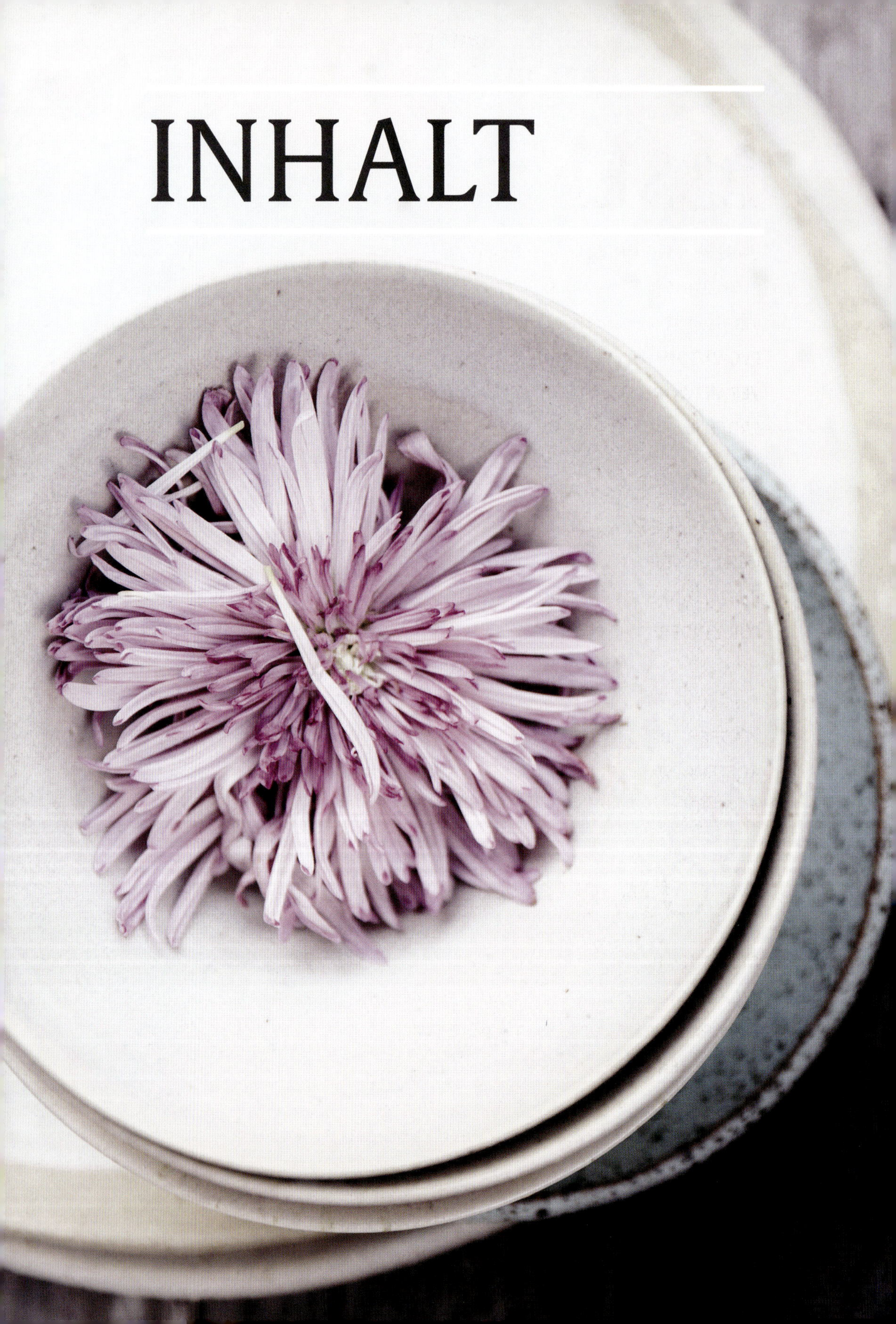

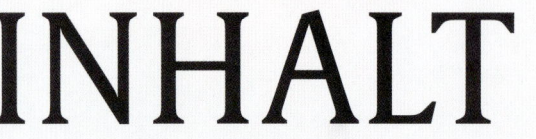

ESSEN

KÖRPER

INHALT

INHALT

PSYCHE

UMWELT

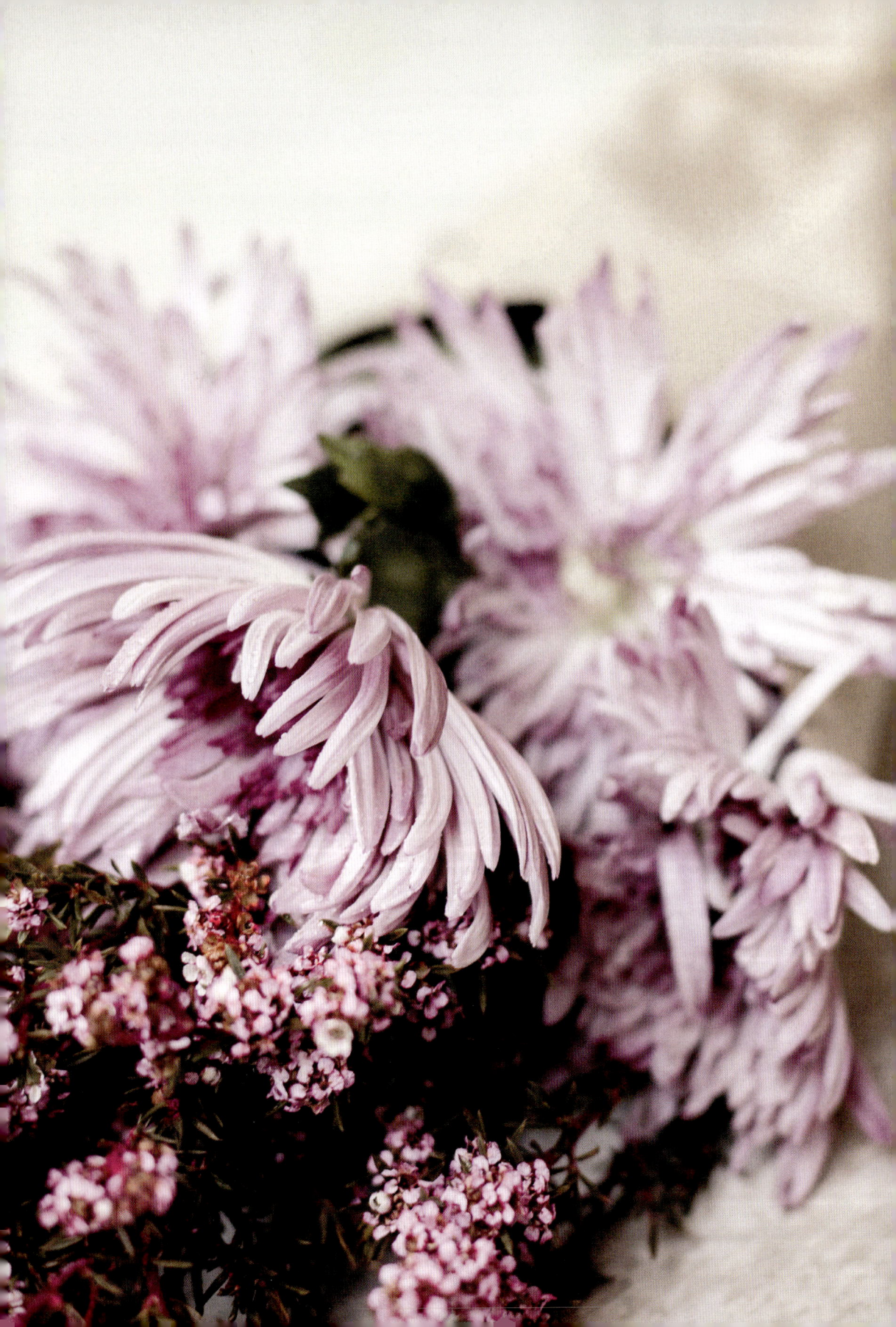

Ich möchte Menschen aufklären und inspirieren, ihnen zu mehr Gesundheit und Glück verhelfen und auf diese Weise kleine Wellen in Gang setzen, die langfristig die Welt verändern.

Dr. Libby Weaver

Einleitung

Willkommen zu dem neuen Weg, die Gesundheit zu entdecken. Ich hoffe, dass dieses Buch Ihnen nicht nur Verständnis für die wunderbare Funktionsweise Ihres Körpers vermittelt, sondern auch einige einfache Strategien, mit denen Sie (mehr) Wohlbefinden und Gesundheit erlangen können. Sobald wir aktiv Verantwortung für unser Leben übernehmen, wirkt sich dies auf unser gesamtes Umfeld aus. Jeder möchte eine persönliche Spur hinterlassen, einen Beitrag leisten.

Je weniger Energie wir jedoch haben und je stärker uns gesundheitliche Beschwerden belasten, desto schwieriger wird dieser eigene Beitrag. Solange wir unsere Arbeit noch schaffen, sehen wir leider häufig keine Veranlassung, gegen erste Symptome vorzugehen. Irgendwann schreitet die zugrunde liegende, ursächliche Fehlfunktion jedoch fort und entwickelt sich zu einem massiven Problem. Mit diesem Buch möchte ich meinen Leserinnen etwas klarmachen: Der Körper ist ein empfindliches Barometer, das uns zeigt, wohin bestimmte Entscheidungen führen. Ich hoffe, dieses Buch kann dazu beitragen, dass Sie künftig leichter Entscheidungen treffen, die Körper, Geist und Seele wahrhaftig guttun.

Lernen Sie das Wunderwerk des menschlichen Körpers besser zu schätzen und erkennen Sie, welch ein Geschenk Sie für diese Welt sind.

Vielleicht gehen Sie (meiner Meinung nach zu Unrecht!) davon aus, dass Sie für ein gesundes Leben mehr Motivation bräuchten. Wahrscheinlicher jedoch brauchen Sie in erster Linie wieder ein Gefühl für Ihren persönlichen Wert, damit Sie sich entsprechend gut behandeln.

Wenn das für Sie zu weichgespült klingt, können Sie den Gedanken auch so angehen: Wenn Sie wüssten, wer Sie wirklich sind, hätten Sie

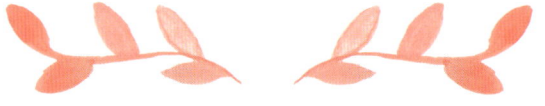

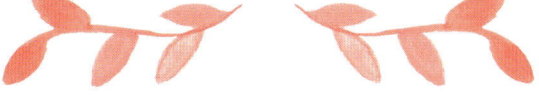

eine solche Hochachtung vor sich, dass Sie sich nicht einmal die Hälfte von dem antun würden, was Sie sich gegenwärtig zumuten. Es ist an der Zeit, bessere Entscheidungen zu treffen – weil Sie wissen, dass Sie es wert sind, sich besser um sich zu kümmern.

Es geht dabei nicht nur um den möglichen Gewinn – zum Beispiel eine stabilere Gesundheit und mehr Schwung –, sondern auch um den Menschen, der Sie werden könnten, sobald Sie besser auf sich achten. Und ich habe tausendfach beobachten können, wie der erste Schritt – besser auf sich zu achten – weit größere Veränderungen im Leben eingeleitet hat.

Ich will niemandem etwas vorschreiben oder verbieten. Das ist nicht meine Art! Vielmehr möchte ich Frauen einen Einblick in das wundersame Räderwerk ihres eigenen Körpers vermitteln, damit sie es gebührend zu schätzen wissen. Dann folgen nachhaltigere Entscheidungen von ganz allein.

Zudem geht es mir nie nur um das Individuum selbst. Ich glaube fest daran, dass jede einzelne persönliche Entscheidung ihre Kreise zieht und sich so allmählich über die ganze Welt ausbreitet. Ich möchte auch Sie ermuntern, über den eigenen Horizont hinauszublicken und das große Ganze zu sehen.

Darüber hinaus hoffe ich, dass dieses Buch Ihnen auch einen Eindruck vermitteln kann, wie viel Raum in Ihrem Leben steckt. Was wir tagtäglich zu erledigen haben, können wir vielleicht nicht ändern – unsere Einstellung dazu hingegen durchaus. Und je mehr Spielräume wir dabei wahrnehmen, desto ruhiger, reibungsloser und stressfreier kann unser Leben sich entfalten.

Herzlichst

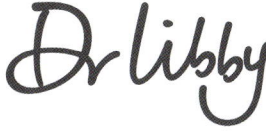

ESS

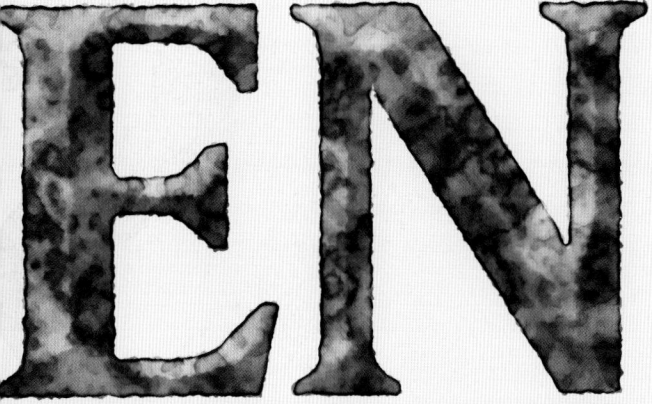

Was und wie wir täglich essen, ist ein existenzieller Ausdruck dafür, wie gut wir uns um uns selbst kümmern. Nahrung, die alle wahren Bedürfnisse des Körpers stillt, ist durch nichts auf der Welt zu ersetzen. Fehlernährung lässt sich nicht durch andere Faktoren ausgleichen. Unverfälschte, vollwertige Nahrung (»real food«) ist die Grundlage für Gesundheit. Ich habe noch keine langfristige Veränderung beobachtet, die auf Verboten und Hungern beruhte. Der erste Schritt ist immer Güte. Gehen Sie gütig und liebevoll mit sich um – auch über die Nahrung, die Sie essen.

Unsere Nahrung

MEHR ALS KALORIEN

Haben Sie sich je bewusst gemacht, dass das, was Sie essen, am Ende tatsächlich ein Teil Ihres Körpers wird? Nahrung ist weit mehr als lediglich eine Quelle für Kalorien. Sie kann heilende Kräfte entfalten oder uns aktiv unsere Gesundheit rauben. Eine nährstoffreiche Ernährung lässt sich durch nichts auf der Welt ersetzen. Sie können noch so viel Sport treiben, Ernährungsfehler lassen sich damit nicht ausbügeln. Denn am Ende sind es die Nährstoffe, die uns am Leben erhalten.

NÄHRSTOFFE

Obwohl es die Nährstoffe sind, die uns überhaupt erst das Leben ermöglichen, haben die meisten Menschen – meiner Ansicht nach – keine Vorstellung von ihrer Bedeutung. Der Körper eines Erwachsenen besteht aus über 50 Billionen Zellen. Das ist eine unvorstellbar große Zahl, Um diese Zahl zu verdeutlichen, möchte ich auf einen Vergleich zurückgreifen: Eine Million Sekunden sind zwölf Tage. Eine Milliarde Sekunden entsprechen 32 Jahren. Eine Billion Sekunden entsprechen 32.000 Jahren.

Nun stellen Sie sich bitte vor, dass Sie aus 50 Billionen winzigen Kügelchen bestehen, die alle miteinander reden wollen, und diese Kommunikation ist nur möglich, wenn gewisse Nährstoffe vorliegen. Und jetzt stellen Sie sich vor, was geschieht, wenn Menschen für bestimmte grundlegende Prozesse nicht ausreichend Nährstoffe bekommen – ganz zu schweigen von dem, was meiner Meinung nach für eine optimale Gesundheit erforderlich wäre.

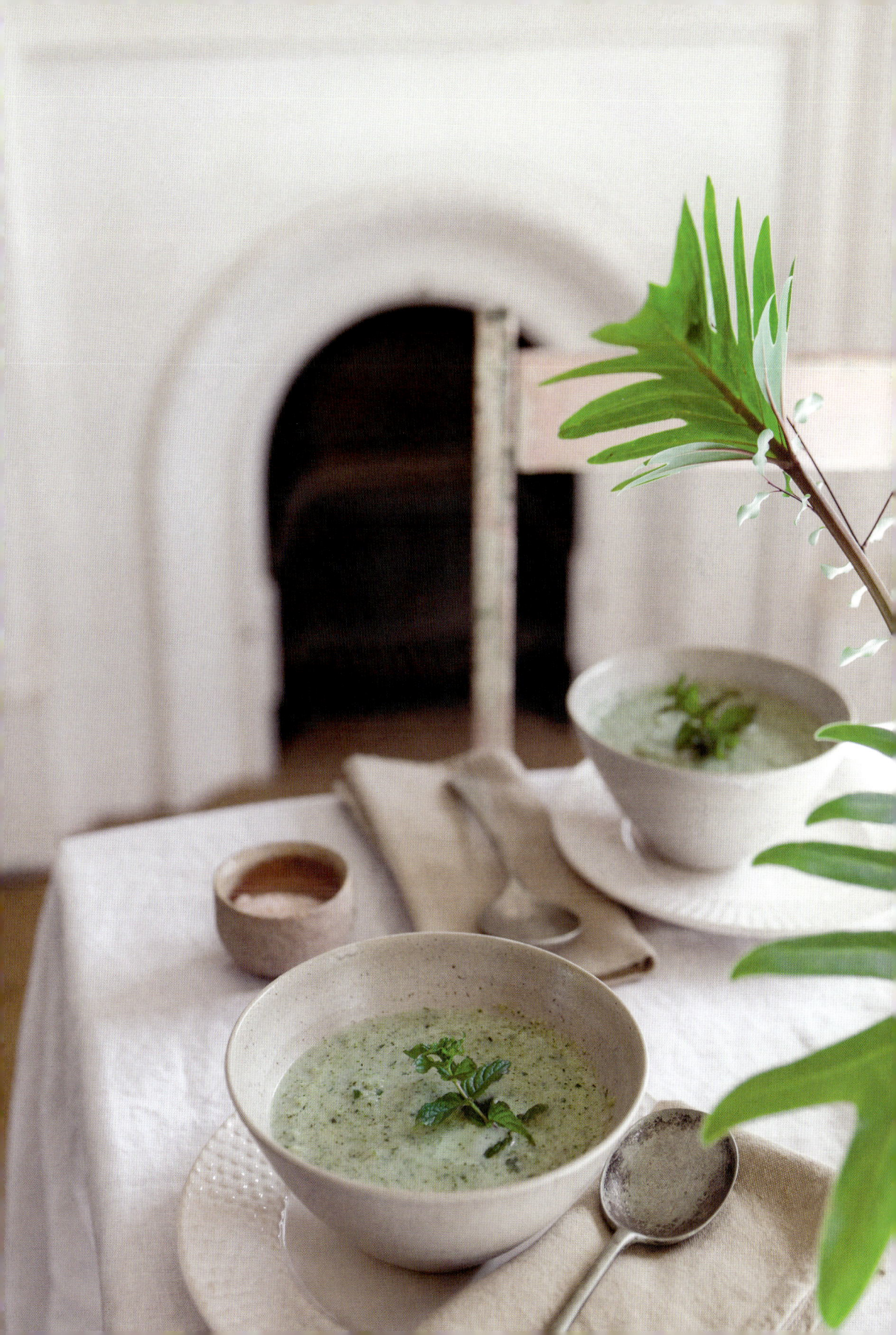

Unsere Körperzellen sind nicht unsterblich, sondern unterliegen einem fortwährenden Zyklus aus Teilung, Reparatur und Zelltod. Einige Zellen – zum Beispiel Augenzellen – teilen sich rascher, bei anderen – zum Beispiel Knochenzellen – dauert es länger. Die gesamte Hautoberfläche erneuert sich alle 28 Tage. Die Gesundheit der nächsten Zellgeneration ist jedoch von den Informationen abhängig, die in ihrer Umgebung vorliegen. Und was gibt es dort? Entweder ein breites Nährstoffangebot oder Nährstoffmangel. Zusätzlich sind Hormone am Werk, die wir an dieser Stelle der Einfachheit halber den Kategorien Liebe und Angst zuordnen. Manche Hormone werden bei liebevollen, wertschätzenden Empfindungen aktiviert, andere, wenn wir uns fürchten. Solche Informationen haben starken Einfluss auf die Gesundheit und Qualität jeder neuen Zelle.

Während meines Grundstudiums in den Fächern Ernährung und Diätetik sowie während meiner Doktorandenzeit habe ich die biochemischen Signalwege des menschlichen Körpers auf großen Bögen notiert und damit das ganze Zimmer tapeziert. Nur so konnte ich mir das alles einprägen. Diese Komplexität ist zutiefst beeindruckend. In jeder Sekunde laufen Milliarden biochemischer Reaktionen in uns ab – das heißt, Substanz X muss in Substanz Y verwandelt werden und dazu brauchen Sie vielleicht gerade Magnesium und Vitamin B_6. Wenn einer dieser beiden Nährstoffe fehlt, kann die Reaktion nicht reibungslos ablaufen, sodass die Menge der Substanz X steigt und zugleich Substanz Y fehlt. Wenn sich immer mehr von der Substanz X ansammelt, kann sie irgendwann zum Problem werden – zu einem Giftstoff, den der Körper gern loswerden möchte. Gleichzeitig bräuchten Sie vielleicht die Substanz Y, um tief und fest zu schlafen oder Hormone zu erzeugen, die zu Glücksgefühlen beitragen oder es dem Körper ermöglichen, zur Energiegewinnung auf Fett zurückzugreifen.

Sobald man diese Zusammenhänge schwarz auf weiß sieht, weiß man nicht nur die wichtige Rolle der Nährstoffe für die Gesundheit wirklich zu schätzen, sondern auch das Wunder des eigenen Lebens.

IHRE AUFGABE

Dank der unglaublichen Fortschritte der westlichen Medizin leben wir immer länger. Wir sind heute in der glücklichen Lage, dass wir auf eine fantastische Notfallmedizin zurückgreifen können. Aber ist unser Leben nicht dennoch zu kurz, dauert unser Sterben nicht zu lange? Das sind wichtige Fragen, denn mir geht es um die Lebensqualität. Schließlich wollen Sie sich heute und in Zukunft noch bücken und selbst Ihre Schuhe binden können. Oder wollen Sie sich dafür auf andere Menschen verlassen müssen? Wie würde sich dieser Verzicht auf Ihre Unabhängigkeit anfühlen? Wollen Sie wirklich, dass Ihr Bauch so rund wird, dass Sie nicht mehr an Ihre Füße herankommen und sich irgendwann wünschen, Sie hätten rechtzeitig die Ernährung umgestellt? Vielleicht erreichen Sie die eigenen Füße auch nicht mehr, weil Ihre Wirbelsäule durch das viele Sitzen unflexibel geworden ist. Auch das mag sich keiner vorstellen. Wie wir heute essen, trinken, uns bewegen, schlafen, denken, atmen, wahrnehmen oder glauben, hat nicht nur Einfluss darauf, wie wir uns jetzt fühlen, wie wir aussehen und wie wir funktionieren; es beeinflusst auch, wie wir uns in Zukunft fühlen und wie wir später aussehen und funktionieren. Sie allein haben die Macht, dies alles zu ändern. Lassen Sie sich von dieser Erkenntnis beflügeln.

Die persönliche Ernährungsweise ist die grundlegendste Form der Selbstfürsorge. Schluss mit Diäten und Kalorienzählen – fangen Sie an, Ihren Körper gut zu ernähren. Wenn Sie etwas zählen möchten, dann zählen Sie Nährstoffe und gönnen Sie sich mehr davon; zählen Sie synthetische Substanzen und lassen Sie davon nichts mehr in Ihren Körper. Warum das wichtig ist und wie das geht, erfahren Sie in diesem Buch. Prägen Sie sich gut ein: Es sind die Nährstoffe, die uns am Leben erhalten.

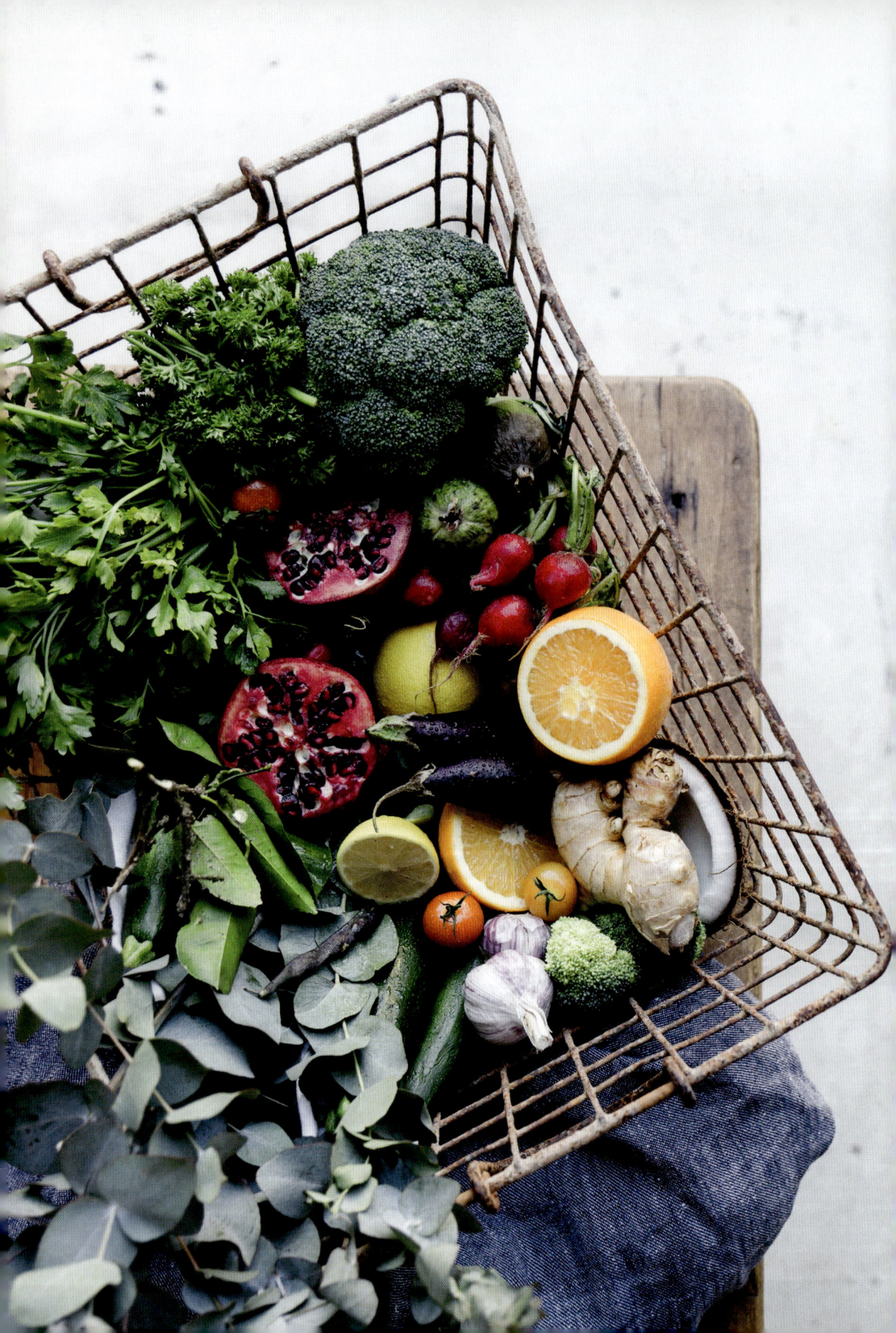

Bio? Logisch!

AUF DIE QUALITÄT KOMMT ES AN

Bioprodukte mit Gütesiegeln werden ohne möglicherweise schädliche chemische Substanzen wie Düngemittel, Pestizide, Insektizide, Wachstumshormone und Antibiotika erzeugt und abgepackt. Auch gentechnisch veränderte Organismen (GMO) dürfen nicht unter Biosiegeln laufen. Mit dem Kauf von Bioprodukten unterstützt man nicht nur die Gesundheit der eigenen Körpersysteme, Signalwege und Immunabwehr, sondern auch die Gesundheit der ganzen Familie, des Erdreichs und des ganzen Planeten. Am Ende profitieren also alle.

DIE GUTE NACHRICHT

Wer sicher sein will, biologisch erzeugte Nahrung zu essen, baut diese am besten selbst an. Wenn das nicht möglich ist, führt der nächste Weg auf den Wochenmarkt. Manche Höfe liefern ihre Bioprodukte direkt ins Haus. Selbst auf den kleinsten Balkonen ist Platz für ein paar Kräutertöpfchen. In größeren Städten gibt es häufig Schrebergartenkolonien oder andere »Urban-Gardening«-Projekte mit Pachtgärten, wo auch Stadtbewohner ihr Fleckchen Erde bestellen können. Manche Kooperativen bauen gezielt das Gemüse an, das ihre Vertragspartner sich wünschen, und am Wochenende geht man selbst zum Ernten. Auch von solchen Modellen profitieren alle Beteiligten.

DIE SCHLECHTE NACHRICHT

Weltweit wird heftig über die Auswirkungen der konventionellen Landwirtschaft auf die Bodenfruchtbarkeit diskutiert. Das ist vernünftig, denn viele Menschen nehmen die Warnungen der Umweltschützer vor dem Einfluss ausgelaugter Böden auf das Leben insgesamt inzwischen ernst. Wir begreifen zunehmend, wie wichtig die Erhaltung der Bodenfruchtbarkeit für die nachhaltige Lebensmittelversorgung ist.

In der konventionellen Landwirtschaft werden Böden wieder und wieder genutzt, ohne wirklich alle Nährstoffe in ausreichender Menge nachzuliefern. Jede Pflanze entzieht der Erde beim Wachsen Nährstoffe und speichert sie in sich selbst. Die Pflanze benötigt diese Nährstoffe für ihr Wachstum, und wenn wir die Pflanzenteile verzehren, werden wir zum Nutznießer. Wenn die Nährstoffe jedoch nicht ersetzt werden oder der Boden sich nicht durch geschickte Fruchtfolge erholen kann, geht der Mineralstoffgehalt zurück. Ab diesem Zeitpunkt reichern Landwirte ihre Felder mit chemischen Düngemitteln an. Ich bezeichne diese Düngemittel aus vielerlei Gründen als »unnatürlich«, unter anderem, weil sie nicht alle lebenswichtigen Nährstoffe abdecken. Sie bestehen in erster Linie aus drei Nährstoffen: Stickstoff, Phosphor und Kalium. Das bedeutet, dass viele andere Nährstoffe fehlen.

Die konventionelle Landwirtschaft hat leider noch weitere ungünstige Auswirkungen. Auf Böden, die nicht rundum gesund sind, wachsen keine gesunden Pflanzen, und wenn Pflanzen sich nicht mehr gegen Ungeziefer wehren können, sind sie Schädlingen schutzlos ausgeliefert. Und schon braucht man auch Pestizide, Herbizide und Fungizide. Das ist einer der Gründe, wie Pflanzenschutzmittel in unsere Nahrung gelangen. Am Anfang steht die Gesundheit des Bodens. Ein ungesunder Boden kann keine gesunden Pflanzen nähren. So kommt es dazu, dass Lebensmittel am Ende mit Substanzen verunreinigt sind, die der Gesundheit des Menschen schaden können, und dass sie gleichzeitig weniger Nährstoffe enthalten. Und dann leidet der Körper sowohl unter der chemischen Belastung als auch unter dem Nährstoffmangel.

> *Mit dem Kauf von Bioprodukten unterstützt man nicht nur die Gesundheit der eigenen Körpersysteme, sondern auch die Gesundheit der ganzen Familie, des Erdreichs und des gesamten Planeten.*

Kurzfristig führen Nährstoffmängel zu Antriebsarmut, Schmerzzuständen, Gelenkschmerzen, Sehschwäche und diversen Beschwerden, die gemeinhin als Teil der normalen Alterung eingestuft werden. Langfristig tragen sie zur Entstehung schwerer Krankheiten wie zum Beispiel zahlreicher Krebsarten, Herzerkrankungen und Typ-2-Diabetes bei.

WOHIN FÜHRT DER WEG?

Die weltbekannte Biologin Rachel Carson fasste diese Einsicht schon 1962 in Worte: »Wenn wir so eng mit diesen Chemikalien zusammenleben ..., sie bis in unser Knochenmark vordringen lassen ..., dann sollten wir über ihr Wesen und ihre Macht lieber etwas wissen.« Über 50 Jahre später wissen wir mehr über ihre Macht, aber es gibt nach wie vor viel zu lernen. Es ist an der Zeit, aus dem Kreislauf der Resistenzen auszubrechen, der die Bauern zwingt, immer mehr zu spritzen, damit sie sich von potenziell gesundheitsschädlichen Herbiziden lösen können.

Manchmal ist eine gesundheitliche Krise der Weckruf, der einen dazu veranlasst, neue Entscheidungen zu treffen oder sie zumindest zu erwägen. Meiner Beobachtung nach achten immer mehr Menschen darauf, ob sie potenziell problematischen Substanzen ausgesetzt sind. Dabei denke ich in erster Linie an Pflanzenschutzmittel, aber auch an synthetische Haushaltsreiniger, Waschmittel und Hautpflegeprodukte. Zum Glück leben wir in einer Welt, die auch Alternativen zu bieten hat.

Am 20. März 2015 verabschiedeten Wissenschaftler aus elf Nationen, die auf Einladung der Weltgesundheitsorganisation (WHO) zusammengekommen waren, ihre einstimmigen Einschätzungen zu Glyphosat, dem weltweit am meisten verwendeten Unkrautvernichtungsmittel. In einer Stellungnahme, die anschließend in der renommierten Fachzeitschrift »The Lancet Oncology« erschien, stuften die Experten das Mittel als »wahrscheinlich krebserregend für Menschen« ein. Ja, richtig gelesen: Das verbreitetste Herbizid der Welt erzeugt beim Menschen wahrscheinlich Krebs. Während es bis 1992 in den USA kaum verwendet wurde, kamen 2012 allein dort etwa

113 Millionen Kilogramm (113.000 Tonnen) pro Jahr zum Einsatz. In Australien ist mit vergleichbaren Zahlen zu rechnen. In Deutschland wird Glyphosat (in einer Menge von ca. 6000 Tonnen jährlich) hauptsächlich beim Anbau von Raps, Hülsenfrüchten, Lupinen und Wintergerste eingesetzt und ist häufig als Beimischung in anderen Mitteln enthalten.

Eine internationale Forschungsgruppe stellte zudem fest, dass der Kontakt mit bestimmten Glyphosatrezepturen und anderen verbreiteten Unkrautvernichtungsmitteln bei Bakterien eine Antibiotikaresistenz hervorrufen kann – auch gegen Ciprofloxacin, das in der Humanmedizin regelmäßig eingesetzt wird. Das ist besorgniserregend und deshalb sollte jeder überlegen, wo und wie sich die eigene Belastung durch solche potenziell problematischen Substanzen senken ließe.

Wenn Sie vor den Kosten für das zurückscheuen, was ich liebevoll als »giftarme« Varianten bezeichne, gehören die Prioritäten auf den Prüfstand. Wo bestehen gewisse Spielräume? Als es bei mir finanziell sehr eng war, habe ich vier Jahre lang nur Kleider und Schuhe gekauft, die weniger als fünf Dollar kosteten (also vor allem Secondhand). Die Ernährung und Hautpflege mit Bioprodukten und das Putzen mit giftarmen Reinigern waren für mich einfach ungemein wertvoll.

Trotz all unserer Errungenschaften beruht unsere gesamte Existenz auf einer 30 cm dicken Schicht Mutterboden und der Tatsache, dass es regnet. Schätzungen zufolge gehen in den USA jedes Jahr über drei Milliarden Tonnen fruchtbarer Boden durch Erosion verloren. Die Erosion verläuft dabei sieben Mal schneller als die natürliche Neubildung. Im ökologischen Landbau gilt der Boden als Basis der Nahrungskette und für die Gesundheit der Menschheit und der Erde ist es unerlässlich, die biologisch wirtschaftende, nachhaltige Landwirtschaft lieber heute als morgen zu unterstützen. Beim Kauf von Bioprodukten geht es nicht nur um die Gesundheit des eigenen Körpers, sondern (wie bereits erwähnt) auch um die Gesundheit unserer Familien, des Bodens und der ganzen Erde.

PERSÖNLICHE ENTSCHEIDUNGEN

Was die Auswirkungen einer langfristigen Aufnahme von Pestiziden betrifft, sind wir gegenwärtig einem Langzeitversuch ausgesetzt. Obst aus dem Supermarkt sieht nur deshalb so perfekt aus, weil es entsprechend behandelt wurde. Wir können die Chemie auf der Schale weder sehen noch schmecken, die Rückstände sind dennoch da. Pestizide müssen getestet werden, bevor sie für Produkte verwendet werden dürfen, die für den menschlichen Konsum bestimmt sind. Die Testzeiträume sind jedoch vielfach sehr kurz bemessen und in meinen Augen sind Tests über sechs Monate hinweg nicht mit einem lebenslangen Kontakt vergleichbar. Zudem lässt sich unmöglich testen, was geschieht, wenn all diese unterschiedlichen Chemikalien sich tagtäglich mischen und im Körper in Kombination auftreten.

Frische, naturbelassene Lebensmittel sind ein unglaublich wichtiger Bestandteil unserer Nahrung. Wählen Sie nach Möglichkeit bitte immer die Biovariante. Überlegen Sie dabei auch, wie Sie etwas zu sich nehmen.

Eine Banane zum Beispiel schälen wir. Man kann davon ausgehen, dass im Fruchtfleisch der Banane weniger Rückstände vorliegen als auf der Schale. Eine konventionell erzeugte Banane ist damit vielleicht nicht so schlimm. Beim Apfel hingegen isst man normalerweise die ganze Frucht, sodass man sinnvollerweise besser einen biologisch erzeugten Apfel wählt.

Frische, naturbelassene Lebensmittel sind ein unglaublich wichtiger Bestandteil unserer Nahrung. Wählen Sie nach Möglichkeit bitte immer die Biovariante.

Bitte bedenken Sie: Biologisch erzeugte Lebensmittel kosten, was Lebensmittel eigentlich kosten müssten. Ich habe mal ein Bio-Café geführt. Dort kam jede Woche ein Landwirt, der mir frisch geerntetes Gemüse und Kräuter brachte. Am Liefertag nahm ich mir stets etwas Zeit, um mit ihm zu plaudern.

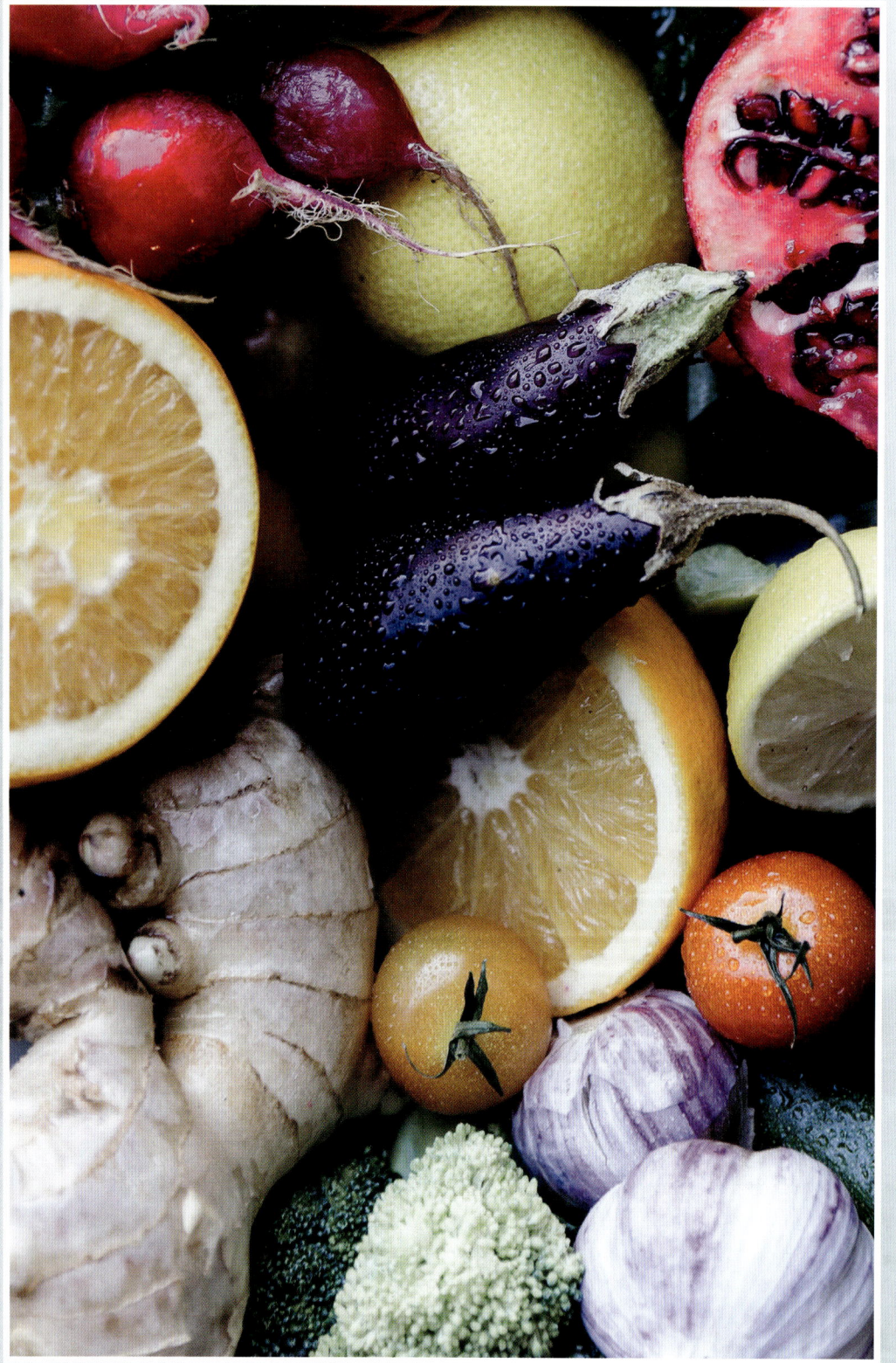

Er erzählte immer so wunderbare Geschichten von seinem Hof. Einmal jedoch klang die Antwort auf meine Frage nach seinem Befinden eher nach »nicht so gut«.

Als ich nachhakte, berichtete er mir, dass sich quasi über Nacht die Schnecken über seinen Brokkoli hergemacht hatten.

Da wurde mir bewusst, dass er im schlimmsten Fall einen Teil seines bescheidenen Auskommens verlieren würde. Ich fragte ihn, wie er im Rahmen seiner Anbauprinzipien gegen die Schnecken vorgehe – mit der Giftspritze hätte das keine halbe Stunde gedauert. Mein Freund erklärte mir, dass Schnecken im Salzwasser ihre »Klebkraft« verlieren, dank derer sie sich an Dingen festsaugen können. Er füllte also Salzwasser in eine Flasche und kroch zwei Tage lang auf allen Vieren durch sein Brokkolibeet, um Blätter und Röschen mit Salzwasser zu bespritzen. Und anstatt die Schnecken zu töten, sammelte er sie in einem Eimer und verfütterte sie an seine Hühner – »um sie der Nahrungskette zu erhalten«, wie er es so nett formulierte.

Stellen Sie sich dieses Vorgehen bitte vor: Entweder alles schnell spritzen oder zwei Tage lang herumkrabbeln. Aus meiner Sicht illustriert dieser Vorfall sehr schön, weshalb biologisch angebaute Produkte kostspieliger sind: Sie zeigen die wahren Kosten von Nahrung. Gleichzeitig haben sie natürlich auch mehr Nährstoffe zu bieten und ersparen uns potenziell schädliche Chemie. Je mehr Menschen biologisch erzeugte Lebensmittel kaufen (also je höher die Nachfrage), desto mehr lohnt sich die Umstellung für die Erzeuger und desto günstiger werden die Produkte. Statt mich endlos auszulassen, möchte ich hier nur klare, praktische Hinweise geben. In aller Kürze: Kaufen Sie möglichst Bioprodukte.

Wenn Bioware in Ihrer Umgebung schwer erhältlich oder einfach zu teuer ist, können Sie Pestizidrückstände auch anders entfernen. Um Schmutz, Keime und auch (die meist fettlöslichen) Pestizide loszuwerden, füllen Sie das Spülbecken zu drei Vierteln mit Wasser und zu einem Viertel mit Essig. Darin waschen Sie Ihr Obst und Gemüse, anschließend spülen Sie es unter fließendem Wasser ab, tupfen Sie es trocken und lagern Sie es angemessen.

Rechenexempel

HOCHWERTIGE LEBENSMITTEL FÜR JEDES BUDGET

Häufig verzichten Menschen auf vollwertige, frische Lebensmittel, weil diese deutlich teurer erscheinen als abgepackte oder vorverarbeitete Produkte. Viele glauben auch, frische Nahrung sprenge auf die Dauer das Budget.

SO WIRD FRISCHE NAHRUNG ERSCHWINGLICHER:

Obst und Gemüse der Saison

Wer das kauft und isst, was gerade wächst und reif wird, unterstützt nicht nur die Gesundheit, sondern auch den Geldbeutel. Frisches Obst und Gemüse der Saison wächst häufiger unter natürlichen Bedingungen im Freien, wo die Pflanzen mehr Nährstoffe aufnehmen und einbauen können. Zudem müssen saisonale Produkte nicht erst aus anderen Ländern importiert werden. Daher sind sie frischer und die Transportkosten entfallen.

Regional einkaufen

Kaufen Sie möglichst Produkte aus der eigenen Region. Damit unterstützen Sie nicht nur die Bauern und Gärtner aus Ihrer Umgebung, sondern können auch Geld sparen, weil die Transportkosten geringer sind. Auf dem Wochenmarkt kosten ungespritzte Lebensmittel oder solche aus Bioanbau mitunter dasselbe wie konventionell erzeugte Ware.

Kleinere Portionen

Viele Menschen essen ohnehin zu viel. Schrauben Sie Ihre Portionsgrößen um ein Viertel herunter. Wie geht es Ihnen damit? Die meisten Menschen stellen fest, dass sie auch mit weniger satt werden.

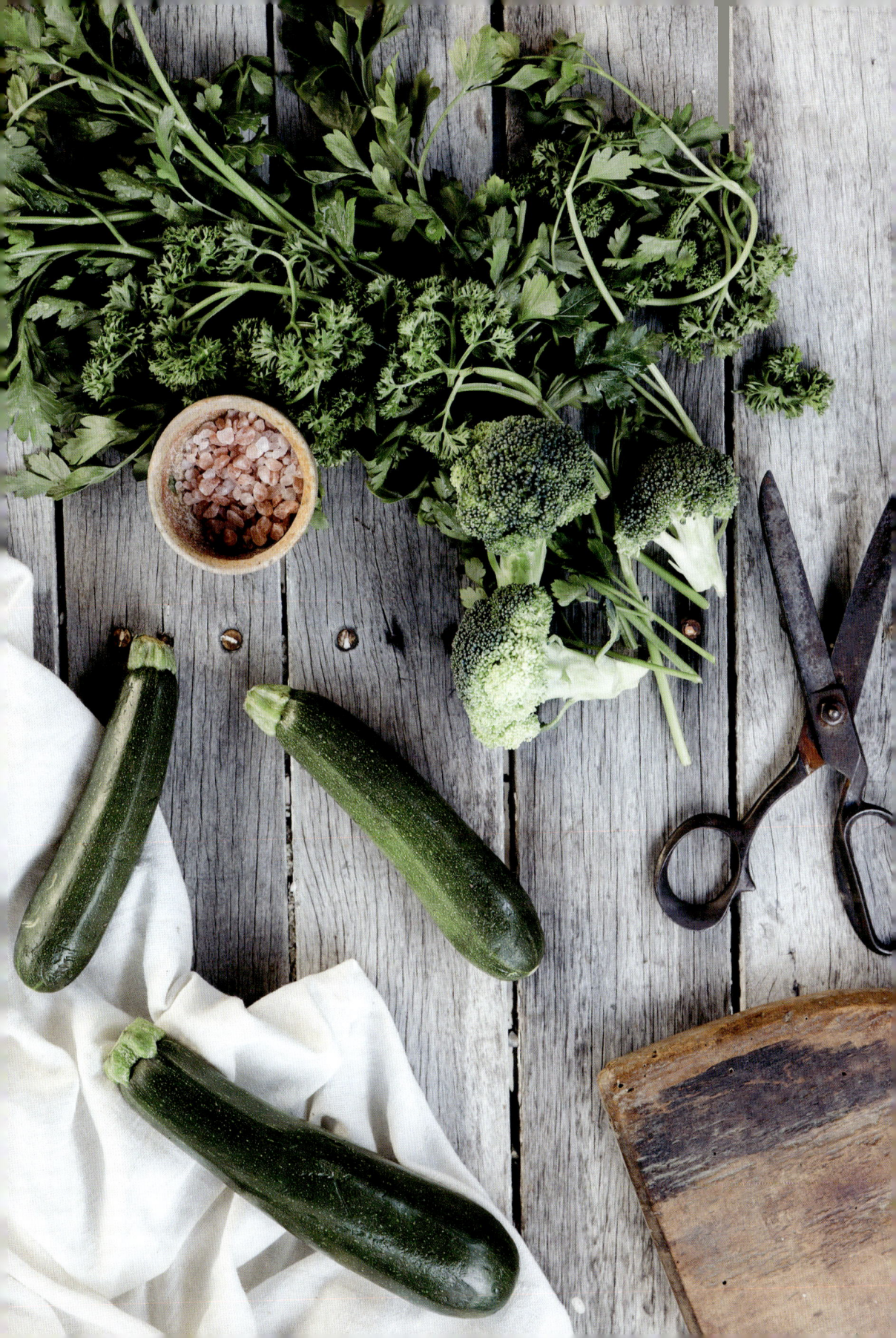

Ein grober Anhaltspunkt für die Portionsgrößen ist:

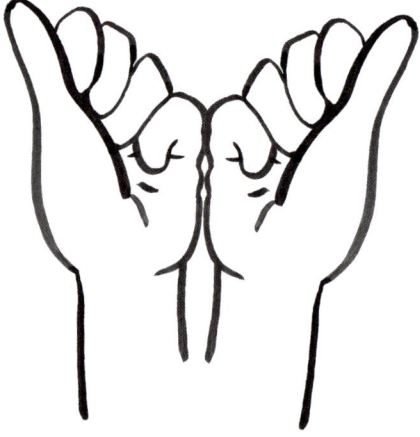

Zwei faustgroße Portionen konzentrierte Energie (Proteine oder Kohlenhydrate), dazu beliebig viel stärkearmes, wasserreiches Gemüse. Wer einen hohen Muskelanteil hat oder viel Sport treibt, muss die Mengen wahrscheinlich etwas anpassen.

Planen

Bei guter Planung muss man weniger wegwerfen. Halten Sie sich beim Einkaufen an Ihre Wochenplanung, dann hat alles im Kühlschrank seinen Sinn und Zweck und Spinat und Brokkoli welken nicht kläglich vor sich hin. Gute Planung bedeutet auch weniger Stress, weil man immer schon weiß, was es zu essen gibt. Und wenn zu Hause der volle Kühlschrank wartet, steigt die Hemmschwelle, noch schnell etwas von der Imbissbude mitzubringen.

Mengenrabatt

Wer größere Mengen abnimmt, kann diese mit Freunden teilen oder einlagern. So lässt sich gut sparen. Größere Packungen sind häufig preisgünstiger, das gilt besonders für Nüsse und Samen. Viele Sorten lassen sich durch Einfrieren vor dem Ranzigwerden bewahren.

Reife Früchte in größeren Mengen kann man ebenfalls einfrieren, einmachen oder fermentieren.

Einfrieren

Lieber einfrieren als wegwerfen! Braune Bananen (ohne Schale) kann man so noch für Kuchen oder Shakes einsetzen. Andere Früchte sollte man vor dem Einfrieren dünsten, um sie später für Smoothies zu verwenden oder aufgewärmt über das Müsli zu geben. Gemüsereste lassen sich noch für eine Brühe verwerten. Achten Sie darauf, alle Gerichte mit Inhalt und Datum zu beschriften, damit am Ende nicht alles Mögliche ewig im Gefrierschrank schlummert.

Eigenanbau

Viele Gemüsesorten und Kräuter kann man, zumindest in Australien, das ganze Jahr im Freien ziehen, in anderen Breitengraden auf jeden Fall während der warmen Jahreszeit. Grünkohl, Spinat und Mangold passen in Smoothies und Säfte und reichern Salate, Suppen, Currys und Eintöpfe an. Schauen Sie einfach, was in Ihrer Klimazone möglich ist. Frische Kräuter sind in kleinen Mengen teuer, lassen sich aber leicht selbst aussäen. Petersilie, Thymian und Rosmarin sind robust und so vielseitig, dass sie die verschiedensten Speisen würzen.

Prioritäten setzen

Überlegen Sie, was Ihnen wirklich wichtig ist. Wofür geben Sie Ihr Geld aus? Darf der Brokkoli maximal einen bestimmten Betrag kosten, aber Sie kaufen sich jeden Tag einen Becher Kaffee? Brauchen Sie wirklich noch ein zwölftes Paar Schuhe, haben aber kein Geld für Nüsse? Im Einzelfall kann das Budget für Essen tatsächlich begrenzt sein. Doch in den meisten Fällen sollten die finanziellen Mittel einfach klüger genutzt werden.

Evolution

ZEITREISE AUS WEIBLICHER SICHT

Wissenschaftlich betrachtet gibt es seit über 150.000 Jahren Menschen auf der Erde. Überträgt man diese Zeitspanne auf ein 30 Zentimeter langes Lineal, so steht jeder Millimeter für 500 Jahre. Und nun betrachten wir einmal die letzten 100 Jahre.

Im Jahr 1915, also vor rund 100 Jahren, lebten Frauen in einer Welt, in der gerade der Erste Weltkrieg ausgebrochen war. 25 Jahre später, 1940, hatte der Zweite Weltkrieg begonnen und Frauen aus allen sozialen Schichten wurden in großer Zahl als Arbeitskräfte mobilisiert. Weitere 25 Jahre später, im Jahr 1965, war seit Kurzem die Antibabypille verfügbar, was in den folgenden Jahren nicht nur für die Gesundheit der Frauen eine große Rolle spielte, sondern auch für ihre Teilhabe an der Gesellschaft und die Lebenswege, die ihnen offenstanden. Wieder 25 Jahre später war gerade die Herrschaft von Margaret Thatcher zu Ende gegangen, der ersten Regierungschefin an der Spitze einer globalen Macht. Womit wir ins 21. Jahrhundert springen.

Überlegen Sie bitte, welche Veränderungen wir dem Körper allein in den letzten 20 Jahren abverlangt haben – und in welchem Tempo. Der Siegeszug der sozialen Medien läuft erst seit gut zehn Jahren. Erinnern Sie sich noch daran, wie man einst aus dem Haus ging und erst wieder erreichbar war, wenn man zurückkam?

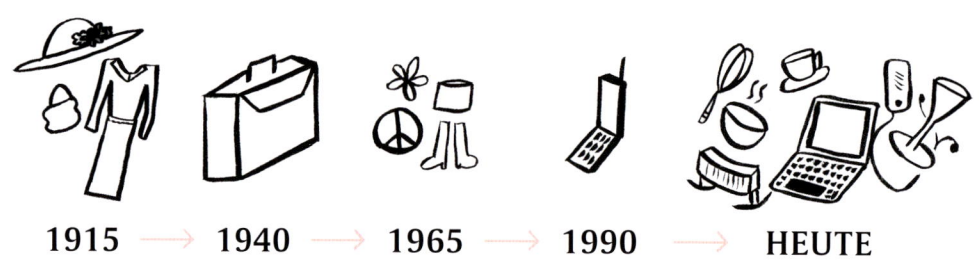

1915 → 1940 → 1965 → 1990 → HEUTE

Auch das Lebensmittelangebot hat sich radikal verändert. Nie zuvor in der Menschheitsgeschichte standen derart viel raffinierter Zucker und Stärke zur Verfügung, aber auch ungünstige Fette, Konservierungsstoffe, künstliche Farbstoffe, Aromen, Süßungsmittel u. v. m. Industriell erzeugte Lebensmittel sind für unsere Körper nach wie vor etwas Neues. Veränderungen und Anlass für die Ausschüttung von Stresshormonen hat es immer schon gegeben, doch noch nie war der Mensch unter unablässigem Dauerstress einem derart raschen Wandel seiner Umgebung unterworfen. Daraus erwachsen heute ganz neue gesundheitliche Herausforderungen.

Dieses Thema habe ich bewusst an diesem Punkt angesetzt, damit Sie es im weiteren Verlauf im Hinterkopf behalten. Bitte machen Sie sich bewusst, wie neu – und von Grund auf fremd – viele Aspekte unseres heutigen Lebens für Körper und Nervensystem sind. Mit der Zeit wird der Mensch sich evolutionär natürlich daran anpassen, doch in der gegenwärtigen Generation und vermutlich auch noch in einigen folgenden sind wir körperlich, ernährungstechnisch und emotional mit viel Ungewohntem konfrontiert.

Gehen Sie also liebevoll mit sich um und schaffen Sie sich ein starkes Fundament für Ihr körperliches und seelisches Wohlbefinden.

Achten Sie darauf, wie Sie

- essen
- trinken
- sich bewegen
- schlafen
- denken
- atmen
- glauben und
- wahrnehmen

Lassen Sie uns gemeinsam auf eine Lebensweise hinarbeiten, die optimal auf körperliche, ernährungsmäßige und emotionale Gesundheit abgestimmt ist.

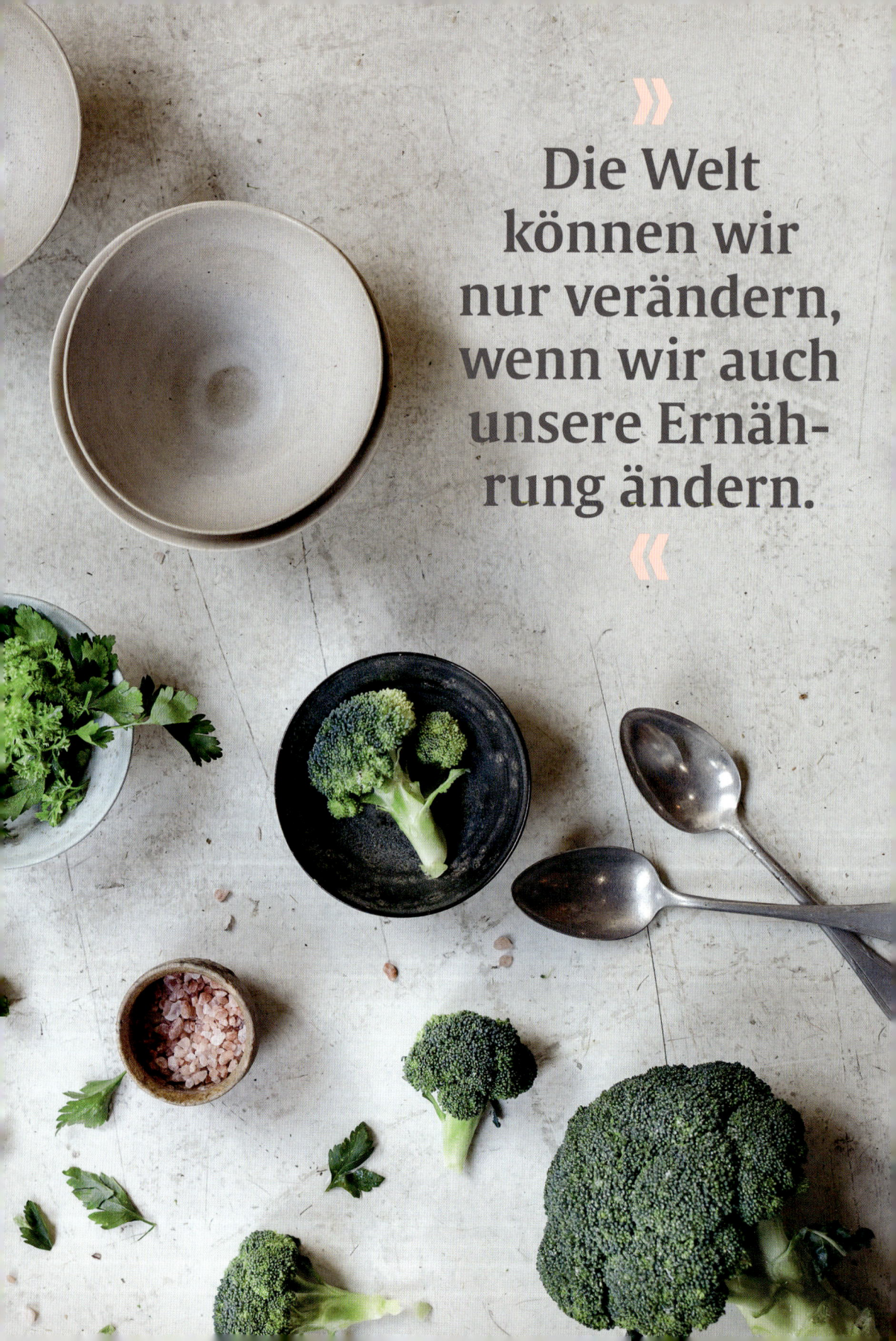

» Die Welt
können wir
nur verändern,
wenn wir auch
unsere Ernäh-
rung ändern. «

Verantwortung übernehmen

ES LIEGT AN JEDEM SELBST

Meine Leserinnen und Klientinnen stellen mir immer wieder bestimmte ähnliche Fragen, vor allem: Wie soll ich mich ausgewogen ernähren, wenn ich keine Zeit zum Kochen habe? Wie kann ich gut für meine Familie sorgen, wenn ich es zeitlich einfach nicht schaffe, beim Essen alles selbst zu machen?

Zunächst einmal gehe ich davon aus, dass in vielen Fällen die Prioritäten überprüft werden sollten. Was ist für Sie das Wertvollste? Ich bin voller Anerkennung dafür, dass viele Frauen sehr viele Aufgaben und Rollen parallel bewältigen. Doch nichts auf der Welt kann eine ausgewogene Ernährung ersetzen. Sie ist eine unabdingbare Notwendigkeit für unser Leben – zumindest für ein gesundes Leben.

Die Aussage »Dafür habe ich keine Zeit« bedeutet in Wahrheit: »Das hat für mich keine Priorität.« Wie geht es Ihnen, wenn Sie das aussprechen: »Ein nahrhaftes Essen zu kochen hat für mich keine Priorität«?

Echte Nahrung zuzubereiten mag mehr Zeitaufwand bedeuten, aber so viel Zeit müssen wir uns dafür täglich zugestehen. Und es gibt durchaus auch Methoden, Mahlzeiten ohne riesigen Zeitaufwand mit Nährstoffen anzureichern. Hacken Sie zum Beispiel eine Handvoll Spinat, Grünkohl und Kräuter und mischen Sie alles in ein Pfannengericht, einen Salat oder eine Suppe. Kochen Sie am Wochenende größere Mengen, um einen Teil davon einzufrieren und während der Woche wieder aufzuwärmen, oder machen Sie Eintöpfe und Pfannengerichte mit viel Gemüse zu Ihrer Spezialität.

Die aus meiner Sicht wichtigste Frage lautet: Wie kann ich der Zubereitung nahrhafter Mahlzeiten eine höhere Priorität einräumen?

Räumen Sie sich selbst mehr Wert ein! Sie haben es verdient.

Erde

DAMIT FÄNGT WOHLBEFINDEN AN

Gesundheit und Energie haben ihren Ursprung im Mutterboden. Die Erde enthält Mineralstoffe, die wir Menschen zum Leben brauchen. Wir können jedoch keine Erde essen, sondern brauchen ein Medium, das uns mit diesen Nährstoffen versorgt – nämlich Pflanzen. Pflanzen nehmen die Nährstoffe aus dem Boden auf und stellen sie uns als Nahrung zur Verfügung. Ist es nicht faszinierend, darüber nachzudenken, auf welche Weise wir an die Substanzen kommen, die uns am Leben halten?

Wenn der Boden jedoch zu wenige Nährstoffe bietet, ist auch unsere Nahrung nährstoffarm. Deshalb hat die Qualität des Bodens einen enormen Anteil daran, wie es uns täglich geht, wie wir aussehen und wie wir funktionieren.

Kaufen Sie am besten auf den umliegenden Wochenmärkten ein. Dort können Sie sich nach regionalen Produkten erkundigen, die Erzeuger kennenlernen und den Menschen für ihre harte Arbeit direkt danken. Mir erscheint es verrückt, dass die meisten Leute den Namen ihres Arztes kennen, aber nicht den ihres Gemüsehändlers.

Nachlassende Bodenqualität, der erhöhte Nährstoffbedarf durch erhöhte Stresshormonausschüttung und der ständige Kontakt mit immer problematischeren Substanzen sind die Gründe, weshalb ich ein Sortiment an Nahrungsergänzungsmitteln konzipiert habe, die nur aus essbaren Pflanzen gewonnen werden. Nährstoffen aus Lebensmitteln wird eine bessere Bioverfügbarkeit zugeschrieben als synthetisch erzeugten Stoffen und sie unterstützen eine optimale Ernährung.

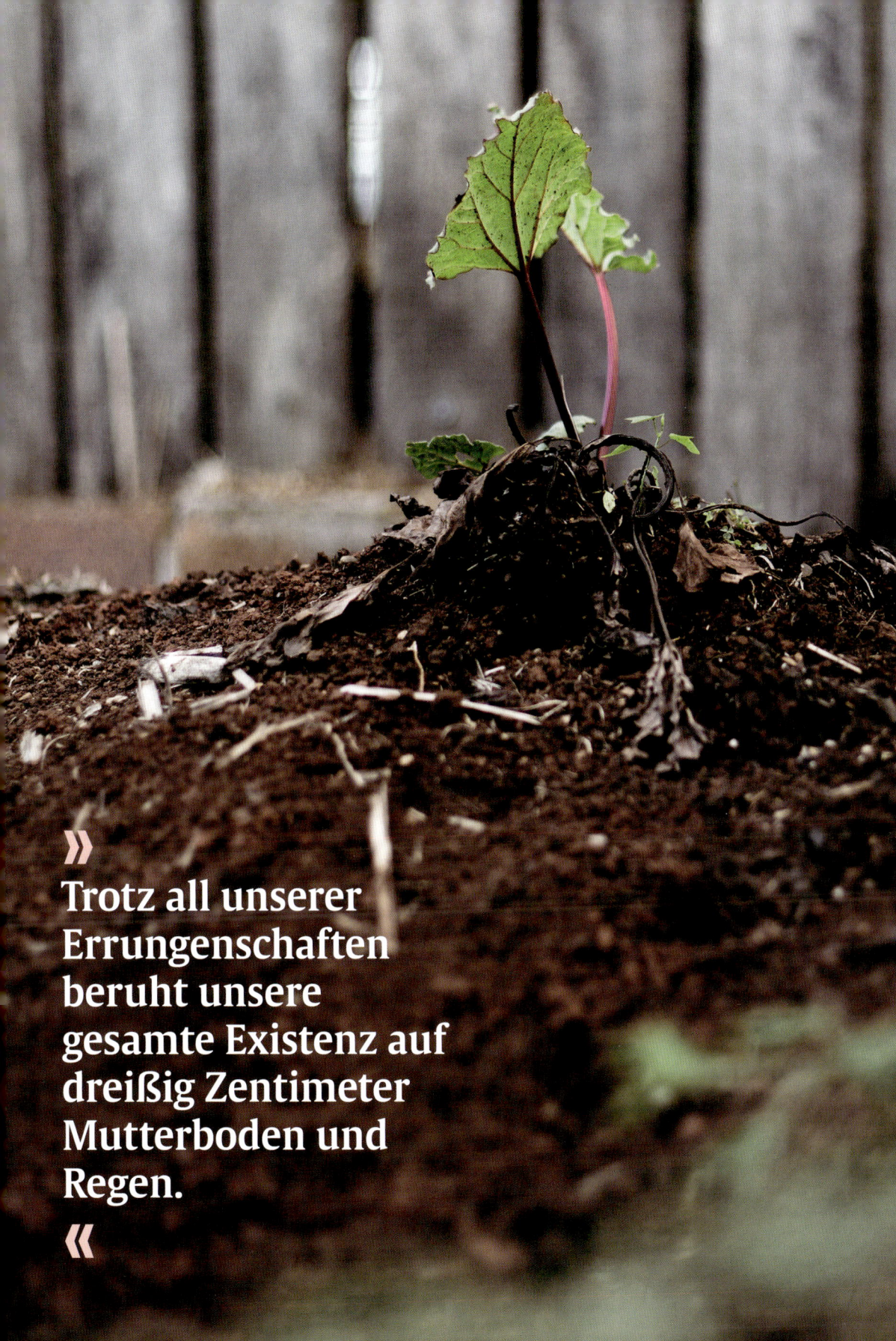

» Trotz all unserer Errungenschaften beruht unsere gesamte Existenz auf dreißig Zentimeter Mutterboden und Regen. «

Natur

DIE WEISHEIT VON MUTTER NATUR UND DIE EINGRIFFE DES MENSCHEN

Unser Verdauungssystem ist mit allem ausgestattet, was für die Zerlegung der Nahrung und die Gewinnung der darin enthaltenen Energie und Nährstoffe erforderlich ist. Nur über die Ernährung kann der Körper die Energie aufnehmen, durch die wir handeln und leben. Warum sollte man diese Prozesse stören?

Denken Sie darüber nach. Wenn man müde ist, ist alles schwieriger.

Es hängt von der Nahrungsauswahl ab, ob wir uns von der Couch erheben, um uns Bewegung zu verschaffen, auf welche Stellen wir uns bewerben, welche Freundschaften wir knüpfen, wie wir über uns selbst denken und wie wir mit den Menschen sprechen, die wir am meisten lieben.

Was unsere Nahrung angeht, so macht die Natur alles richtig, doch menschliche Eingriffe können leider viel durcheinanderbringen. Ein Forscherteam in den USA hat eine Kamera von der Größe einer Vitaminkapsel entwickelt, die nach dem Schlucken 15 Stunden lang im Inneren des Verdauungsapparats filmt. Das Ergebnis hat mich wahrhaft elektrisiert. Im Rahmen einer Studie bekam die eine Hälfte der Teilnehmer hausgemachte Nudeln aus Mehl und Wasser in einer Brühe aus Gemüse, Wasser und Salz. Die andere Hälfte erhielt ein Nudelgericht aus dem Supermarkt mit 15 verschiedenen Inhaltsstoffen. Diese Nudeln wurden in einer Brühe angerichtet, die aus Wasser und dem Pulver in dem Beutel bestand, der zu der Nudelmahlzeit gehörte. Zu dieser Fertigmahlzeit gab es ein blau gefärbtes Getränk. Nach dem Essen schluckten alle Teilnehmer beider Gruppen die Kamera.

Vier Stunden später lag im Verdauungstrakt derjenigen, die echte Hausmannskost verzehrt hatten, nur noch eine lockere, weiße Masse vor. Alles war ordnungsgemäß zerlegt. In der Gruppe mit der Fertig-

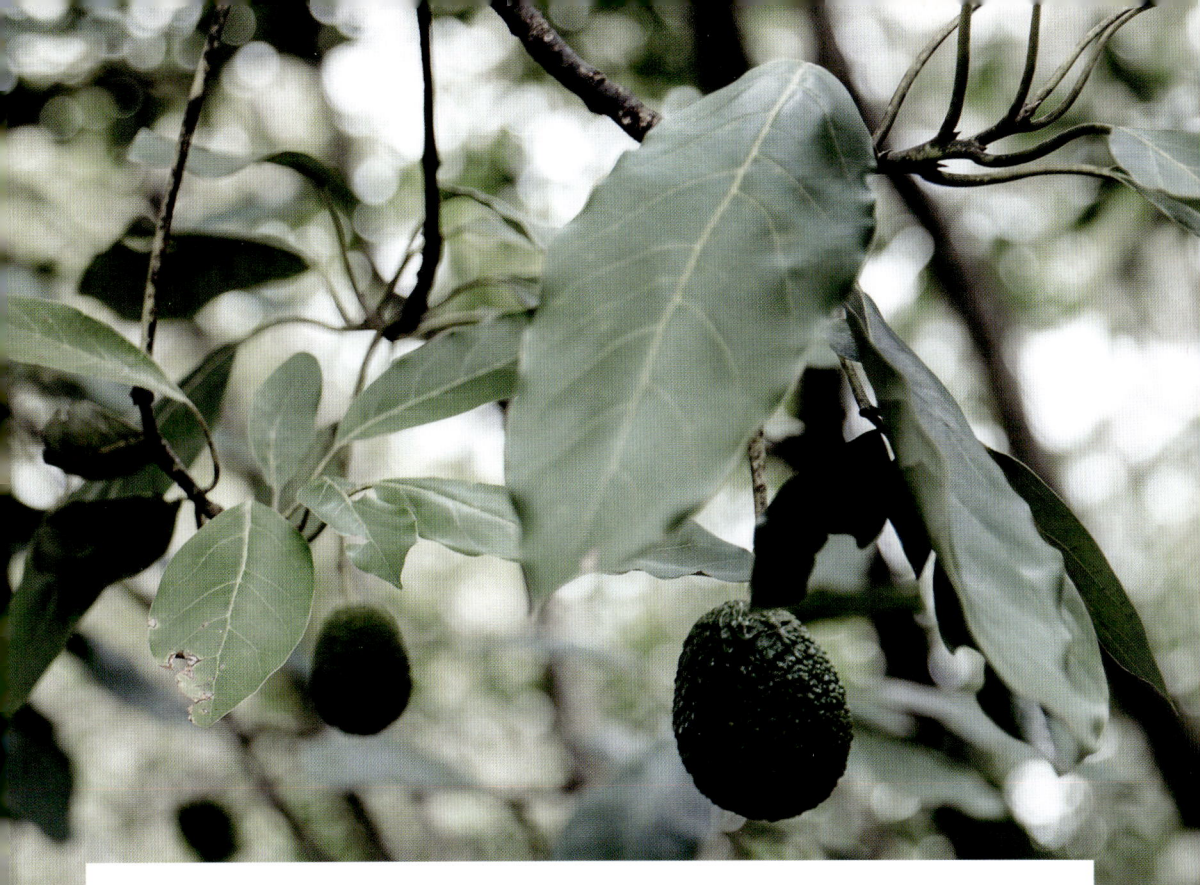

mahlzeit hingegen waren vier Stunden nach dem Essen noch Zahn-
abdrücke an den Nudelstückchen zu erkennen. Wenn »Nahrung«
nach vier Stunden im Verdauungstrakt immer noch weitgehend
unverändert ist, deutet dies darauf hin, dass solche »Nahrung«
Substanzen enthält, die wir nicht zerlegen können. Wie Sie wissen,
bezieht der Körper all seine Energie allein aus Nahrung. Obendrein
hatten sich die Nudeln bei der Gruppe mit dem Fertiggericht blau
verfärbt – denn der Farbstoff beruhte auf Erdöl, und kein Teil des
Verdauungssystems kann Erdöl verwerten. Es mag absurd klingen,
ist aber aktuelle Realität. Wir glauben, dass alles harmlos ist, was im
Supermarktregal steht. Dafür gibt es jedoch keine Garantie.

Wählen Sie also stets Nahrung, auf die der Mensch möglichst wenig
eingewirkt hat. Nur unverfälschte, vollwertige Lebensmittel sind
echte Nahrung. Der Begriff »Junk Food« (»minderwertige Nahrung«)
ist irreführend, denn entweder ist etwas minderwertig (junk) oder es
ist Nahrung (food).

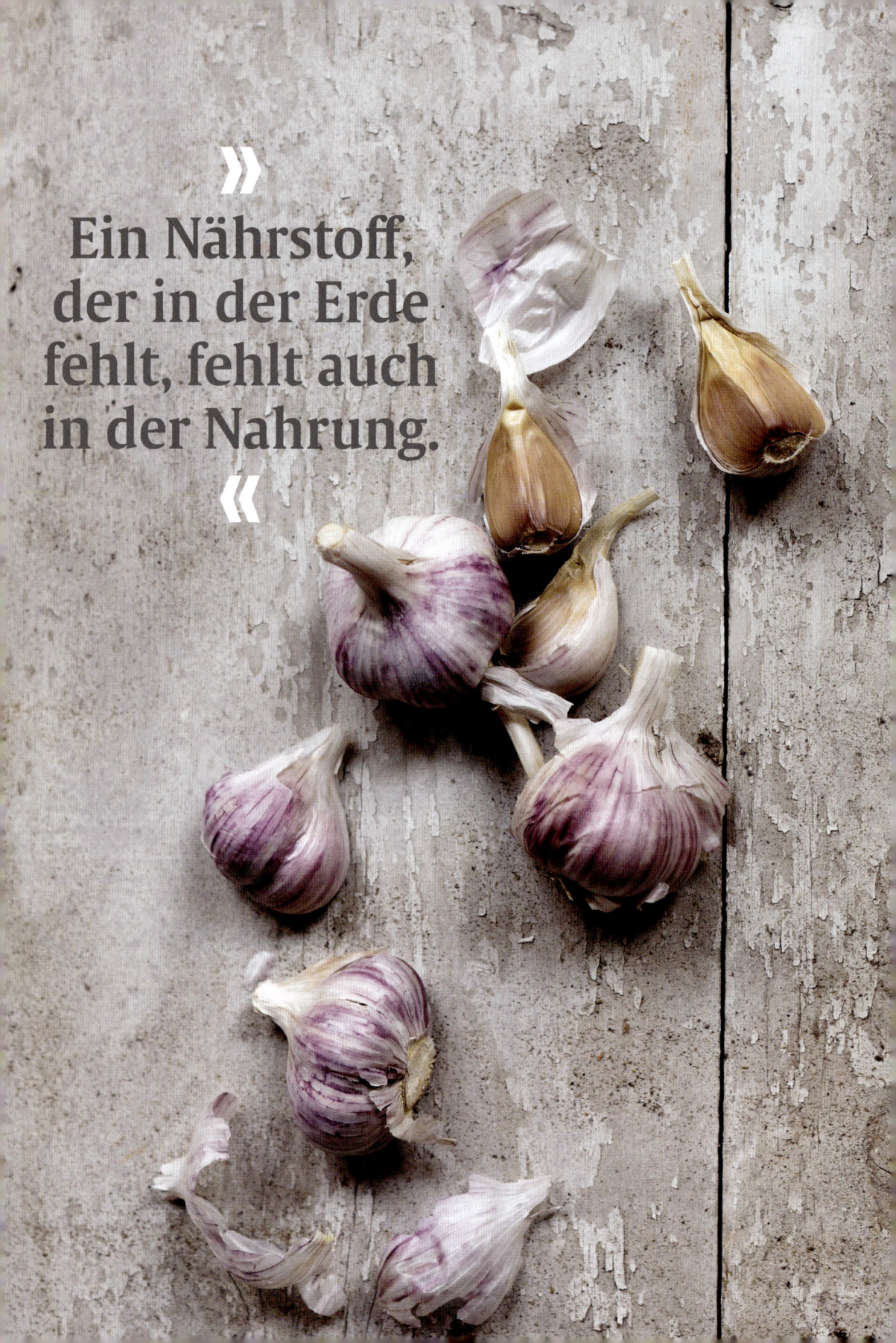

» Ein Nährstoff, der in der Erde fehlt, fehlt auch in der Nahrung. «

Nahrungsergänzungsmittel

PFLANZENPOWER!

Es gibt viele Gründe, weshalb ich Nahrungsergänzungsmittel befürworte. Allerdings sind nicht alle Mittel gleichermaßen empfehlenswert, denn der Körper kann nicht alle gleich gut verwerten. Qualität und Herkunft der Nährstoffe und sogar das Verpackungsmaterial beeinflussen die Bioverfügbarkeit.

Dass ich hochwertige Supplemente gutheiße, hat diverse Gründe:

- Ein Nährstoff, der in der Erde fehlt, fehlt auch in der Nahrung. Zu viele Lebensmittel enthalten heute deutlich weniger Nährstoffe als noch vor 50 Jahren.

- Über alles, was wir essen, trinken, einatmen und auf die Haut auftragen, nehmen wir heute mehr Umweltgifte auf als früher. Diese Substanzen müssen im Körper entgiftet werden: Kritische Substanzen werden in weniger schädliche Varianten umgewandelt. Dazu jedoch brauchen wir Nährstoffe und deshalb ist der Nährstoffbedarf heutzutage höher. Gesundheit, Tatkraft und Krankheitsprävention sind in hohem Maße von Entgiftung und Ausscheidung abhängig und diese Prozesse funktionieren nur mit den entsprechenden Nährstoffen reibungslos.

- Wenn wir Stresshormone ausschütten, verändert sich die Atmung: Sie wird schneller und flacher. Damit steigt der Sauerstoffumsatz und es entstehen mehr freie Radikale. Diese freien Radikale können über oxidative Schäden das Gewebe angreifen. Das trägt zu Alterung und Degeneration bei. Freie Radikale entstehen im Übrigen auch bei der Entgiftung, das heißt, je mehr Umweltbelastungen wir ausgesetzt sind, desto mehr freie Radikale erzeugen wir. Um die Wirkungen von freien Radikalen zu neutralisieren, müssen wir Antioxidantien zu uns nehmen.

Antioxidantien liegen vornehmlich in farbigen Pflanzen vor. Auch hier jedoch hat in jüngster Zeit ein Wandel stattgefunden, denn der Gehalt an Antioxidantien ist deutlich gesunken. Woran liegt das? Nun, Pflanzen haben zwar die Fähigkeit, sich durch bestimmte, selbst erzeugte Substanzen gegen Schädlinge zu wappnen, doch wenn eine Pflanze von außen mit Pflanzenschutzmitteln behandelt wird, benötigt sie diesen Schutz von innen heraus nicht mehr – er wird überflüssig, die Menge der sekundären Pflanzenstoffe nimmt ab. Diese Stoffe, die bei uns Menschen eine antioxidative, also schützende, Wirkung haben, stehen uns also immer weniger zur Verfügung.

Ich befürworte auch, möglichst viele Nährstoffe über die tägliche Nahrung aufzunehmen, insbesondere aus Pflanzen. Für den menschlichen Körper sind Pflanzen kleine Superstars. Allein die Familie der Kohlgewächse (Brassica) liefert nicht nur Vitamine, Mineralstoffe und Fasern, sondern auch sekundäre Pflanzenstoffe, die allein in dieser Familie vorkommen, zum Beispiel Indol und Senfölglycoside, die zu dem Ultra-Superstar Sulforaphan umgewandelt werden. Solche Substanzen unterstützen die optimale Funktion einiger extrem wichtiger Signalwege in der Leber. Ein anderes Beispiel ist die Rote Bete. Diese knallfarbene Pflanze enthält viele Nährstoffe, auch Nitrate, die zu Stickstoffmonoxid umgebaut werden können. Im Körper kann dies zur Blutdruckregulierung beitragen und die Sauerstoffversorgung im Gewebe verbessern – was wiederum die Grundlage für Tatkraft, Anti-Aging und Krankheitsprävention ist.

Schwarze Johannisbeeren (mit Samen), Trauben (mit Kernen) und Beeren aller Art enthalten oligomere Proanthocyanidine (OPC), eine Zusammenstellung von Bioflavonoidkomplexen, die im menschlichen Körper regelrecht Jagd auf freie Radikale machen. Betrachten Sie die OPC-Gruppe am besten als Nährstoffe mit Superkräften, die praktisch jedes System des Körperstoffwechsels unterstützen. Forschungen zufolge trägt eine angemessene OPC-Versorgung zum Schutz vor Herzgefäßerkrankungen und anderen degenerativen Erkrankungen bei, aber auch zur Senkung des schädlichen LDL-Cholesterins, zu starken, elastischen Blutgefäßen, zu weniger Wasseransammlungen, zu einer geringeren Entzündungsneigung, zur Linderung bei Krampfaderbeschwerden, zum Schutz vor diabetischer Retinopathie und zu einer gesünderen Haut. Alles ganz natürlich!

Hier zeigt sich, welche Macht in unserem Essen steckt. Doch die Nährstoffdichte unserer Nahrung beruht einzig und allein auf einem gesunden Boden. Selbst die Bioverfügbarkeit im Körper kann je nach Herkunft der Nährstoffe unterschiedlich sein.

Wussten Sie beispielsweise, dass die meisten Nahrungsergänzungsmittel synthetisch im Labor erzeugt werden? Chemisch betrachtet ist Vitamin C immer Vitamin C, egal woher. Vitamin C ist eine andere Bezeichnung für Ascorbinsäure, die sowohl im Labor als auch (in einer Orange oder einer Zitrone) in der Natur entstehen kann. Im Körper verhalten sich beide Substanzen gleich. Es gibt jedoch Studien zur Wirkweise diverser Nährstoffe unterschiedlicher Herkunft. Beim Duell »synthetisch gegen natürlich« gewinnt fast immer die Substanz, die aus echter Nahrung stammt.

Offenbar enthält natürliche Nahrung spezielle Bestandteile, die die Bioverfügbarkeit ihrer Inhaltsstoffe deutlich verbessern. In einer Welt, in der viele Böden ausgelaugt sind und gleichzeitig der Nährstoffbedarf höher ist denn je, profitiert die Gesundheit stark von einer guten Ernährung, die durch zusätzliche Nährstoffe und Kräuter aus unverfälschten, essbaren Pflanzen ergänzt wird.

Könnte Ihre Ernährung mehr Nährstoffe enthalten?

Was können Sie dafür tun?

Auf *www.drlibby.com* finden Sie mehr Informationen zu meiner persönlichen Produktpalette für Ihre Gesundheit.

Heilkräuter

PFLANZEN MIT MEDIZINISCHER WIRKUNG

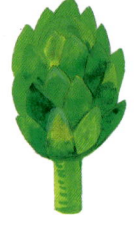

Artischocke
(Cynara scolymus)

- Unterstützt die Gallen-produktion, wichtig für den Abbau von Östrogen, Pestiziden und anderen Substanzen
- Stimuliert den Lymphfluss
- Stärkt das Sexualhormon-Gleichgewicht, besonders bei zu viel Östrogen

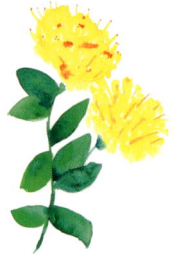

Rosenwurz
(Rhodiola rosea)

- Senkt den Cortisolspiegel
- Verbessert die Stimmung
- Schenkt mehr Energie
- Verbessert die körper-liche Reaktion auf Stress (was im Schneeballeffekt alle Körpersysteme positiv beeinflussen kann)

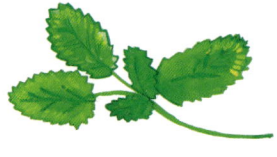

Zitronenmelisse
(Melissa officinalis)

- Hilft bei Nervosität
- Beruhigt das Verdau-ungssystem, wenn Stress im Spiel ist (Aufstoßen, Blähungen, Koliken)
- Unterstützt den erhol-samen Schlaf

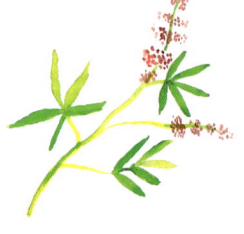

Mönchspfeffer
(Vitex agnus-castus)

- Unterstützt die Kommu-nikation zwischen Hirnan-hangsdrüse und Eierstöcken und damit den regelmäßi-gen Eisprung
- Fördert einen regelmäßi-gen Menstruationszyklus

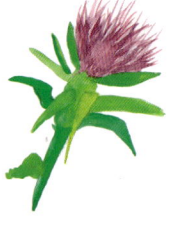

Mariendistel
(Silybum marianum)

- Regt die Entgiftung der Leber an
- Regt den Lymphfluss an
- Unterstützt die Regenera-tion geschädigter Leberzellen
- Trägt zum Schutz der Leberzellen vor Alkohol und anderen Lebergiften bei

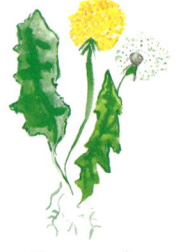

Löwenzahn:
Blatt und Wurzel
(Taraxacum officinalis)

- Die Blätter wirken entwäs-sernd, unterstützen einen gesunden Flüssigkeitshaus-halt und bringen bei Wasser-einlagerungen Linderung
- Die Wurzel unterstützt Leberentgiftung und Lymph-fluss

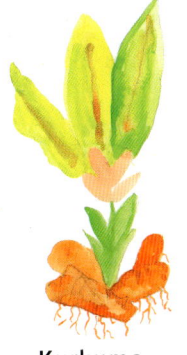

Kurkuma
(Curduma longa)

- Stark entzündungs-
hemmend
- Unterstützt die Entgiftung
- Stark antioxidativ (greift
freie Radikale an, die zu
Alterung und Degeneration
beitragen)
- Unterstützt ein gesundes
Immunsystem

Pfingstrose
(Paeonia lactiflora)

- Hilfreich bei Menstruati-
onsschmerzen, weil es die
glatte Muskulatur ent-
spannt; krampflösend und
schmerzlindernd
- Unterstützt die Schmerz-
linderung bei prämenstruellen Verspannungen, Endo-
metriose, polyzystischem
Ovarsyndrom und Myomen
- Stabilisiert das gesunde
Gleichgewicht der Sexual-
hormone

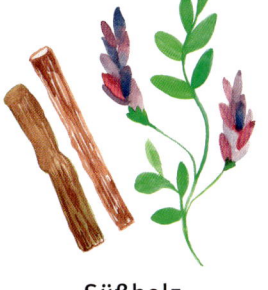

Süßholz
(Glycyrrhiza glabra)

- Unterstützt angeschlagene
Nebennieren und einen
gesunden Cortisolspiegel
- Trägt zur gesunden Ener-
gieproduktion bei
- Verbessert die Proges-
teronproduktion durch
bessere Funktion der
Nebennieren
- Hilft im Verbund mit
Pfingstrose hervorragend
gegen Menstruations-
schmerzen

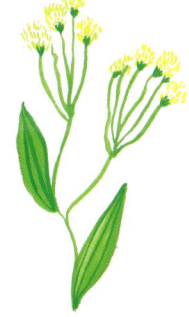

Sichelblättriges
Hasenohr/Wundkraut
(Bupleurum falcatum)

- Regt die Entgiftung der
Leber an
- Hilfreich bei klumpigem
Menstruationsblut

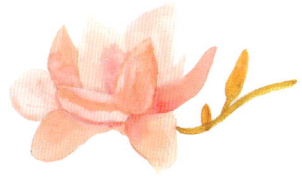

Magnolie
(Magnolia officinalis)

- Lindert Ängste und Sorgen
- Trägt zur Linderung nervö-
ser Spannungen bei
- Unterstützt einen erholsamen Schlaf

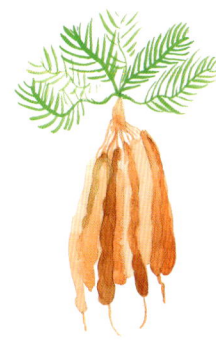

Shatavari
(Asparagus racemosus)

- Stärkt das Sexualsystem
bei allen menstruierenden
Frauen
- Unterstützt die Frucht-
barkeit
- Beruhigt das Nerven-
system

Essen und Sprachgebrauch

LEBENSMITTEL SIND NICHT »GESUND«

Haben Sie schon einmal darüber nachgedacht, wie man gewöhnlich vom Essen spricht? Ich meine hier nicht den Geschmack oder die angesagtesten Restaurants, sondern vielmehr die Eigenschaften der Nahrung – insbesondere die Benutzung des Begriffs »gesund«. »Gesund« kann heutzutage alles beschreiben – von frischem Grünkohl bis hin zu fettarmen Industrieprodukten. Es wird Zeit, dass wir besser darauf achten, wie wir von Nahrung reden, denn der Sprachgebrauch beeinflusst nicht nur uns, sondern auch unsere Kinder und deren Einstellung zum Essen sowie ihre Entscheidungen im Laufe des Lebens.

Lebensmittel sind nicht »gesund«. Sie sind nährstoffreich. Oder auch nicht. Menschen sind gesund. Oder auch nicht. Anstatt daher Lebensmittel als »gesund« oder »ungesund« einzustufen, wäre es hilfreicher, auf ihren Nährwert bzw. Nährstoffgehalt hinzuweisen. Nachdem lange das Fettsparen im Vordergrund stand – und natürlich durch den Sprachgebrauch rund um Diäten–, betrachten viel zu viele Menschen Nahrung heute in erster Linie als Kalorienquelle. Sie denken also zuerst an den Energiegehalt. Doch Nahrung ist weit mehr als das: Was Sie essen, wird wirklich ein Teil von Ihnen, und es sind die Vitamine und Mineralstoffe aus nährstoffreichen Lebensmitteln, die uns am Leben erhalten. Denken Sie bitte darüber nach.

Die Überlegung, ob etwas gut für uns ist oder nicht, erscheint inzwischen ungemein verwirrend, weil wir ständig mit gut gemeinten, aber auch widersprüchlichen Aussagen konfrontiert sind. Um solche Informationen zu durchschauen oder richtig einzuordnen, sollte man sich an die Grundlagen für gute Gesundheit erinnern, bei denen im Gesundheitswesen weitgehend Einigkeit herrscht. Hierzu zählen: mehr Gemüse, wenig oder kein Zucker, wenig oder keine Wurstwaren, ausreichende Wasserversorgung, Mahlzeiten und Snacks aus echten, unverfälschten Lebensmitteln, guter Schlaf, weniger Sitzen, mehr Bewegung und der Erhalt (oder Aufbau) von Muskelmasse.

Zudem sollte man eins nie vergessen: Auch wenn von bestimmten zentralen Ernährungsregeln zwar die meisten Menschen profitieren, in Bezug auf die individuelle Ernährung gibt es kein Patentrezept. Ihr Körper ist das beste Barometer – nehmen Sie wahr, wie es Ihnen mit bestimmten Speisen geht, und achten Sie auf wiederkehrende Reaktionen. Nahrung soll Energie liefern. Wenn das, was wir essen, uns ständig müde macht, ist es für uns persönlich vielleicht nicht vorteilhaft. Die Teile unseres Körpers, die uns frustrieren oder traurig stimmen, überbringen lediglich die Botschaft, dass wir lieber auf andere Weise essen, trinken, uns bewegen, atmen, glauben oder wahrnehmen sollen. Betrachten Sie all diese Teile als das Geschenk, das sie sind. Der Körper weiß genau, was gut für uns ist.

Wählen Sie nähr- stoffreiche Lebens- mittel, die Ihrer Gesundheit guttun.

Für Kinder

LEICHT ERKLÄRT – NAHRUNG UND IHR WERT

Wir alle wollen unsere kleinen Menschlein gut ernähren – Körper, Geist und Seele. Und echte, unverfälschte Nahrung ist das Beste für sie (und uns). Wenn wir Kindern die Grundzüge über den Nährwert von Lebensmitteln beibringen, können wir nicht nur ihre aktuelle Gesundheit, sondern ihr ganzes Leben beeinflussen. Anstatt also darauf zu bestehen, dass sie etwas essen, weil es »gesund« ist (was für die meisten Dreijährigen keinerlei Bedeutung hat), können Sie erklären, dass Orangen ganz viel Vitamin C enthalten und dieses dem Körper hilft, keinen Schnupfen zu bekommen. Schon ganz kleine Kinder lieben »Warum-Fragen« und »Wenn-dann«-Zusammenhänge. Das Wissen, dass eine Orange eine kluge Wahl ist, lässt sie eher zugreifen.

Natürlich gibt es auch eine Kehrseite. Da wir Nährstoffe zum Leben brauchen und die meisten stark verarbeiteten Lebensmittel nur wenige Nährstoffe enthalten (und stattdessen mitunter Substanzen, die der Gesundheit schaden), sollte man solche Lebensmittel nicht jeden Tag essen. Wenn man Kinder über den Wert der Nahrung aufklärt (was drinsteckt und warum das hilfreich ist), lässt sich auch vermitteln, dass stark verarbeitete Produkte nichts enthalten, das gut für sie ist. Deshalb sollten sie solche Dinge nur selten essen, zum Beispiel auf einem Kindergeburtstag. In Sachen Gesundheit kommt es schließlich darauf an, was wir jeden Tag tun, nicht was wir gelegentlich tun.

42 Millionen Kinder unter fünf Jahren in den entwickelten Ländern sind gegenwärtig stark übergewichtig. Wenn das so weitergeht, müssen wir 2025 mit 70 Millionen stark übergewichtigen Kindern rechnen. Dafür tragen allein wir Erwachsenen die Verantwortung. Das hat nichts mit Schuldzuweisungen zu tun – es ist einfach so. Kinder in diesem Alter sind zu klein, um eine vernünftige Wahl zu

treffen. Wir müssen sie anleiten und es ihnen vorleben. Überlegen Sie bitte auch, was aus den gegenwärtig übergewichtigen Kindern wird. Studien zufolge werden aus dicken Kleinkindern häufiger auch dicke Teenager. Mehr Körperfett bedeutet bei Jungen wie Mädchen mehr Östrogen. Je höher die Anzahl der Fettzellen und je größer diese Fettzellen sind, desto mehr Östrogen wird erzeugt, und das in immer jüngeren Jahren. Das hat schon heute weltweit schlimme Folgen, bis hin zur Menarche bei unter Zehnjährigen.

Je älter ein Kind ist, desto stärker wird seine persönliche Einschätzung, was »gesund« ist. Bei manchen Kindern ist die Kombination von »Essen« und »gesund« von Vorteil und sie wollen sich daran beteiligen. Andere hingegen verbinden »gesund« mit »igitt«. Die Überlegungen im vorherigen Kapitel »Essen und Sprachgebrauch (Seite 44)« können Anstöße dazu geben, anders über Nahrung zu sprechen und dies auch an Kinder weiterzugeben. Mit überlegten Formulierungen und Erklärungen zum Nährwert können wir Kindern helfen. Dabei soll ein hoher Nährstoffgehalt möglichst das unterstützen, was dem Kind wichtig ist – ein guter Fußballer, ein schlauer Mathematiker oder eine schnelle Radfahrerin zu sein.

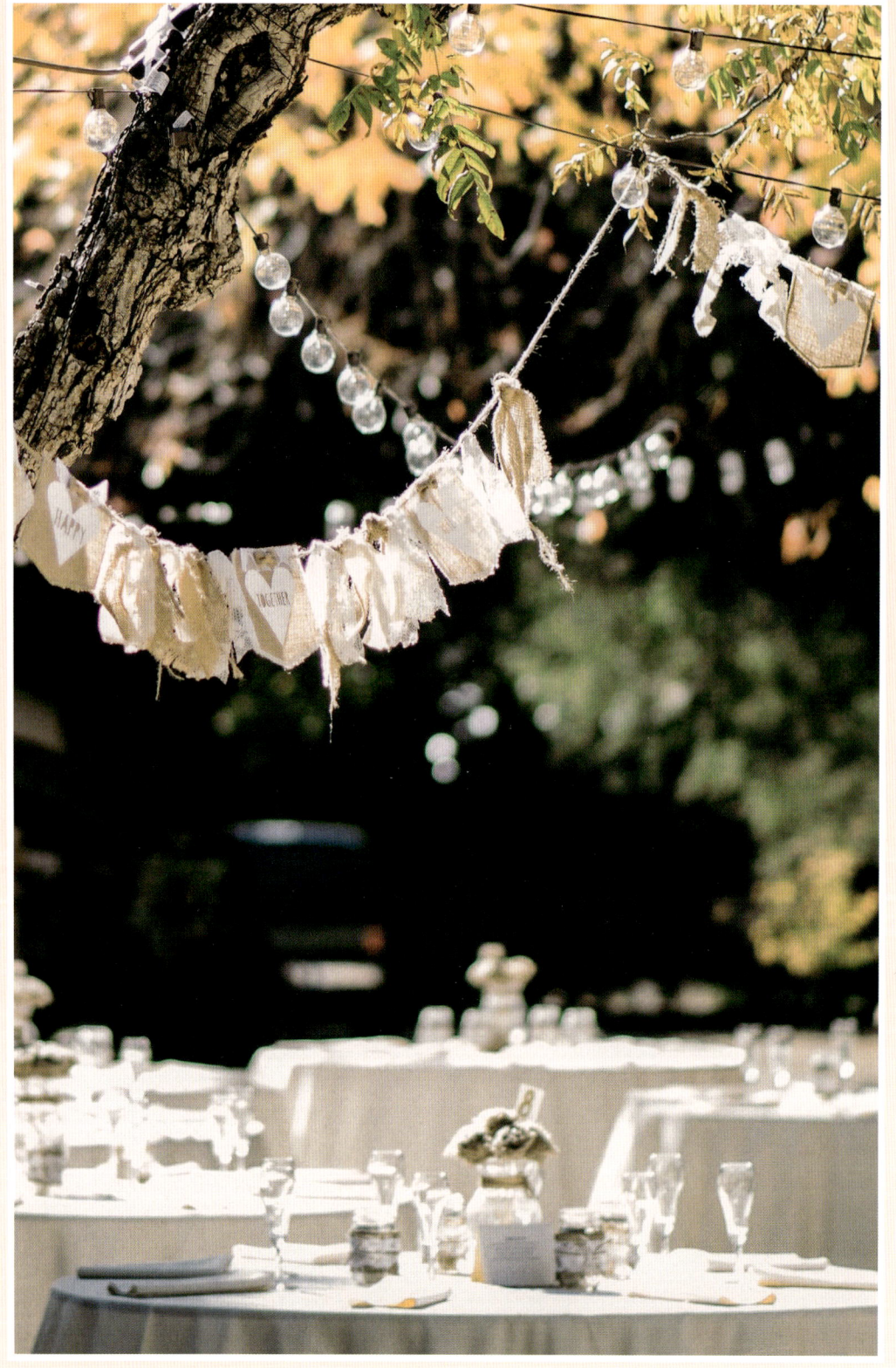

Essen

So geht's

DAS MODELL »FLEXITARIER«

Mittlerweile hat praktisch jede Ernährungsform einen eigenen Namen. Immer mehr Menschen ordnen sich einer bestimmten Gruppierung zu und verurteilen andere, die davon abweichende Vorstellungen von Gesundheit und Wohlbefinden haben. Einerseits ist es ein großer Fortschritt, dass mehr Menschen sich aktiv für ihr Wohlergehen interessieren, andererseits gehen solche Entscheidungen oft mit strengen Regeln einher. Ein Kriterienkatalog, was akzeptabel ist und was nicht, mag für manche funktionieren, für andere hingegen ist er langfristig nicht durchzuhalten.

Ich möchte diese Situation entschärfen und bezeichne mich am liebsten als »Flexitarier«, weil dieser Begriff am besten zu meiner Philosophie passt. Ein Flexitarier achtet darauf, was seinem Körper, seiner Gesundheit, seiner Vitalität und seiner spirituellen Grundhaltung am besten tut (was nicht heißt, dass allein der Geschmack entscheidet!). Denn wenn wir uns bei der Nahrungsauswahl an Etiketten halten, die andere sich ausgedacht haben, übersehen wir womöglich die Botschaften des eigenen Körpers.

Das Konzept des Flexitariers passt auf jeden Menschen und bedeutet schlichtweg, dass es keine strikten Regeln gibt. Vielleicht möchten Sie lieber selbst entscheiden, aber hohe Standards ansetzen. Dann verzichten Sie auf den stark verarbeiteten Pudding voller Zucker und Konservierungsstoffe nicht, weil es Ihnen jemand vorschreibt, sondern einfach, weil er weder Ihrer Lebensqualität noch der Lebensdauer förderlich ist. Einzig und allein aus dem Grund, dass Sie sich selbst wichtig sind. Das ist wunderbar! Auch an diesem Punkt gilt natürlich, dass das, was man jeden Tag tut, die Gesundheit prägt, nicht das, was man manchmal tut.

Gehören Sie zu den Menschen, denen strenge Vorgaben ein Ansporn sind? Oder sind Sie aufgrund einer Krankheit ständig zu einer besonderen Ernährungsweise gezwungen? Dann halten Sie sich bitte auch weiterhin daran. Diejenigen hingegen, die lediglich ein zwiespältiges Verhältnis zu Essen und Körpergewicht haben oder für die Nahrung eine Kontrollfunktion erfüllt, dürfen ruhig ein wenig nachsichtiger mit sich sein. Starre Regeln, die auf Furcht beruhen, sind nicht gesundheitsfördernd.

Ein entspannter Umgang kann eine gewisse Flexibilität umfassen und lässt sich als positiv besetzter Zick-Zack-Kurs beschreiben.

Eine »Zick«-Mahlzeit besteht hierbei aus nährstoffreichen, natürlichen, unverfälschten Zutaten, zu denen man keinen Alkohol trinkt. Bei der »Zack«-Mahlzeit hingegen steht die Geselligkeit im Vordergrund; man lässt es sich einfach gemeinsam gut gehen. Auch das gehört zu einer gesunden, nachhaltigen Lebensweise. Damit der Zick-Zack-Ansatz gesund bleibt, empfehle ich nur einen Zack-Tag pro Woche – drei von 35 Mahlzeiten. (Ich orientiere mich hier am Durchschnitt.) Manchmal sind auch fünf Zack-Mahlzeiten passender, dann bleiben immer noch 30 Zick-Mahlzeiten hoher Qualität.

Wenn also im Büro oder bei Freunden eine Feier ansteht, ist dieser Tag keineswegs verloren, auch wenn viele in gesundheitlicher Hinsicht so denken. Im Gegenteil: Die angekündigte Party im Büro ist ein guter Grund, morgens und mittags nährstoffreich zu essen und auch am Folgetag nahrhafte Speisen einzuplanen.

Zack-Mahlzeiten machen Spaß, und wenn man die meiste Zeit bei Zick bleibt, sollten sie uns insgesamt kaum beeinträchtigen.

Auch Sport und Bewegung können Sie nach dem Flexitarier-Ansatz angehen. In diesem Fall bemühen Sie sich bewusst um regelmäßige Bewegung. Wenn das aber hin und wieder nicht klappt, bricht die Welt nicht zusammen und man nimmt auch nicht gleich vier Kilo zu.

Wenn wir liebevoller mit uns umgehen und nicht auf Teufel komm raus bestimmte Vorschriften einhalten wollen, fällt es leichter, Entscheidungen zu treffen, an die wir uns auch langfristig halten können.

Schließlich muss die Art und Weise, wie wir auf uns selbst achten, nachhaltig angelegt sein.

Welche Ernährungsweise individuell optimal ist, kann sich mit der Zeit durchaus ändern. Ich möchte Ihnen Mut machen: Nehmen Sie wahr, was Ihr Körper möchte, und ernähren Sie ihn so, wie er es braucht. Wenn Sie für Ihr Ernährungskonzept gern einen Slogan hätten, bietet sich »Nur Echtes, Natürliches essen« an. Oder Sie prägen sich »Flexitarier« ein, im Sinne eines flexiblen Eingehens auf die Bedürfnisse des Körpers (nicht einer möglichst großen Geschmacksvielfalt), denn diese Bedürfnisse unterliegen einem Wandel. Oder Sie greifen als »Qualitarier« stets zu qualitativ hochwertigen, unverfälschten Lebensmitteln.

ZICK

UNVERFÄLSCHTE LEBENSMITTEL,
VIELE NÄHRSTOFFE, KEIN ALKOHOL.

ZACK

DIE GESELLIGKEIT STEHT IM VORDERGRUND;
MAN LÄSST ES SICH GEMEINSAM GUT GEHEN.

Frei von

**VERZICHT AUF GLUTEN ODER MILCHPRODUKTE?
WER PROFITIERT DAVON?**

Raffinierter Zucker ist nie gesundheitsfördernd. Jeder sollte seinen Zuckerkonsum deutlich senken oder ganz darauf verzichten. Das tut jedem Körpersystem gut. In diesem Buch finden Sie immer wieder Tipps, wie der Zuckerverzicht ganz leicht gelingt.

Sie müssen nur beschließen, dass Sie sich so wichtig nehmen, dass Sie dieses weiße Zeug, das keinerlei Nährstoffe liefert, nicht in Ihren Körper lassen. Für manche Menschen reicht dieser Entschluss bereits aus. Diejenigen, denen der Zuckerverzicht schwerer fällt, sollten die verschiedenen Strategien aus diesem Buch ausprobieren.

Und was ist mit glutenfreier Ernährung? Oder dem Verzicht auf Kuhmilchprodukte? Ist das nötig? In den letzten 20 Jahren habe ich zahllose Menschen persönlich beraten. Dabei haben sich die nachfolgenden Kriterien als Leitschnur herausgestellt.

Bitte lesen Sie sich die Kriterien durch und überlegen Sie, ob Sie probehalber Ihre Ernährung umstellen möchten, um zu sehen, ob es Ihnen damit besser geht und ob bestimmte Symptome dadurch verfliegen.

Bedenken Sie dabei, dass der Testzeitraum nur vier bis acht Wochen Ihres langen Lebens ausmacht, in denen gesundheitlich ein echtes Aha-Erlebnis stattfinden könnte – oder auch nicht. Wenn Sie die neue Ernährungsform anschließend dauerhaft beibehalten möchten, sollten Sie unbedingt eine gute Ernährungsberatung in Anspruch nehmen.

PROBIEREN SIE ES...

VIER BIS ACHT WOCHEN KONSEQUENT VERZICHTEN

Kriterien für eine glutenfreie Probediät:

- Autoimmunkrankheit oder erhöhte Autoantikörper
- Familiäre Veranlagung
- Darmsymptome oder eine diagnostizierte Darmkrankheit
- Unerklärliche Erschöpfung, trockene Haut, Haare und Nägel, Verstopfungsneigung

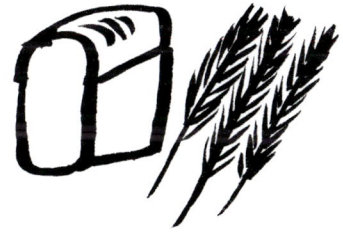

Kriterien für eine kuhmilchfreie Probediät:

- Wiederkehrende (oder aktuelle) Streptokokkeninfekte wie Mandelentzündung, Ohrenentzündungen, Atemwegsentzündungen oder Bronchitis
- Ekzemneigung (früher oder aktuell)
- Chronische Nebenhöhlenprobleme
- Ständiges Räuspern
- Wiederkehrende übermäßige Blähungen mit übelriechenden Winden
- Sie atmen meistens durch den Mund.

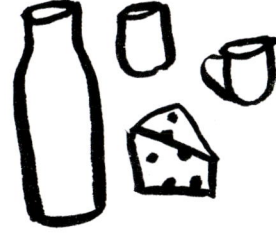

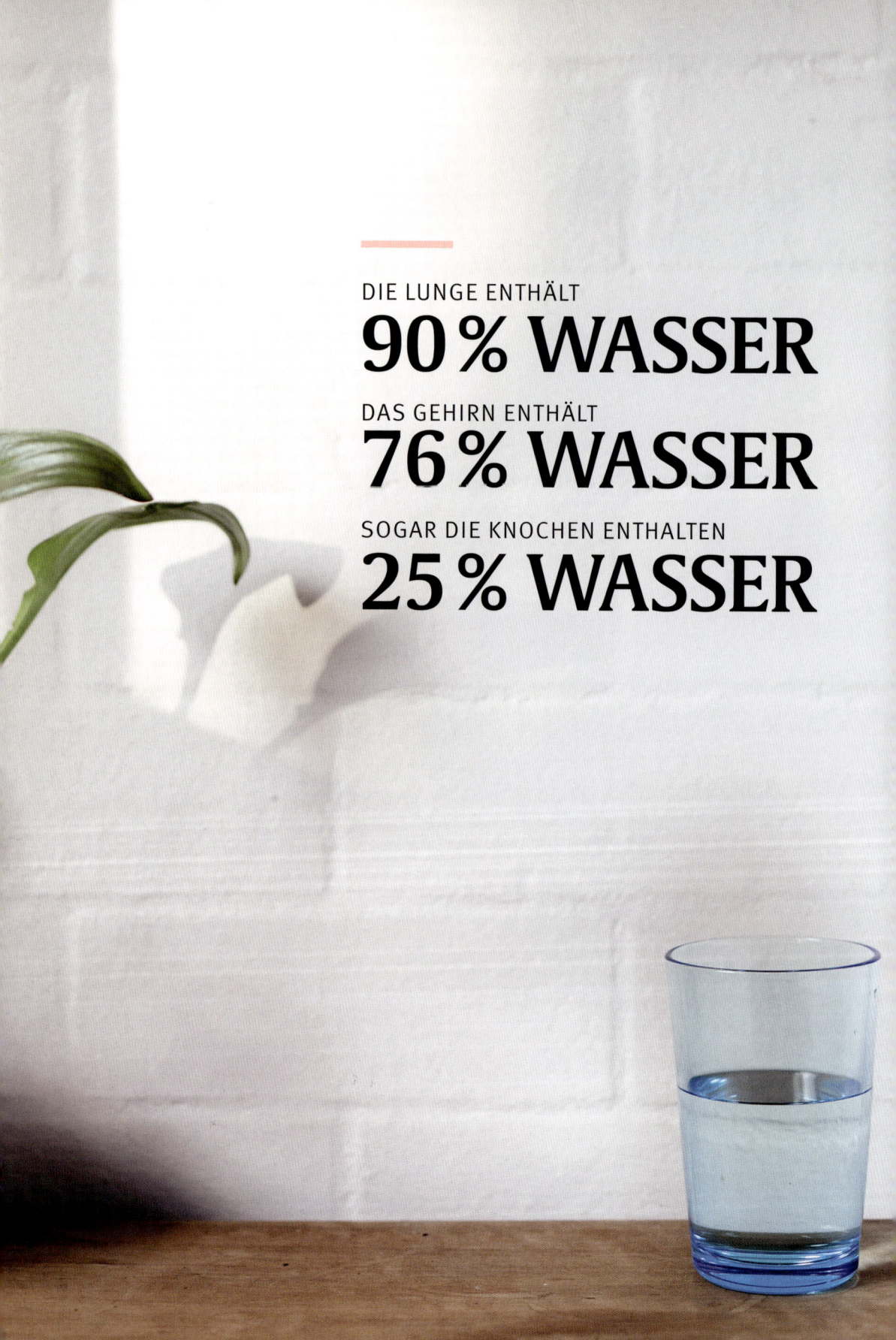

DIE LUNGE ENTHÄLT
90 % WASSER

DAS GEHIRN ENTHÄLT
76 % WASSER

SOGAR DIE KNOCHEN ENTHALTEN
25 % WASSER

Wasser

DAS BESTE GETRÄNK

Ohne Wasser gibt es kein Leben. Das gilt auch für den menschlichen Körper. Die Muskeln, die uns bewegen, bestehen zu 75 Prozent aus Wasser. Das Blut, das die Nährstoffe transportiert, besteht zu 82 Prozent aus Wasser. Der Wasseranteil in der Lunge, die der Luft Sauerstoff entzieht, liegt bei 90 Prozent und das Gehirn hat einen Wasseranteil von 76 Prozent. Sogar in den Knochen stecken noch 25 Prozent Wasser.

Eine gute Wasserversorgung ist für die Gesundheit unerlässlich. Insbesondere die Haut profitiert davon, doch sie ist nur ein Spiegel innerer Prozesse. Wissenschaftler gehen davon aus, dass wir bei der Geburt zu 75 Prozent aus Wasser bestehen, doch mit 30 Jahren liegt der Wasseranteil im Körper noch bei 57 bis 60 Prozent.

70 Prozent schafft kaum jemand. Denken Sie darüber nach. Zwischen 57 und 70 Prozent des Körpers bestehen aus Wasser. Kein Wunder, dass Dehydrierung nicht nur äußerlich den Teint beeinträchtigt, sondern auch innerlich die Gesundheit.

Chronischer Wassermangel kann zu Schmerzempfindlichkeit und Entzündungsbereitschaft beitragen und die Entwicklung diverser degenerativer Erkrankungen begünstigen. Tragen Sie zur Prävention bei, indem Sie bewusst regelmäßig hochwertiges Wasser trinken. Für eine gesunde Lebensweise ist das ein wichtiger Schritt.

Der nachfolgende Abschnitt mit vielen nützlichen Tipps für eine bessere Wasserzufuhr war ursprünglich ein Artikel für eine Zeitschrift.

WUNDERMITTEL WASSER:
DER SCHLÜSSEL ZU GLÜCKLICHEN, GESUNDEN ZELLEN

Beim Thema Wasser denken die meisten, sie müssten mehr trinken.
Ohne sich bewusst darum zu bemühen, klappt das jedoch selten.
Die wundersame Wirkung von Wasser ist gut dokumentiert und
reicht von einem klaren, strahlenden Teint bis hin zum Schutz vor
Nierensteinen. Wie bei fast allen Ernährungsthemen gibt es auch
hier widersprüchliche Informationen, sodass die optimale Trink-
menge für den Einzelnen schwer zu bestimmen scheint.

Die Fakten

Ohne Wasser verdurstet ein Mensch normalerweise innerhalb von
drei Tagen. Wasser ist so überlebenswichtig, dass wir es dringender
brauchen als feste Nahrung. Aus wissenschaftlicher Sicht benötigen
wir täglich 33 Milliliter Wasser pro Kilogramm Körpergewicht. Wer
70 Kilo wiegt, braucht demnach 2,3 Liter Wasser pro Tag. Dabei
übersehen wir allerdings häufig den hohen Wassergehalt pflanzli-
cher Lebensmittel, der ebenfalls zur Flüssigkeitsversorgung beiträgt.
Kräutertees und Suppen zählen mit, doch koffein- und alkoholhal-
tige Speisen und Getränke entziehen dem Körper Wasser – je mehr
wir davon zu uns nehmen, desto mehr Extrawasser brauchen wir.

Obst und Gemüse besteht fast immer zu über 70 Prozent aus
Wasser. Je mehr wir davon essen, desto weniger müssen wir trinken.
Schwitzen und beschleunigtes Atmen beim Sport oder bei erhöhtem
Stress lassen den Wasserbedarf steigen, aber die erforderlichen
Mengen sind schwer zu ermitteln und individuell unterschiedlich.
Vertrauen Sie Ihrem Durstgefühl! Es vermittelt auf natürliche Weise,
wann Sie trinken sollten.

Durst und Flüssigkeitshaushalt

Manche Menschen haben nur selten Durst, andere könnten ständig
trinken. Die einen möchten die Flüssigkeitszufuhr nicht erhöhen,

damit sie nicht ständig zur Toilette müssen. Die anderen fühlen sich bei erhöhter Wasseraufnahme unangenehm aufgedunsen. Bei so vielen Szenarien überrascht es kaum, dass Trinkempfehlungen widersprüchlich erscheinen. Was steckt dahinter und wie sollten Sie persönlich sich verhalten?

Die Tatsache, dass Sie Wasser trinken – genug Wasser für eine angemessene Versorgung –, bedeutet nicht zwangsläufig, dass alle Körperzellen auch genug Wasser bekommen. Eine gut versorgte Zelle gleicht im Idealfall einer prallen Weinbeere, eine unzureichend versorgte Zelle ähnelt eher einer Rosine. Mögliche Gründe für eine solche Dehydrierung sind eine zu geringe Wasseraufnahme, Mineralstoffmangel oder eine schlechte Nebennierenfunktion, zum Beispiel durch chronischen Stress, körperliche oder seelische Traumata, zu viel Koffein oder zu viel Alkohol.

Damit das Wasser tatsächlich in die Zellen gelangt, brauchen wir Kalzium, Magnesium, Natrium, Kalium und Chlorid. Ein Teil dieser Mineralstoffe befindet sich im Zellinneren, andere bleiben außerhalb der Zellwand. Sie alle kommunizieren miteinander, und wenn eine Substanz in überhöhter oder zu geringer Menge vorliegt, kann das Wasser nicht so leicht in die Zelle eintreten. Dieses Wasser außerhalb der Zellen äußert sich körperlich in Form von Wassereinlagerungen im Gewebe – bei manchen Menschen so spürbar, dass die Kleidung im Laufe des Tages einschneidet. Erste Gegenmaßnahmen sind eine Verbesserung des Mineralstoffhaushalts und Rücksicht auf die Leber.

Der Mineralstoffhaushalt verbessert sich ganz von selbst, sobald man sich vornehmlich von frischen, wenig verarbeiteten Nahrungsmitteln ernährt. Die meisten Pflanzen entnehmen ihre Mineralstoffe dem Boden, weshalb Produkte aus biodynamischem oder ökologischem Anbau meist ein besseres Mineralstoffprofil aufweisen. Grünes Blattgemüse bietet ein breites Spektrum an Mineralien wie Kalzium, Magnesium und Kalium. Nüsse und Samen sind ebenfalls eine gute Quelle.

Mineralstoffe

Menschen mit niedrigem Blutdruck profitieren oft von einer etwas geringeren Flüssigkeitsaufnahme, weil zu viel Wasser bei ihnen die Mineralstoffmenge im Blut verdünnen kann. Umgekehrt kann eine erhöhte Zufuhr aller oben genannten Mineralien bei unangenehmen Symptomen durch niedrigen Blutdruck erhebliche Linderung verschaffen.

Der Körper benötigt Mineralstoffe unter anderem, um Elektrolyte zu erzeugen, die gern als »Lebensfunken« bezeichnet werden, weil sie in allen Körpersystemen elektrische Signale an die Zellen weiterleiten. Auch für die Enzymproduktion sind Elektrolyte erforderlich. Enzyme sind für die biochemischen Prozesse verantwortlich, die all unseren erstaunlichen Körperfunktionen zugrunde liegen, aber auch für das Zerlegen der Nahrung und die Aufnahme von Nährstoffen. Sie beeinflussen sowohl die Muskelfunktion als auch die Hormonproduktion. Eine schlechte oder unausgewogene Mineralstoffversorgung und Wassermangel beeinträchtigen daher alle Systeme und Funktionen des Organismus.

Die Mineralstoffversorgung verbessern

Die optimale Strategie für eine bessere Mineralstoffversorgung lautet: Essen Sie mehr Obst und Gemüse, besonders grünes Gemüse. Reichern Sie möglichst viele Mahlzeiten mit Gemüse an und machen Sie Blattgemüse abends zur Hauptkomponente anstatt zur feigenblattartigen Dekoration. Meersalz und rosa Himalayasalz enthalten 84 Mineralien, die dem Körper helfen, Wasser in die Zellen zu leiten. Ein hochwertiges Salz kann sich besonders dann auszahlen, wenn man weitgehend auf industriell gefertigte Lebensmittel verzichtet, aber auch bei Verdauungsproblemen oder niedrigem Blutdruck. Ihr Salz sollte in jedem Fall Jod enthalten.

Auch durch Entsaften von Obst und Gemüse oder die Verwendung für Smoothies lassen sich Flüssigkeits- und Mineralstoffversorgung verbessern. Wenn Wassereinlagerungen zum Dauerproblem werden, sollten Sie eine Woche lang täglich einen Saft aus Sellerie,

Salatgurke, Minze und etwas Ananas trinken. Darüber hinaus kann ein Ergänzungsmittelpulver für ein »grünes Getränk« gute Dienste leisten.

Tägliche Rituale, zum Beispiel jeden Morgen ein Glas warmes Wasser mit Zitronensaft, sind eine gute Gedächtnisstütze. Gewöhnen Sie sich einfach an, ausreichend klares Wasser zu trinken. Sie werden den Unterschied bald spüren. Langfristig ist Wasser eine wunderbare Investition in Ihre Gesundheit.

WIE STEHT'S UM IHREN FLÜSSIGKEITSHAUSHALT?

DEHYDRIERT	AUSREICHEND VERSORGT
Schrumpelige, trockene, wenig elastische Haut, die nicht zurückfedert, wenn man sie zusammenkneift	Elastische Haut, die zurückfedert, wenn man sie zusammenkneift
Die Haut scheint zu spannen	Die Haut spannt nicht oder kaum
Feine Falten sind betont	Feine Falten fallen kaum auf
Eingesunkene Augen	Die Konturen sind weich oder fühlen sich so an
Konzentrationsschwierigkeiten	
Schwindelgefühle	Klare, strahlende Augen
Mundgeruch (Wassermangel kann die Speichelproduktion hemmen)	Kräftiges Haar
	Stabile Nägel
	Beim Weinen reichlich Tränen
Trockener, klebriger Mund	Weniger müde, hellwach
Reizbarkeit	
Kopfschmerzen	
Verstopfung	
Minimale Urinausscheidung	
Muskelkrämpfe	
Beim Weinen wenig Tränen	

Koffein

WAS KAFFEE & CO. DEM KÖRPER SIGNALISIERT

In der westlichen Welt nehmen über 90 Prozent der Erwachsenen täglich Koffein zu sich. Mehr als die Hälfte der Amerikaner trinkt pro Woche mindestens 13 koffeinhaltige Getränke. Studien aus Australien und Neuseeland lassen darauf schließen, dass sich der Koffeinkonsum seit den 1960er-Jahren mehr als verdreifacht hat. Das liegt nicht nur am erhöhten Kaffeekonsum, sondern auch an der Verbreitung von koffeinhaltigen Erfrischungsgetränken und Energy Drinks.

In Amerika enthalten 70 Prozent der Limonaden Koffein. Laut einer amerikanischen Studie von 2011 trinken Kaffeetrinker ihre erste Tasse zu 28 Prozent innerhalb der ersten Viertelstunde nach dem Aufwachen und zu 68 Prozent innerhalb der ersten Stunde. 57 Prozent verwenden dabei Zucker oder Süßungsmittel. Bei viel zu vielen Menschen ist der Koffeinkonsum gemäß medizinischen Lehrbüchern als suchtmäßig einzustufen.

Wenn man Koffein zu sich nimmt, geschieht Folgendes: Koffein teilt der Hirnanhangsdrüse mit, dass sie den Nebennieren mitteilen muss, dass diese Stresshormone ausschütten sollen (Adrenalin beziehungsweise Cortisol). Die Adrenalinausschüttung lässt den Blutzuckerspiegel ansteigen, damit mehr Energie bereitsteht, um der Gefahr zu entgehen, die scheinbar gerade herrscht. Gleichzeitig steigen Blutdruck und Puls an, damit die angespannten, reaktionsbereiten Muskeln besser mit Sauerstoff versorgt sind. Die Sexualfunktionen hingegen werden herunterreguliert, denn sie brauchen viel Energie und sind für das unmittelbare Überleben angesichts der aktuellen »Bedrohung« nicht vordringlich. Zudem erscheint die Welt dem Körper ohnehin nicht als sicherer Ort für ein Baby, solange wir laut Adrenalin in Lebensgefahr schweben und laut Cortisol eine Hungersnot ausgebrochen ist.

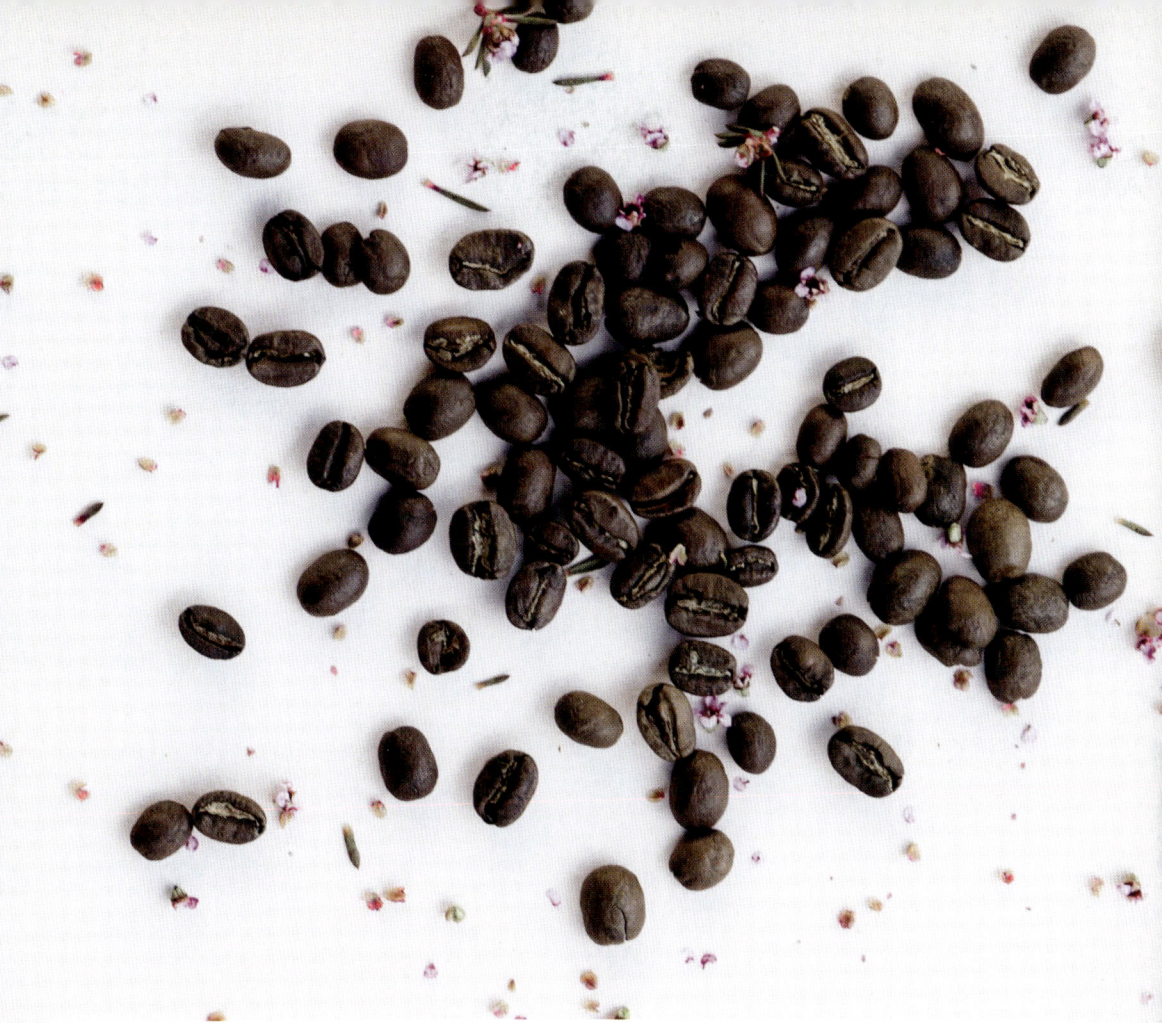

Die Adrenalinproduktion kann auf realem oder scheinbarem Stress beruhen – oder einfach auf der Koffeinzufuhr. Auf dem Umweg über die Stresshormone und die Koppelung mit dem Signal zur Aktivierung der Kampf-oder-Flucht-Reaktion putscht Koffein den Körper auf. In diesem Zustand besteht wenig Aussicht, sich ruhig und fokussiert auf Anweisungen oder Aufgaben zu konzentrieren. Hinzu kommt, dass dieser biochemische Zustand alle momentan nicht lebenswichtigen Prozesse – die beispielsweise Haut, Haare und Nägel ernähren und das Sexualsystem optimal arbeiten lassen – zugunsten anderer Funktionen zurückschraubt. Auf die Dauer hat die verminderte Versorgung solcher Vorgänge innerlich und äußerlich erhebliche Auswirkungen. Erstens erhalten Haut, Haare und

Nägel nicht die nötigen Nährstoffe und sonstigen Substanzen für ein optimales Erscheinungsbild. Zweitens zehrt die Kampf-oder-Flucht-Reaktion die Glukose im Blut auf, sodass man ständig nach Zucker giert, um den Blutzucker zu stabilisieren, und nicht so leicht auf Fettreserven zurückgreifen kann. Ein erhöhter Blutzuckerspiegel regt zudem die Ausschüttung des Fettspeicherhormons Insulin an, das unverbrauchten Blutzucker in Form von Glykogen erst einmal in die Muskeln schleust, bis der Rest in Körperfett verwandelt wird.

Ich verlange nicht etwa, dass Sie nun komplett auf Koffein verzichten – sofern Sie nicht gerade lautstark darauf bestehen! Häufig ist nämlich genau das richtig, wogegen wir uns sträuben. Nur Sie selbst wissen, wann es zu viel ist! Viele Frauen profitieren davon, zwei Zyklen lang auf Koffein zu verzichten. Anderen tut es gut, sich auf maximal ein koffeinhaltiges Getränk pro Tag zu beschränken. Rundum entspannte Menschen können sich mit Koffein wahrscheinlich wirklich besser konzentrieren, doch zu viele sind ständig von einer leichten (oder stärkeren) Angst getrieben, die vor allem auf Adrenalin beruht – genau dem Hormon, das bei Koffeingenuss ausgeschüttet wird.

Die nebenstehende Abbildung zeigt verschiedene Koffeinquellen.

Machen Sie sich bewusst, dass manche Anbieter ihrem Kaffee einen Extraschuss Koffein hinzufügen. Und dass Mediziner ab einem Konsum von 400 Milligramm Koffein innerhalb von acht Stunden von einer Koffeinvergiftung sprechen.

Prüfen Sie bitte, ob Sie entspannter sind, wenn Sie einen leichten schwarzen oder grünen Tee zu sich nehmen. Diese Teesorten enthalten zwar auch Koffein, liefern aber zusätzlich die Substanz Theanin, die den Effekt des Koffeins abpuffert. Das verbessert die ruhige Aufmerksamkeit.

Die Koffeintoleranz ist individuell unterschiedlich. Ich möchte einfach, dass Sie Ihre Schwelle wahrnehmen. Vielleicht liegt sie bei drei Portionen pro Woche, nicht bei drei pro Tag. Frauen mit prämenstruellen Beschwerden oder Schmerzen im Zyklusverlauf sollten probehalber einmal eine mehrwöchige Koffeinpause einschieben.

Typische Koffeinquellen

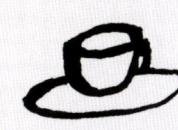

ESPRESSO
107 mg/Tasse

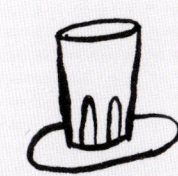

CAFE LATTE
(250 ML)
113–282 mg/Tasse

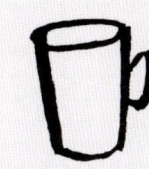

INSTANTKAFFEE
(250 ML)
60–80 mg/Tasse

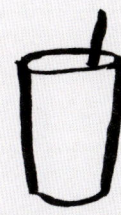

EISKAFFEE
(500 ML)
30–200 mg/Portion

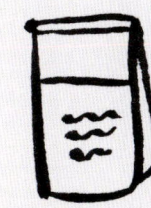

KAFFEE VENTI,
SCHWARZ (600 ML)
415 mg/Portion

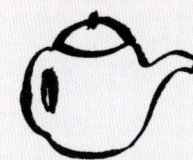

SCHWARZER TEE
(250 ML)
25–110 mg/Tasse

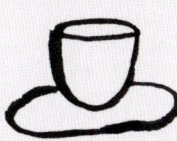

GRÜNER TEE
(250 ML)
30–50 mg/Tasse

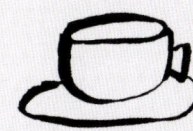

ENTKOFFEINIERTER
KAFFEE (250 ML)
2–5 mg/Tasse

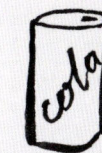

COLA
(330 ML)
34–45 mg/Dose

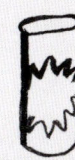

ENERGY DRINK
(250 ML)
80 mg/Portion

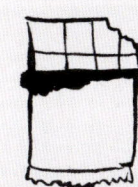

DUNKLE SCHOKO-
LADE (30 G)
20 mg/Portion

Alkohol

WOZU ER UNS VERHILFT – UND WOZU NICHT

Bei diesem Kapitel ist bereits verräterisch, wie Sie das Thema angehen. Wenn Sie es am liebsten überblättern würden, sollten Sie vielleicht etwas ändern.

Viele Menschen wissen oder ahnen, dass sie zu viel Alkohol zu sich nehmen. Die Auswirkungen können sich schleichend oder lautstark bemerkbar machen, nicht nur in Ihrem Leben, sondern auch in dem Ihrer Mitmenschen. Alkoholmissbrauch kann traumatische Folgen haben und kleinere oder größere Gesundheitsprobleme nach sich ziehen. Ob vermehrtes Körperfett oder Cellulite, nachlassende Vitalität, schlimmere PMS-Symptome oder Stimmungsschwankungen … Ganze Beziehungen können daran zerbrechen. Vorübergehend kann Alkohol fröhlich stimmen, doch er zehrt an der Klarheit und Zielstrebigkeit. Im Übermaß oder zu häufig genossen kann er an Vitalität und Selbstwertgefühl nagen.

Bestimmte Zeitpunkte im Jahr laden dazu ein, dem Alkohol abzuschwören: Januar (nach den Weihnachtstagen und als Teil der Neujahrsvorsätze), Februar (der Monat mit den wenigsten Tagen), die klassische Fastenzeit zwischen Fastnacht und Ostern (»sieben Wochen ohne«) oder der »Dry July«. Manchmal zwingen uns auch gesundheitliche Probleme eine Veränderung auf. Ich erinnere mich an die Warnung eines Prominenten, der einmal sagte: »Trinke nie so viel, dass du davon ernsthaft krank wirst und nie wieder trinken darfst.«

Menschen trinken aus den unterschiedlichsten Gründen. Manche werden dadurch umgänglicher oder können abends leichter abschalten. Andere nutzen Alkohol, um sich von Gedanken und Gefühlen abzulenken, denen sie sich nicht stellen möchten. Alkohol kann ein Bewältigungsversuch sein. Unabhängig vom Anlass nehmen viele nicht wahr, dass sie zu viel trinken.

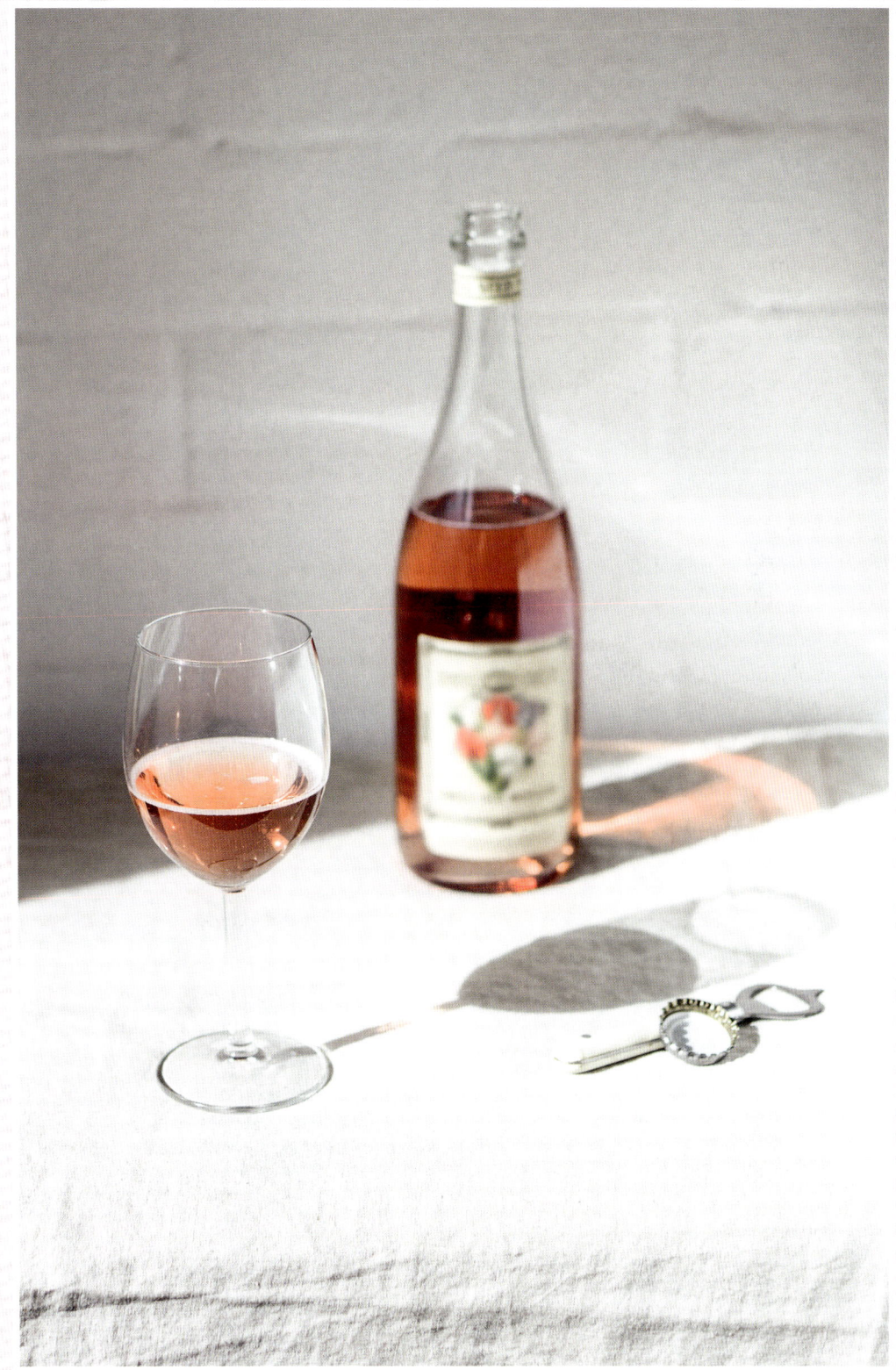

Ein Standarddrink liefert zehn Gramm reinen Alkohol in jedweder Form. Das entspricht zum Beispiel 330 Milliliter vierprozentigem Bier, 30 Milliliter Schnaps (ein Schnapsglas), 170 Milliliter Sekt und 100 Milliliter Wein, also gerade einmal vier Schluck! Wenn Sie sich das nächste Mal ein Glas Wein einschenken, messen Sie die Menge bitte anschließend nach, um zu prüfen, welche Menge Ihnen »normal« erscheint. Meistens sind es deutlich mehr als 100 Milliliter, sodass die meisten Menschen nichts ahnend zu viel trinken.

Laut aktuellen Empfehlungen der Herzgesellschaften sollten Frauen maximal zwei Standarddrinks pro Tag zu sich nehmen und Männer maximal drei. Beide sollten dabei zwei alkoholfreie Tage pro Woche einlegen.

Wir alle kennen das Loblied auf die gesundheitsfördernde Wirkung von Rotwein, das uns suggeriert, dass Trinken irgendwie gut ist – schließlich passt man damit auf sein Herz auf. Die Weltkrebsforschungsstiftung (WCRF) vertritt zu Alkohol eine andere Position und rät Frauen zu »weniger als einem Standarddrink pro Tag«. Besonders wichtig ist diese Menge, wenn in der Familie bereits Krebs aufgetreten ist.

Ich verlange gar nicht, dass Sie ganz auf Alkohol verzichten, wenn Sie ihn mögen. Alkoholkonsum kann individuell ausgesprochen angenehm sein. Ich möchte jedoch, dass Sie sich ernsthaft klarmachen, wie Alkohol auf Sie wirkt. In unserem tiefsten Inneren wissen wir, ob wir zu viel trinken und ob dies unsere Gesundheit beeinträchtigt. Alkohol kann Einfluss darauf haben, wie wir uns denjenigen gegenüber verhalten, die wir am meisten lieben. Und natürlich beeinflusst er, was wir von uns selbst halten. Er hat eine depressive Wirkung auf das menschliche Nervensystem. Wer also häufig bedrückt ist, sollte ihn lieber meiden oder nur zu besonderen Anlässen zu sich nehmen. Trinken Sie nur aus Vergnügen, nicht wegen der irrigen Annahme, Alkohol sei gut für die Gesundheit.

Die Verbindung zwischen anhaltendem übermäßigem Alkoholgenuss und Brustkrebs lässt sich nicht leugnen, sondern wurde in

Studien über Jahre immer wieder bestätigt. Dennoch hört man nur wenig davon.

Der menschliche Körper kann Alkohol nicht ausscheiden, sondern muss ihn zuvor in der Leber in Acetaldehyd umwandeln. Acetaldehyd ist die Substanz, die einem tags darauf die scheußlichen Katerkopfschmerzen beschert. Wenn die Leber diese Aufgabe nicht ausreichend bewältigt und sich der Alkohol im Blut ansammelt, können wir ins Koma fallen und sterben. So giftig ist Alkohol, und das ist kein Scherz. Zum Glück ist die Leber jedoch zur Stelle, wandelt das Gift um und erhält uns am Leben. Mit der Zeit kann das jedoch seinen Tribut fordern. Wenn wir nämlich täglich oder teilweise auch nur regelmäßig Alkohol trinken, hat die Leber damit derart viel zu tun, dass andere Substanzen, die ebenfalls abgebaut und ausgeschieden werden müssten, ins Hintertreffen geraten und lediglich recycelt werden. Zwei Beispiele dafür sind Östrogen und Cholesterol. Eine Erhöhung dieser Substanzen geht vielfach auf eine Reabsorption zurück und die kann der Gesundheit zusetzen.

Viele Menschen freuen sich schon im Laufe des Tages auf den ersten Drink. Wenn sie nach Hause kommen, haben sie meist Hunger und Durst. Wer seinen Alkoholkonsum eine Zeit lang einschränken oder aufgeben will, sollte zu Hause als Erstes ein großes Glas Wasser trinken. Dämpft das den Wunsch nach Alkohol? Die meisten alkoholischen Getränke enthalten viel Zucker – probieren Sie alternativ

FÜR FRAUEN ...
NICHT MEHR ALS
zwei
STANDARDDRINKS
PRO TAG BEI
zwei
ALKOHOLFREIEN TAGEN
PRO WOCHE.

einen Snack, der auch gesunde Fette enthält. Geht das Verlangen zurück?

Andere legen großen Wert auf das Ritual, das mit dem Drink einher-geht. Schenken Sie sich beim Heimkommen deshalb weiterhin zur gewohnten Zeit etwas zu trinken ein und tun Sie das Gleiche wie sonst auch: Setzen Sie sich hin und reden Sie mit Ihrem Partner, machen Sie Abendessen oder telefonieren Sie mit Ihrer besten Freundin. Häufig ist das abendliche Glas Wein mit etwas Angeneh-mem verknüpft, das wir dabei tun. Worauf wir keineswegs verzichten wollen, ist dann genau diese Aktivität. Trinken Sie kühles Mineral-wasser aus einem Weinglas, vielleicht mit einer Scheibe Zitrone oder Limette, und gönnen Sie Ihrem Leben mehr alkoholfreie Tage.

Eine positive Nachricht stammt aus Studien über die sogenannten Blauen Zonen auf der Welt, in denen viele Menschen bis ins hohe Alter aktiv und gesund sind, ohne aufgrund von Gesundheitsproble-men pflegebedürftig zu werden. In diesen Gesellschaften gehört das Gläschen Wein im Freundeskreis gegen 17 Uhr, also am Spätnach-mittag, vielfach dazu. Haben diese Menschen die Trauben mit den eigenen Füßen gestampft? Möglich. Haben sie leberschädliche Kon-servierungsmittel in ihren Wein gekippt? Nein. Betrinken sie sich? Nein. Unterhalten sie sich beim Trinken mit Menschen, die ihnen wichtig sind, über Dinge, die ihnen wichtig sind? Ja.

Wenn Sie also Alkohol konsumieren, dann nehmen Sie sich ein Bei-spiel daran, wie man in den Blauen Zonen damit umgeht.

SELBSTTEST:

Das nächste Glas Wein abmessen: Wie viel ist es wirklich? Entspricht die Menge den allgemeinen Vorgaben?	
Abends gibt es erst einmal ein großes Glas Wasser und etwas Nahrhaftes, zum Beispiel eine Handvoll Macadamianüsse. Lässt der Wunsch nach Alkohol nach?	
Mehr alkoholfreie Tage im Leben – nicht vom Alkohol abstumpfen lassen!	
Tagebuchschreiben erleichtert die Erkenntnis, was Alkohol wirklich für einen selbst bedeutet. Ehrlich sein. Wie geht es einem beim Trinken? Und wie am Tag danach?	

EIN STANDARDDRINK:

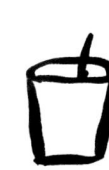 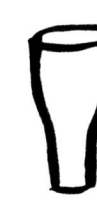 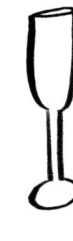 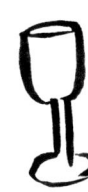

SCHNAPS	BIER (4 %)	SEKT	WEIN
30 ml	330 ml	170 ml	100 ml

KÖR

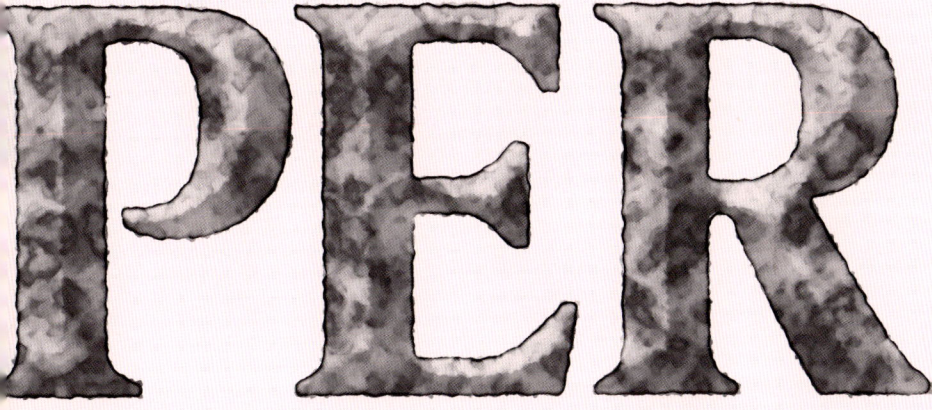

PER

Ihr Körper ist ein Geschenk für Sie. Man kann ihn nicht wie ein Auto kaufen oder verkaufen. Er ist, wie er ist. Er hat zwar keine Stimme, teilt jedoch über bestimmte Symptome mit, ob es ihm gut geht oder nicht. Diese Signale müssen wir entschlüsseln. Und dann entsprechend reagieren.

Ist es denkbar, dass die Körperteile, die Sie unglücklich stimmen oder über die Sie sich ärgern, nur Boten sind, die darum bitten, dass Sie anders essen, trinken, sich bewegen, schlafen, denken, atmen, glauben oder wahrnehmen?

Denn letztlich ist jeder Teil des Körpers ein Geschenk.

Die Haut

HAUTPFLEGE MIT BEDACHT

Ihre Haut ist nicht nur eine Deckschicht, sondern ein Organ und zugleich ein wunderbares Barometer für alles, was im Körper vorgeht. Alle Hautprobleme – von Ausschlägen über Akne bis hin zu Alterserscheinungen – sind Ausdruck innerer Bedürfnisse des Körpers, auch des Nährstoffbedarfs.

Die Haut erfüllt zahllose Aufgaben, die wir größtenteils weder registrieren noch zu schätzen wissen. Sie schützt vor Krankheiten und vor den Luftpartikeln, die täglich auf uns einwirken. Wenn wir schwitzen, verschafft sie uns Abkühlung; wenn wir frieren, wärmt sie uns. Mithilfe von Sonnenlicht bildet sie Vitamin D, das wir für Knochen und Zähne benötigen, sie hält sich eigenständig feucht, bremst die eigene Alterung und ringt täglich um die Selbsterneuerung und -erhaltung. Sogar Wunden heilt sie von selbst, häufig ganz ohne unser Zutun. Doch trotz dieser vielen eigenständigen Funktionen braucht die Haut Unterstützung, damit es ihr wirklich gut geht. In ihrem Buch »Schönheit pur« beschreibt Susan West Kurz sehr schön, wie die Haut uns mit jeder Unreinheit, jeder Rötung und jeder Falte um Verständnis für ihr Wesen und um Unterstützung für ihr Bemühen um Selbsterneuerung bittet. Viele Frauen greifen bei Hautveränderungen allerdings zu aggressiven Maßnahmen, die die Haut noch mehr angreifen, auch wenn der dadurch beschleunigte Alterungsprozess oft nicht gleich erkennbar ist. Wieder andere erwarten ein reines, schönes, jugendliches Hautbild, obwohl sie nichts aktiv dazu beitragen.

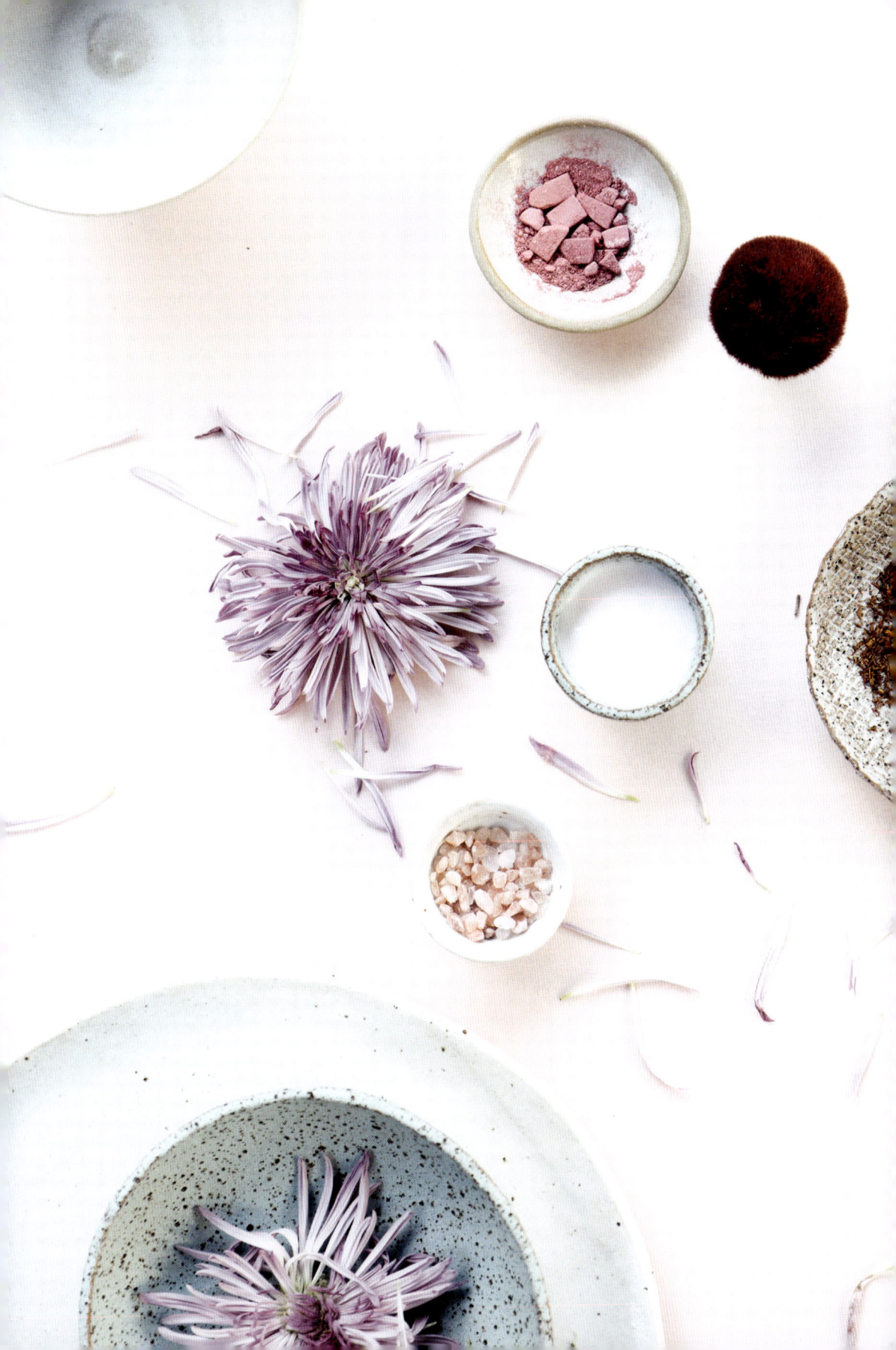

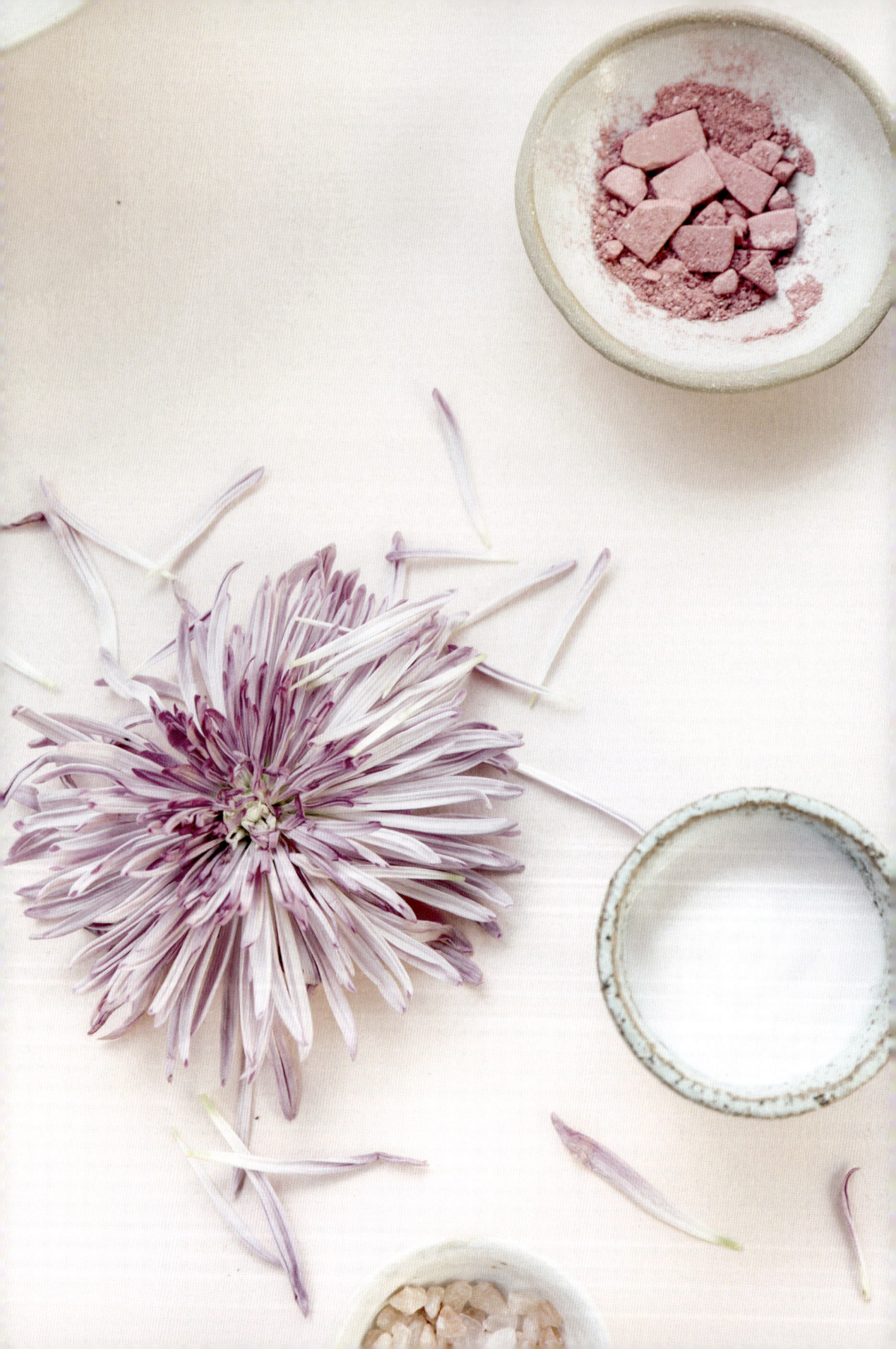

Um anderen zu einer neuen Einstellung zur Haut und damit zu deren Pflege zu verhelfen, baue ich gern auf Verständnis für das, was die Haut täglich leistet. Wer mehr weiß, kann sie gezielter unterstützen. Unsere Haut besteht aus drei Schichten, die gemeinsam einen perfekten Schutzschild ergeben. Die äußerste Schicht, die sich monatlich erneuert, ist die Epidermis (Oberhaut). Das ist der sichtbare Teil. Die mittlere Schicht ist die Dermis (Lederhaut). Sie spielt eine zentrale Rolle beim Wassergehalt der Haut und ist sozusagen eine »Wasserwelt«. Darunter liegt als Basis die Schicht der Subcutis (Unterhaut). Alle drei Schichten zusammen tragen zu einem gesunden, strahlenden Hautbild bei.

Die gewählte Pflege muss die Funktionen der Haut unterstützen, ohne sie zu ersticken oder zu stören. Außerdem sollten die Inhaltsstoffe der Pflegeprodukte die Entgiftungsprozesse im Körper nicht zusätzlich belasten. Die Entscheidung, was auf die Haut darf und was nicht, trägt auch insgesamt zu einer geringeren Belastung mit synthetischen Chemikalien bei. Machen Sie sich einfach bewusst, wie ein Nikotinpflaster wirkt: Die Haut steht direkt mit dem Gefäßsystem in Verbindung und über das Blut wandern die Substanzen, die wir auftragen, auch ins Entgiftungssystem und verursachen dort gegebenenfalls Extraarbeit. Manche Kosmetikhersteller haben sich auf die Erzeugung wirksamer Produkte ganz ohne synthetische Inhaltsstoffe spezialisiert. Im Idealfall sollten die Grundstoffe aus zertifiziert-ökologischem Anbau stammen. So tun Sie mit der Wahl Ihrer Hautpflege nicht nur sich selbst einen Gefallen, sondern zugleich unserer Erde.

Warnsignale

WAS WILL DER KÖRPER UNS MITTEILEN?

Mit welchen typischen »äußerlichen« Symptomen macht der Körper auf Probleme aufmerksam? Bestimmten verbreiteten Auffälligkeiten (»Beauty-Problemen«) kann man meiner Erfahrung nach durch gezielte Maßnahmen entgegenwirken. Wenn Sie äußerlich etwas verändern möchten, sollten Sie bedenken, dass dafür meist eine innere Ursache besteht.

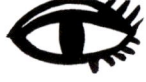

RUND UM DIE AUGEN

Dunkle Augenringe

Unterstützen Sie die Verdauung oder die Leber (oder beides). Probieren Sie nach den Kriterien in diesem Buch oder eigener Erfahrung probehalber vier Wochen lang eine glutenfreie oder milchfreie Ernährung aus. Beide Ansätze konnten dunkle Augenringe beheben. Auch Kräuter für die Leber haben sich bewährt.

Haarausfall im äußeren Drittel der Augenbrauen

Konzentrieren Sie sich vor allem auf die Schilddrüse und lassen Sie deren Funktion überprüfen. Achtung, Werte im Normalbereich können trügerisch sein. In diesem Fall sollte die Symptomatik behandelt werden, ohne die Blutwerte überzubewerten. Dazu brauchen Sie erfahrene ärztliche Begleitung.

Trockene Augen oder schwebende Pünktchen im Sehfeld

Konzentrieren Sie sich auf die Leber. Lassen Sie sich auch auf Eisenmangel testen.

Verquollene Augen

Wichtig ist die Unterstützung der Nebennieren. Trinken Sie zwei Wochen lang nur Wasser und Kräutertee (nichts anderes!). Ändert sich etwas?

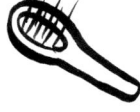

HAARE UND KOPFHAUT

Brüchiges Haar

Unterstützen Sie Schilddrüse und Nebennieren und nehmen Sie mehr essenzielle Fettsäuren und Vitamin C zu sich.

Haarausfall

Unterstützen Sie Schilddrüse und Nebennieren, achten Sie auf ausgewogene Sexualhormone und auf Ihren Vitamin-D-Status.

Kinn- und Gesichtsbehaarung

Dieses Problem beruht häufig auf einem erhöhten Androgengehalt in der Haut. Die erste Maßnahme sind Strategien zur Eindämmung der Stresshormone, beispielsweise Entspannungstechniken mit bewussten Atemübungen. Bei einer dunklen Gesichtsbehaarung geht es für die Betroffenen um innere Ruhe. Hier reicht es nicht aus, sich zum Yoga an einen ruhigen Ort zurückzuziehen, um danach erneut intensiv an den Nebennierenreserven zu zehren.

Schuppen, schuppige Kopfhaut

Mögliche Ursachen sind Vitamin-A-Mangel, Mangel an essenziellen Fettsäuren oder eine gestörte Darmflora. Falls die Symptome bei Ihnen Letzteres nahelegen und Sie unfreundliche Bakterienarten mit sich herumtragen, sollten Sie vier Wochen lang vollständig auf Zucker verzichten. Kohlenhydrate nehmen Sie in dieser Zeit nur aus Wurzelgemüse und anderen vollwertigen Quellen auf. Falls sich eine Besserung einstellt, sollten Sie diese Diät insgesamt drei Monate durchführen. Danach sollte das Problem verschwunden sein.

Sie können auch mehr Kokosnuss essen, denn die Laurinsäure darin kann die Kopfhaut beruhigen. Alternativ können Sie die Kopfhaut abends vor dem Haarewaschen mit Kokosöl massieren. Essen Sie auch mehr grünes Gemüse und natürliche Fette.

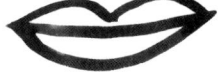

LIPPEN UND MUNDBEREICH

Spröde Lippen

Unterstützen Sie das Verdauungssystem und die Magensäureproduktion, indem Sie warmes Wasser mit Zitronensaft oder Apfelessig trinken.

Mundgeruch

Beseitigen Sie Verdauungs- und Darmprobleme.

Risse in den Mundwinkeln

Mögliche Ursachen sind Vitamin-B-Mangel (meist Vitamin B_2, Riboflavin) oder Eisenmangel oder beides.

Stabile Zähne und Kariesvorbeugung

Mineralstoffe wie Kalzium, Magnesium, Mangan und Bor sowie Vitamin D stärken die Zähne. Bei erkennbaren Veränderungen im Zahnbereich sollten Sie einen Zahnarzt aufsuchen, sich zuckerfrei und mineralstoffreich ernähren und den Nebennierenstatus prüfen. Zweimal täglich Zähneputzen. Zahnzwischenräume reinigen. Lächeln.

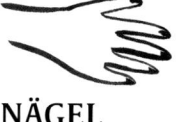

NÄGEL

Blasse, brüchige, angegriffene oder schwache Nägel

Die Leber schreit um Hilfe. Vielleicht auch Eisenmangel. Wenn Ihre Nahrung genug Eisen enthält, sollten Sie über einen Bluttest prüfen, ob es auch aufgenommen wird. »Unerklärlicher« Eisenmangel kann auf Erkrankungen im Verdauungssystem zurückgehen.

Längsrillen in den Nägeln

Möglicherweise ein Mineralstoffmangel (Kalzium, Magnesium). Eventuell auch ein Hinweis auf Schilddrüsenprobleme.

Löffelförmige Nägel

Häufig liegt ein Eisenmangel vor, manchmal auch Vitamin-B_{12}- oder Folsäuremangel (oder beides).

Querrillen in den Nägeln

Die Nebennieren könnten Hilfe gebrauchen. Unbedingt Entspannungstechniken praktizieren.

Rissige oder sich ablösende Nagelhaut

Es könnte ein Mangel an Eisen oder essenziellen Fettsäuren vorliegen, aber auch eine Sympathikusdominanz, bei der das sympathische Nervensystem zu stark wird. Ergreifen Sie passende Gegenmaßnahmen und reiben Sie das Nagelbett jeden Abend mit etwas Kokosöl ein.

Stumpfe, glanzlose Nägel

Eine stumpfe Nageloberfläche kann auf Ernährungsfehler, Verdauungsstörungen oder Folsäuremangel hindeuten, besonders bei Einnahme der Antibabypille. Essen Sie mehr grünes Gemüse. Unterstützen Sie eine gute Verdauung durch gründliches Kauen, Förderung der Magensäureproduktion (Apfelessig) und Wasserzufuhr zwischen den Mahlzeiten, nicht zum Essen.

Weiche Nägel

Achten Sie auf eine ausreichende Proteinzufuhr. Zur Erzeugung von Kreatin, dem widerstandsfähigen Hauptbestandteil von harten, starken Nägeln, benötigt der Körper hochwertige Proteine und ausreichend Magensäure.

Weiße Flecken auf den Nägeln

Zumeist ein Hinweis auf Zinkmangel.

HAUT

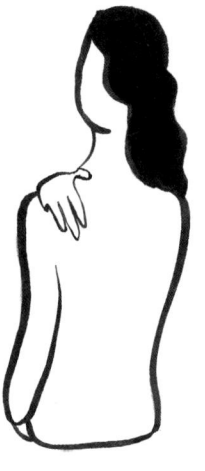

Akne auf dem Rücken

Meist besteht ein unausgewogenes Verhältnis der Sexualhormone mit hohem Androgengehalt in der Haut, erhöhtem Prolaktinspiegel oder einem Ungleichgewicht von Östrogen und Progesteron. Wenn es nicht besser wird und die Hinweise zum Ausgleich des Sexualhormonsystems und einer besseren Leberfunktion nicht ausreichen, kann man entsprechende Tests durchführen. Die erste Maßnahme sind Stressmanagement (weil Cortisol an der Umwandlung anderer Hormone in Androgene beteiligt ist) sowie eine Unterstützung der Leber.

Blasse, glanzlose Haut und grauer Teint

Ein Hinweis auf Mangelzustände durch Ernährungsfehler oder Verdauungsprobleme. Essen Sie konsequent unverfälschte Nahrung und unterstützen Sie die Verdauung zusätzlich durch Stressmanagement, langsames Essen, gründliches Kauen und Wasser zwischen den Mahlzeiten, nicht zum Essen.

Cellulite

Das Erscheinungsbild von Cellulite profitiert von einer Unterstützung von Leber und Lymphsystem. Trampolinspringen stimuliert das Lymphsystem ganz hervorragend. Eine weitgehende Entlastung der Leber (durch Alkoholabstinenz!) kann Cellulite ebenfalls mildern oder im Einzelfall sogar verschwinden lassen. Nützlich sind auch hochwertige Heilkräuter wie Mariendistel und Artischocke.

Dehnungsstreifen

Häufig ein Hinweis auf ehemaligen oder gegenwärtigen Zinkmangel. Lavendelöl unterstützt das Verblassen.

Ekzem bei Erwachsenen

Verzichten Sie versuchsweise vier Wochen lang komplett auf Kuhmilch. Wenn das nicht hilft, können Sie Milchprodukte wieder in den Speiseplan einbauen und stattdessen alle roten Früchte und Gemüsesorten streichen (also rote Chilis, Paprika, Tomaten, Erdbeeren, rote Äpfel). Sehen Sie einen Unterschied? Alternativ können Sie sich auf eine Portion Obst pro Tag beschränken oder vier Wochen lang gar kein Obst essen. Sehr hilfreich kann ein Ergänzungsmittel mit Nachtkerzenöl sein. Das darin enthaltene Enzym Delta-6-Desaturase gestattet der Haut, Fett aufzunehmen, und erhält sie so jung und feucht. Bei ausgedehntem, chronischem Ekzem ermuntere ich Erwachsene, sich mit der metaphysischen Ebene auseinanderzusetzen – Wut auf eine männliche Gestalt im eigenen Leben.

Fettige Haut oder Kopfhaut

Wenn Sie früher keine fettige Haut oder Kopfhaut hatten, könnten die Sexualhormone aus dem Gleichgewicht geraten sein. Das gilt besonders bei verstärktem Fetten kurz vor der Menstruation. Setzen Sie die in diesem Buch vorgestellten Strategien zur besseren Regulierung der Sexualhormone um.

Herpesbläschen

Herpes- oder Fieberbläschen gehen auf das Herpesvirus zurück. Unterstützen Sie das Immunsystem mit mehr Vitamin C, Zink und Heilkräutern. Herpes flackert bevorzugt bei Stress, Ernährungsfehlern oder zu wenig Schlaf wieder auf. Er ist wie ein Samenkorn in der Wüste: Solange das Signal zum Keimen ausbleibt, kann das Virus ewig stumm bleiben. Bestimmte Lebensmittel enthalten Stoffe, von denen Viren sich ernähren, zum Beispiel die Aminosäure Arginin. Solange man mehr Lysin als Arginin zu sich nimmt, kann das Herpesvirus sich schlecht vermehren. Überwiegt hingegen das Arginin, kann sich das Virus schnell replizieren. Viel Arginin steckt in Schokolade, Krustentieren, Soja und Erdnüssen.

Körpergeruch

Normalerweise ein Hilferuf der Leber.

Mischhaut, teils fettig, teils trocken

Unterstützen Sie die Sexualhormonproduktion, insbesondere die Kommunikation zwischen Hirnanhangsdrüse und Eierstöcken sowie den Eisprung. Mönchspfefferextrakt (Vitex agnus-castus) kann eine große Hilfe sein, ebenso Kombinationen von Pfingstrose und Süßholz. Mischhaut kann auch ein Hinweis auf Leberprobleme sein. Erwägen Sie eine andere Hautpflege, um die Funktion der Haut besser zu unterstützen.

Narben

Nehmen Sie ergänzend Vitamin C und/oder Zink ein. Lavendelöl und/oder Calendulaöl können das Erscheinungsbild von Narbengewebe ebenfalls verbessern.

Pickel und unreine Haut an der Kieferpartie

Möglicherweise ein Hinweis, dass die Sexualhormone Hilfe brauchen. Ernähren Sie sich probeweise vier Wochen ohne Milchprodukte und unterstützen Sie Darm und Leber.

Pigmentflecken im Gesicht (neu auftretend)

Ein möglicher Hinweis auf unausgewogene Sexualhormone, meist zu viel Östrogen. Setzen Sie die Empfehlungen zu den Sexualhormonen um, die zu entsprechenden anderen zyklusabhängigen Symptomen passen.

Pusteln auf der Armrückseite

Eventuell liegt ein Mangel an essenziellen Fettsäuren vor. Oder Sie essen zu viel Obst. Wer ergänzend Fettsäuren einnimmt, kann vielleicht Nachtkerzenöl einbeziehen. Wenn das nicht reicht, prüfen Sie Ihre Zinkversorgung.

Rissige Ellenbogen

Eventuell Mangel an essenziellen Fettsäuren und/oder Zink.

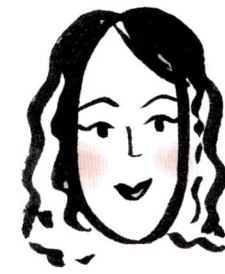

Rissige Fersen

Häufig ein Mangel an essenziellen Fettsäuren.

Rötung im Gesicht, leichtes Erröten

Verzichten Sie probeweise vier Wochen auf
Milchprodukte.

Rosacea

Unterstützen Sie die Leber und verzichten Sie mindestens vier
Wochen vollständig auf Milchprodukte. Wer auf Milch reagiert, wird
feststellen, dass die Rötung in diesem Zeitraum deutlich zurückgeht. Essenzielle Fettsäuren können ebenfalls sehr hilfreich sein.

Schuppenflechte

Verzichten Sie probeweise vier Wochen konsequent auf Schweinefleisch und Tomaten. Die ergänzende Einnahme von essenziellen
Fettsäuren und/oder Zink kann hilfreich sein. Forschen Sie auch in
Ihrem Inneren: Haben Sie vielleicht irgendwann beschlossen, sich
»ein dickeres Fell« zuzulegen, um nicht mehr verletzt zu werden?

Trockene Haut

Mögliche Ursachen sind ein Mangel an essenziellen Fettsäuren,
falsche Hautpflege, Schilddrüsenstörungen, Ernährungsfehler oder
Verdauungsprobleme.

Wassereinlagerungen im Knöchelbereich

Ein Hinweis auf eine gestörte Leber- und/oder Nierenfunktion.
Verzichten Sie probeweise vier Wochen auf Koffein. Meist lagert sich
dann an den Füßen deutlich weniger Wasser ein. Manchmal sind
auch Heilkräuter für die Leber erforderlich.

Hautprobleme

NICHT NUR IN DER PUBERTÄT

Haben Sie sich schon einmal gefragt, warum Sie als Erwachsene noch oder wieder mit Hautproblemen zu tun haben? Solche Fragen habe ich über die Jahre immer wieder beantwortet. Ich hoffe, Sie finden ein paar Hinweise, die bei Bedarf auch Ihnen weiterhelfen.

Welche Lebensmittel verursachen Hautunreinheiten, besonders im Kinnbereich?

Das Gesicht gibt nützliche Hinweise auf tiefer liegende Probleme. Wenn Pickel, Akne, Rosacea, Ekzem oder Ausschläge aufblühen, funktionieren möglicherweise andere Körpersysteme nicht reibungslos. Meist ist der Darm nicht rundum glücklich. Verdauungsstörungen können die Entgiftung in der Leber überlasten, sodass der Körper versucht, die unerwünschten Substanzen über andere Wege auszuscheiden. Im Zweifelsfall wird dann auch die Haut als Ausscheidungsorgan eingesetzt, was Pickel und andere Hautprobleme hervorrufen kann. Eine weitgehend pflanzliche Ernährungsweise mit viel Wasser und wenig Koffein, Transfetten, Süßigkeiten und Alkohol kann die Verdauung und ein reines, strahlendes Hautbild unterstützen.

Fast immer beruht Akne in erster Linie auf einer gestörten Verdauungsfunktion, weil dieser Zustand Leber und Nieren zusätzlich belastet. Diese Organe sind dann nicht mehr in der Lage, die erhöhten Hormonmengen im Blut vollständig auszufiltern, und die Hormone stimulieren die Talgproduktion. Ich konnte zahllose Male beobachten, wie Akne sich verbesserte und vollständig zurückging, sobald die Betroffenen sich ernsthaft um Verdauung, Leber und Nieren und damit um eine effektive Ausscheidung gekümmert haben.

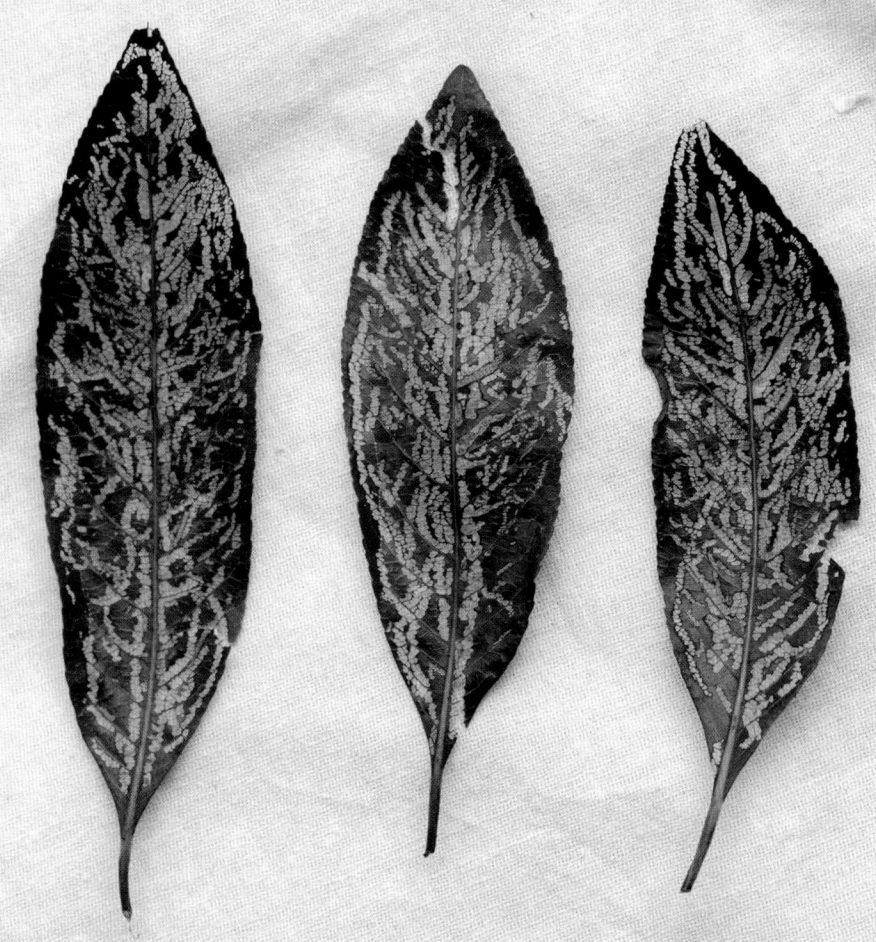

Hautprobleme

Wovon sollte man mehr essen und wovon weniger, um unerwünschte Mitesser am Kinn loszuwerden?

Rein wissenschaftlich lässt sich der Einfluss einer nährstoffreichen Kost bei vielen Hautproblemen nur begrenzt belegen. Meiner Erfahrung nach lassen sich viele Hautprobleme (auch Mitesser) durch Zuckerreduktion oder vollständigen Zuckerverzicht gut beeinflussen. Das könnte daran liegen, dass sich bei weniger Zucker die Zusammensetzung der Darmbakterien verändert. Der zweite wichtige Faktor ist der Verzicht auf Milchprodukte. In der Testphase müssen Sie allerdings superstreng sein und stets genauestens die Zutatenlisten prüfen. Nehmen Sie hierfür eine Ernährungsberatung in Anspruch. Essenzielle Fettsäuren aus Avocados, Nüssen und Samen sowie reichlich grünes Blattgemüse tun vielen Betroffenen gut, ebenso alle Quellen von heilsamem, immunstärkendem Vitamin C und Zink. Am meisten Zink steckt in Austern, ansonsten sind auch Rindfleisch und Lammfleisch sowie Sonnenblumen- und Kürbiskerne gute Zinklieferanten. Viel Vitamin C findet sich in Beeren, Kohl, Paprika, Petersilie und Zitrusfrüchten.

Für eine klare, schöne Haut verzichtet man besser auf entzündungsfördernde Dinge – was zum Beispiel?

Zunächst einmal sollten Sie echte, unverfälschte Nahrung essen. Sie enthält von Natur aus viele Nährstoffe für eine gesunde Haut. Meiden Sie industriell erzeugte Produkte, Koffein und Alkohol und beobachten Sie, wie Ihre Haut reagiert. Vitamin C wirkt Schäden durch freie Radikale entgegen, die zu Hautalterung und Faltenbildung beitragen. Vitamin C ist an der Kollagenbildung beteiligt und schützt vor Kollagenabbau, womit es die Hautelastizität und ein jugendliches Erscheinungsbild unterstützt. Viel Vitamin C steckt beispielsweise in Zitrusfrüchten, Kiwis, Paprika und Brokkoli. Die Haut liebt Fett! Fett trägt dazu bei, die Feuchtigkeitsbarriere zu erhalten. Das wiederum hält die Haut weich und bewahrt vor dem Austrocknen. Bei trockener, schuppiger Haut, aufgesprungenen Fersen und rissiger Nagelhaut könnten essenzielle Fettsäuren fehlen. Von den entzündungshemmenden Omega-3-Fettsäuren profitiert die Haut ganz besonders, doch davon nehmen viele Menschen zu wenig zu sich. Decken Sie

Ihren Omega-3-Bedarf über fetten Seefisch (z.B. Lachs und Sardinen aus nachhaltiger Fischerei) sowie Chiasamen, Leinsamen und Walnüsse, und verzehren Sie zugleich weniger entzündungsfördernde Omega-6-Fettsäuren, wie sie in vielen verarbeiteten Lebensmitteln vorkommen. Kokosöl eignet sich auch gut zur äußerlichen Behandlung trockener Hautareale.

Woran erkennt man, welche Lebensmittel die Haut irritieren? Ist eine Eliminationsdiät sinnvoll?

Eine Auslassdiät kann sehr hilfreich sein, wenn Sie merken, dass Ihre Haut auf Ihre Ernährung reagiert. Das gilt besonders bei Erkrankungen wie Ekzem und Schuppenflechte. Auslassdiäten sollten jedoch immer mit einer qualifizierten Ernährungsberatung einhergehen, damit langfristig keine wichtigen Nährstoffe fehlen. Als ersten Schritt empfehle ich ein Ernährungstagebuch, das Hinweise auf Verbindungen zwischen einem Aufblühen der Haut und dem Verzehr bestimmter Speisen liefern kann. Dabei sollten Sie auch den Menstruationszyklus berücksichtigen – eventuell

brauchen nämlich auch die Entgiftungswege der Leber mehr Aufmerksamkeit.

Das braucht eine gesunde, erwachsene Haut:

- Natürliche Lebensmittel
- Nahrung für einen gesunden Darm
- Ungestörte Entgiftung durch die Leber – Heilkräuter können hier viel bewirken
- Gute Flüssigkeitsversorgung: Wasser bevorzugen
- Essenzielle Fette
- Vitamin C und Zink
- Ausgewogene Sexualhormone (mehr dazu im Kapitel »Der weibliche Zyklus«, Seite 168): Die Hauptprobleme sind dabei Östrogenüberschuss und Progesteronmangel:
  - Zu viel Östrogen: Die Leber braucht Unterstützung.
  - Zu wenig Progesteron: Nährstoffe für die Follikel können helfen, also Jod, Selen, Vitamin D und Zink.
  - Kein Progesteron: Das Ziel ist ein regelmäßiger Eisprung. Passende Heilkräuter sind Pfingstrose, Süßholz und Mönchspfeffer.

Der Nierenfilter

GESUNDE NIEREN, GESUNDE HAUT

Zu den wichtigsten Aufgaben der Nieren gehört das Ausfiltern von Abbauprodukten des (Protein-)Stoffwechsels. Zu diesen Substanzen zählen Stickstoff, Harnsäure und Harnstoff (Urea) sowie Ammoniak. Darüber hinaus entziehen die Nieren dem Blut viele andere Stoffe, die problematisch werden könnten, wenn sie sich anreichern, beispielsweise überschüssige Hormone, Lebensmittelzusätze, Vitamine, Mineralstoffe, Drogen und Medikamente. Auch der Elektrolythaushalt – unter anderem erforderlich für die gesunde Nervenfunktion – wird über die Nieren gesteuert. Er umfasst Kalzium, Magnesium, Phosphat, Natrium, Kalium und Chlorid. Zusätzlich sind die Nieren an der Blutdruckregulierung beteiligt.

Die Nieren regeln den Wassergehalt im Körper, und wenn das Blut von den Nieren gefiltert ist, leiten sie alles Überflüssige über den Urin aus. Wasser hat nicht nur entscheidenden Anteil an einem angenehm hohen Feuchtigkeitsgehalt der Haut, sondern eine ausreichende Wasserzufuhr fördert auch die gesunde Ausscheidung von Abbauprodukten, und da es zu den Hauptaufgaben des Dickdarms gehört, der verdauten Nahrung Wasser zu entziehen, senkt Wasser zudem die Verstopfungsneigung. Wer zu wenig Wasser trinkt, hat einen eher trockenen, harten Stuhl, der schwer auszuscheiden ist. Je länger der Stuhl im Darm verweilt, desto mehr Giftstoffe können ins Blut übergehen und finden über diesen Weg auch in die Haut.

Wer also eine schöne, gut versorgte Haut haben möchte und rundum gesund sein will, sollte seine Nieren im Blick behalten.

Was dabei zu beachten ist, lesen Sie bitte auf der folgenden Seite.

Jeden Tag ausreichend klares Wasser trinken

Damit Sie tagsüber wirklich genug trinken, sollte immer ein großes Glas Wasser bereitstehen. Hören Sie bei der Menge auf Ihren Körper: Beobachten Sie, wie er auf Wasser reagiert. Wenn Sie beim Trinken merken, dass der Durst erwacht und der Körper geradezu nach Wasser giert, zeigt dies, dass er mehr davon braucht. Zu anderen Zeiten reichen ein paar Schlucke oder ein Glas. Versorgen Sie den Körper den ganzen Tag über mit so viel Wasser, wie für eine gute Urinausscheidung erforderlich ist. Wichtig ist dabei, keine (oder wenig) Limonade und andere Softdrinks zu trinken. Machen Sie sich außerdem ehrlich bewusst, wie viel Alkohol Sie zu sich nehmen. Täglich Alkohol ist zu viel. Bei Hauterkrankungen aller Art ist Wasser besonders wichtig, vor allem natürlich für Kinder und Jugendliche.

Guter Schlaf

Wenn man erschöpft ist, fällt alles schwerer. Zugleich verliert auch die Haut ihren Glanz und neigt verstärkt zu Unreinheiten. Ruhe und Schlaf sind für die Nieren Gold wert. Sieben bis neun Stunden erholsamer Nachtschlaf verschaffen ihnen die Möglichkeit, das Blut gründlich zu reinigen und mit dem Morgenurin Giftstoffe auszuscheiden, die ansonsten über die Haut ausgeleitet werden müssten. Bemühen Sie sich aktiv um einen regelmäßigen Schlaf-Wach-Rhythmus. Das gilt besonders, wenn Sie sich mehr Vitalität wünschen. In stressigen Zeiten – die heute vielfach ein Dauerzustand sind – kommt an den Wochenenden vielleicht ein Mittagsschlaf in Betracht.

Regelmäßige Entspannungsübungen, zum Beispiel Tai Chi, Qigong, Yoga oder restoratives Yoga

Solche Techniken basieren nicht nur auf speziellen Haltungen oder Bewegungen zur Unterstützung der gesunden Nierenfunktion, sondern die dabei praktizierte Zwerchfellatmung lässt die Produktion von Stresshormonen zurückgehen. Und das ist eine Grundvoraussetzung für optimale Gesundheit.

Die Haare

URSACHEN FÜR HAARAUSFALL

Kommt es Ihnen so vor, als würden Ihnen manchmal viele Haare ausfallen, zu anderen Zeiten hingegen nur wenig oder überhaupt keine? Eine gewisse Anzahl Haare zu verlieren ist völlig normal. Frauen in bestimmten Lebensphasen beobachten allerdings zunehmend ganz erheblichen Haarausfall. Teilweise geht das nach einigen Monaten von selbst vorüber und war eine Reaktion auf eine erhebliche Veränderung oder auf Stress. Bei anderen hält der Haarausfall länger an.

Woran lässt sich ablesen, ob man zu viele Haare verliert? Bei erheblichem Haarverlust wird der Scheitel breiter, und Sie finden nahezu täglich Haare auf dem Kopfkissen.

Zu den häufigsten Ursachen für auffälligen Haarausfall bei Frauen gehören:

- Eisenmangel
- Funktionsstörungen oder Erkrankungen der Schilddrüse
- Polyzystisches Ovarsyndrom (PCOS)
- Hormonelle Schwangerschaftsverhütung oder Hormonersatztherapie
- Schwangerschaft
- Wochenbett (und die Folgezeit)
- Autoimmunbedingte Alopezie
- Chronische Krankheiten

Wenn all diese Möglichkeiten ausgeschlossen wurden und dennoch Haare ausfallen, scheint guter Rat teuer. Sind es womöglich die Gene, wenn es scheinbar keinerlei Erklärung gibt? Die genetische Veranlagung kann bei Gesundheitsproblemen natürlich immer eine Rolle spielen. Die Epigenetik jedoch lehrt, dass es die Umwelt ist, die den Ausschlag gibt, und dazu zählt auch die Ernährung. Es hängt von der Lebensweise ab, ob Gene aktiv werden oder nicht.

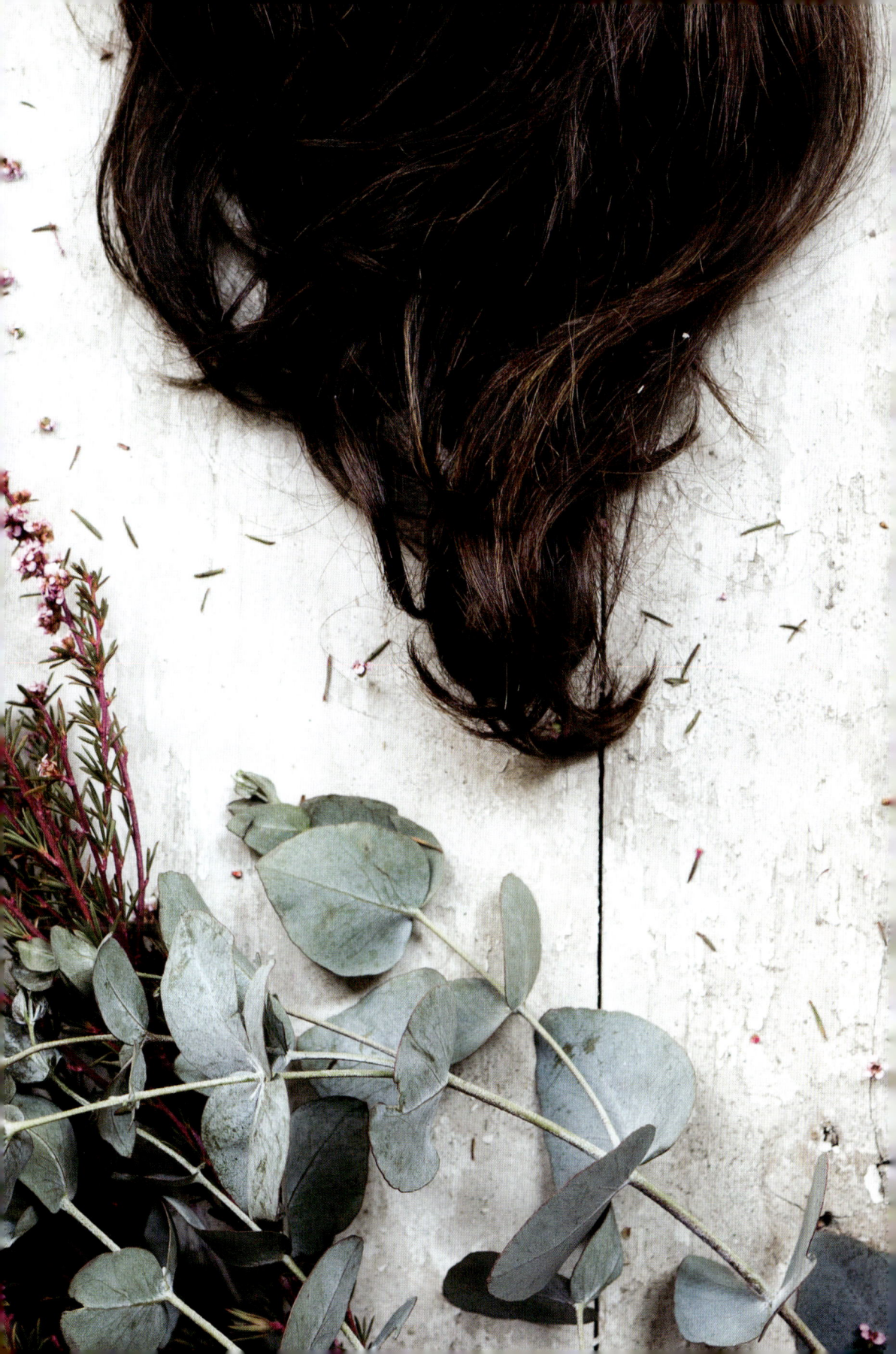

Welche Faktoren der modernen Welt können zu Haarausfall beitragen? Nach 20 Jahren Beratungserfahrung neige ich zu der Ansicht, dass weiblicher Haarausfall normalerweise nicht auf Erkrankungen beruht, sondern auf den Sexualhormonen. Mitunter geht es um hormonelle Empfängnisverhütung durch die Pille, Implantate oder Spritzen. In anderen Fällen weisen Zyklusverschiebungen auf Veränderungen im Gleichgewicht der Sexualhormone hin.

Bei hormoneller Empfängnisverhütung wird normalerweise eine synthetische Progesteronform eingenommen. Diese Progestine können sich im Körper wie Testosteron verhalten. Progestine gelten als androgen (Testosteron ist ebenfalls ein Androgen) und können nachweislich die Haarfollikel (den Haarbalg um die Haarwurzel herum) schrumpfen lassen. Haarverlust, der auf solche synthetischen Hormone zurückgeht, fällt oft erst nach sehr langer Zeit auf.

Ein anderes gemeinsames Merkmal von erheblichem Haarausfall bei Frauen sind meiner Beobachtung nach erhöhte Entzündungsmarker im Blut, die vielfach auf schlechte Ernährungsqualität, Rauchen oder chronischen Stress zurückgehen. Solche Entzündungsmarker lassen sich normalerweise gut durch Ernährungsumstellung, Nahrungsergänzungsmittel und Heilkräuter beeinflussen. Drei bis sechs Monate später stellen sich auch beim Haar Verbesserungen ein.

Wenn der Haarausfall auf eine natürliche Erhöhung der Androgene zurückgeht (nicht über Verhütungsmittel), ist eine Unterstützung von Leber und Nebennieren sowie Stressabbau durch geeignete Methoden erforderlich.

Falls Sie persönlich von starkem Haarausfall betroffen sind, sollten Sie zunächst medizinischen Rat einholen und die oben aufgeführten möglichen Ursachen abklären lassen.

Nach erheblichem Haarausfall können die nachfolgenden allgemeinen Tipps weiterhelfen. Bitte machen Sie sich bewusst, dass Verbesserungen eine gewisse Zeit in Anspruch nehmen. Der gegenwärtige Zustand der Haare spiegelt normalerweise den Gesundheitszustand vor drei bis sechs Monaten.

Was dem Haar guttut

- Ausgewogene Sexualhormone: Östrogen und Progesteron erreichen zum richtigen Zykluszeitpunkt ihren Höhepunkt, Eisprung und Menstruation erfolgen regelmäßig. Andernfalls lesen Sie bitte die Abschnitte über Östrogen und Progesteron im Kapitel »Hormonelle Verschiebungen« (Seite 182). Häufig rufen Leber, Nebennieren, Eierstöcke und Hirnanhangsdrüse um Hilfe.
- Individuell richtige Ernährung: Nehmen Sie die Informationen aus Teil 1 »Essen« als Richtschnur. Haben Sie Probleme mit Milchprodukten oder Gluten? Verzichten Sie auf alles, worauf Sie überempfindlich reagieren, denn wenn man etwas nur unzureichend verdaut, kann die Entzündungsbereitschaft ansteigen.
- Nur echte Nahrung essen (»NeNe«): Meiden Sie frittierte Speisen, raffinierten Zucker, Konservierungsstoffe, künstliche Farbstoffe und Süßungsmittel. Essen Sie natürliche Lebensmittel mit hohem pflanzlichem Anteil. Jede essbare Pflanze liefert eine einzigartige Mischung aus Stoffen, die zur Entgiftung beitragen, das Immunsystem stärken und Entzündungen eindämmen. Echte Nahrung drängt die Entzündungsbereitschaft zurück und enthält alle Nährstoffe für gesundes Haar.
- Zink- und Eisenspiegel messen lassen: Bei Zink- oder Eisenmangel müssen Sie über die Ernährung und vielleicht auch über Supplemente gegensteuern. Beide Mineralstoffe werden für gesunde Haarfollikel benötigt und beide fehlen in der westlichen Welt besonders bei Frauen in den fruchtbaren Jahren. Natürliche Zinkquellen sind Austern (hoher Anteil), rotes Fleisch (mäßiger Anteil) und Samen (geringe Mengen). Eisen steckt vor allem in rotem Fleisch (hohe Bioverfügbarkeit), Eiern (mäßig), grünem Blattgemüse und Datteln.
- Gute Verdauung und gesunde Darmflora: Darmbakterien können die Entzündungsbereitschaft positiv oder negativ beeinflussen. Eine optimale Darmfunktion ist für den gesamten Körper wichtig.
- Verhütungsmethode überdenken: Eventuell empfiehlt sich eine andere Verhütungsmethode ohne androgen wirkendes Progestin oder auch vollständig hormonfrei. Lassen Sie sich gynäkologisch beraten.

Schilddrüsenprobleme

KLEINES ORGAN – GROSSE WIRKUNG

Störungen und Erkrankungen der Schilddrüse sind in der westlichen Welt auf dem Vormarsch. Eine Fehlfunktion der Schilddrüse hat nicht immer Krankheitswert, kann die Gesundheit aber dennoch stark beeinträchtigen. Die Eingrenzung muss äußerst umsichtig erfolgen.

DIAGNOSE

Bitte beachten Sie, dass viele Symptome einer überaktiven Schilddrüse das Gegenteil der Symptome einer Unterfunktion sind. Manche Menschen erleben im Laufe der Zeit allerdings beide Seiten.

Hinweise auf eine mögliche Schilddrüsenüberfunktion:

- »Unerklärlicher« Gewichtsverlust
- Schnelles Überhitzen
- Neigung zu »unerklärlich« lockerem Stuhlgang
- Herzrasen oder Herzklopfen
- Regelmäßig stark angespannt, Angstneigung
- Vorgewölbte Augen
- Chronischer Stress
- Schilddrüsenstörungen oder -erkrankungen in der Familie
- Autoimmunkrankheiten in der Familie
- Diagnostizierte Nebennierenschwäche, eine andere endokrine Erkrankung oder eine früher festgestellte Autoimmunkrankheit

Hinweise auf eine mögliche Schilddrüsenunterfunktion:

- »Unerklärliche« Gewichtszunahme
- Sehr verfroren; deutlich kälteempfindlicher als andere; immer die Erste, die einen Pullover braucht
- Wenn Sie diese Beschreibung lesen, fühlen Sie sich angesprochen, obwohl Ihre Laborwerte unauffällig sind. Die Werte stehen dann vielfach am Ende des Normalbereichs.
- Verstopfungsneigung, trockene Haut, brüchiges Haar
- Symptome einer anhaltenden Östrogendominanz, zum Beispiel prämenstruelle Beschwerden
- Ausgeprägte Müdigkeit (»müde bis in die Knochen«)
- Der Körper kommt Ihnen schwer und lethargisch vor
- Zögerliche Reaktionen auf körperliche und emotionale Reize
- Verlangen nach Salz
- Verlangen nach Kaffee, aber der Kaffee bringt keinen Kick, auch wenn das Gehirn damit etwas besser funktioniert
- Ziehende Schmerzen im Lendenbereich
- Stimmveränderungen: Besonders bei Müdigkeit wird die Stimme rau (das kann auch ein Hinweis auf eine Nebennierenschwäche sein)
- Sie haben den Eindruck, Wasser einzulagern
- Sie neigen zu gedrückter Stimmungslage, sind vergesslich und geraten leicht durcheinander
- Haarausfall
- Schwierigkeiten mit der Empfängnis
- Menstruationsprobleme
- Wiederkehrende Kopfschmerzen
- Die Gallenblase wurde entfernt
- Chronischer Stress
- Schilddrüsenstörungen oder -erkrankungen in der Familie
- Autoimmunkrankheiten in der Familie
- Diagnostizierte Nebennierenschwäche, eine andere endokrine Erkrankung oder eine früher festgestellte Autoimmunkrankheit
- Sie fragen sich, wann Sie endlich am Zug sind – wann werden Sie tun können, was Ihnen wichtig ist, anstatt das, was andere von Ihnen verlangen oder brauchen

Mögliche Laborauffälligkeiten bei Schilddrüsenunterfunktion:

- TSH (schilddrüsenstimulierendes Hormon) erhöht oder im oberen Normalbereich
- T4 (Thyroxin) erniedrigt oder im unteren Normalbereich

Diese Befunde könnten auf Behandlungsbedarf wegen einer Schilddrüsenunterfunktion hindeuten.

Wenn zusätzlich Schilddrüsenautoantikörper nachweisbar sind, könnte eine Hashimoto-Thyreoiditis bestehen.

Mögliche Laborauffälligkeiten bei Schilddrüsenüberfunktion:

- TSH erniedrigt oder im unteren Normalbereich
- T4 erhöht oder im oberen Normalbereich

Diese Befunde könnten auf Behandlungsbedarf wegen einer Schilddrüsenüberfunktion hindeuten.

Falls zusätzliche Schilddrüsenautoantikörper nachweisbar sind, liegt eventuell ein Morbus Basedow vor.

Mögliche Ursachen für eine Schilddrüsenfehlfunktion:

- Jodmangel
- Eisenmangel
- Selenmangel
- Insulinresistenz, die den Körper »taub« für Leptin macht
- Östrogendominanz
- Schlechte Entgiftung über die Leber
- Chronischer Stress

Für den richtigen Behandlungsansatz muss zunächst nach der Ursache gefahndet werden. Nur so kommen Sie aus der Sackgasse heraus. Wenn die Schilddrüse also aufgrund von Jodmangel nicht richtig arbeitet, müssen die Jodreserven aufgefüllt werden. Ist die Ursache hingegen eine dauerhafte Östrogendominanz, so hilft auch noch so viel Jod nichts – erst wenn das hormonelle Gleichgewicht wiederhergestellt ist, verbessert sich auch die Schilddrüsenfunktion.

Mögliche Lösungsansätze je nach Ursache:

- Versuchsweise mindestens vier Wochen getreidefreie Ernährung. Für eine gesunde Schilddrüse muss vielfach zuerst der Darm behandelt werden, besonders wenn im Blut Antikörper vorliegen.
- Versuchsweise vier Wochen milchfreie Ernährung, falls Sie Milchprodukte lieben und sich fragen, wie Sie vier Wochen ohne auskommen sollen. Das Problem ist häufig das, worauf wir ganz wild sind (und was wir nicht nur mögen).
- Prüfen Sie im Rahmen einer Ernährungsberatung, ob Sie ausreichend Jod und Selen aufnehmen, und lassen Sie nicht nur die Schilddrüsenwerte, sondern auch den Eisenstatus im Blut ermitteln.
- Unterstützen Sie die Darmtätigkeit über eine Aktivierung von Leber und Galle (Artischocke ist besonders gut für »Schilddrüsentypen«).
- Beherzigen Sie die Hinweise zur Östrogendominanz im Kapitel »Hormonelle Verschiebungen« (Seite 182).
- Achten Sie auf die Nebennieren. Das ist insbesondere zu Beginn einer Schilddrüsenbehandlung fast immer erforderlich. (Hinweise sind im ganzen Buch eingestreut; regelmäßig eingesetzte Entspannungstechniken gehören dazu.)
- Vier Wochen Kaffeepause für alle Kaffeesüchtigen. Wie geht es Ihnen danach? Trinken Sie in diesem Zeitraum grünen Tee, Kräutertee oder Löwenzahntee.
- Wenn die Symptome bei einer nachgewiesenen Schilddrüsenkrankheit trotz Einnahme der verordneten Medikamente nicht verschwinden, bietet sich nach Rücksprache mit dem Arzt eine Umstellung auf Schilddrüsenextrakt an.

Stress und Nervensystem

REAKTIONEN RICHTIG EINORDNEN

Wir sind auf Überleben getrimmt. Schmerzvermeidung ist uns weitaus wichtiger als das Verlangen nach Genuss. Das ist wohl bei allen Lebewesen so, denn sonst würde die eigene Art aussterben. Ein großer Teil der Informationen wird über das Nervensystem vermittelt. Wenn ein Nervenimpuls Lebensgefahr signalisiert, muss der Körper entsprechend reagieren.

Deshalb bewegen sich heutzutage die meisten Menschen Tag für Tag auf Alarmstufe Rot, und das kann viele Körperteile und Systeme beeinflussen, darunter:

- Die Wahl des Brennstoffs, den der Körper aktuell für sicher und passend hält
- Wie die Kleidung sitzt
- Schlafqualität
- Die Verdauung und ob der Bauch ständig gebläht oder angenehm weich ist
- Blutdruck
- Sehfähigkeit
- Blutzuckerregulierung
- Hungergefühl
- Sättigungsgefühl
- Appetit auf bestimmte Nahrungsmittel
- Regelmäßiger Einbruch der Vitalität
- Stimmungsschwankungen

Ein gewisses Grundverständnis über das Nervensystem lässt uns leichter erkennen, an welchen Stellen Korrekturbedarf besteht. Es geht darum, dem Körper Sicherheit zu vermitteln. Insbesondere bei der Fettverbrennung besteht ein enger Zusammenhang mit dem Stresspegel.

DAS AUTONOME NERVENSYSTEM

Das Nervensystem wird von unserer gesamten Innen- und Außen-
welt beeinflusst – der Nahrung, die wir aufnehmen, der Bewegung,
die wir uns verschaffen (oder auch nicht), den Gedanken, die wir
hegen. Was das Gewicht angeht, so glauben viele, dass sie abnehmen sollten, um gesund zu werden. In meinen Augen ist es genau
andersherum: Um Gewicht abzubauen, müssen wir gesund werden.
An diesem Ansatz arbeite ich mit meinen Klientinnen.

Um das zu verstehen, müssen wir uns mit dem autonomen (auch
vegetativen) Nervensystem auseinandersetzen. Dieses System
steuert zahllose unbewusste Körperreaktionen und unterliegt nicht
der bewussten Kontrolle. Es reguliert, wie schnell wir atmen und wie
schnell das Herz schlägt, die Körpertemperatur, das Immunsystem
und die Hormonsysteme – und das alles, während wir unser normales Leben führen. Ist es nicht fantastisch, dass eine Schnittwunde
einfach abheilt? Ist es nicht erstaunlich, dass wir etwas hinunter-
schlucken und der Verdauungstrakt daraus alle nötigen Nährstoffe
entzieht, damit wir weiterleben können? Der menschliche Körper ist
ein wahres Wunderwerk!

Das autonome Nervensystem hat drei Bestandteile, das sympathische Nervensystem (SNS oder »Sympathikus«), das parasympathische Nervensystem (PNS oder »Parasympathikus«) und das ente-
rische Nervensystem (ENS). Ich beschränke mich an dieser Stelle
auf das Kampf-oder-Flucht-System (SNS) und das Ruhe-und-Repara-
tur-System (PNS).

SNS und PNS arbeiten grundsätzlich antagonistisch. Wenn das
Nervensystem eine Bedrohung wahrnimmt – die heutzutage auf
Koffeinkonsum und/oder Zeitdruck beruhen kann –, schlägt das
Herz schneller, wir atmen schneller, Stresshormone werden freige-
setzt (Adrenalin und Cortisol) und wir leiten Blut aus dem Verdauungstrakt in die Muskeln um, damit wir uns der Bedrohung stellen
oder ihr entrinnen können. Wenn die Organsysteme im Körper nicht
gesund und damit selbst gestresst sind, aber auch wenn wir seelisch unter Stress stehen, steigt die SNS-Belastung ebenfalls.

Der Sympathikus ist von Natur aus katabol, das heißt, er baut aufgrund vermehrter Cortisolausschüttung Muskelgewebe ab. Auch sehr intensiver Sport (HIT, High Intensity Training) ist SNS-betont: Herzschlag, Atmung und Temperatur steigen an und es wird Cortisol ausgeschüttet. Im Übermaß lässt Cortisol unter anderem das Körperfett anwachsen. Ist die Bedrohung vorüber (doch wann ist das in der modernen Welt je der Fall?), so drosselt der Parasympathikus Herz und Atmung wieder und lenkt das Blut zurück in den Verdauungsapparat, damit wir Nahrung zerlegen können. Außerdem repariert er Gewebeschäden, die wir im »Kampf« davongetragen haben könnten, und lässt die Libido wieder ansteigen (solange der Überlebensinstinkt regiert, weil der Körper sich in Lebensgefahr wähnt, kommt Fortpflanzung nicht infrage).

Wenn wir früh genug schlafen gehen, kann das parasympathische Nervensystem seine Aufgaben wunderbar über Nacht erledigen. Schon ab zwei Uhr morgens steigt jedoch das Cortisol wieder an. SNS und PNS sollen sich von Natur aus die Waage halten. Bei ausgeglichenem Verhältnis führt hochintensives Training meist zu Fettabbau, denn der Muskelaufbau findet in der parasympathischen Ruhezeit zwischen den Workouts statt. (Weitere Auswirkungen von HIT würden den Rahmen dieses Buches sprengen.)

Sobald das Nervensystem ausgeglichen ist, verbrennt der Körper bereitwillig sein Fett – das ist gesundheitlich der entscheidende Schritt.

Wenn man trotz regelmäßigen intensiven Körpertrainings kein Fett verliert, liegt wahrscheinlich eine Sympathikusdominanz und damit zugleich eine Parasympathikus-Hemmung vor. In solchen Situationen steht der Körper derart unter Stress, dass zusätzliches hochintensives Training kontraproduktiv ist, weil es dem überlasteten Organismus noch mehr Sympathikus-Impulse vermittelt und die Unausgewogenheit weiter verschärft. Das ist einer der Gründe, weshalb wir uns bei Übergewicht bzw. Gewichtsabnahme einhämmern müssen: »Es geht nicht um die Kalorien.« Wenn ein höherer Kalorienverbrauch bisher keinen Einfluss auf das Körperfett hatte, wird das auch künftig nicht helfen, bis Sie andere Wege beschreiten. Und sobald Sie diese Wege wählen, brauchen Sie langfristig weder intensives Körpertraining noch Diäten, um die neu gewonnene Gesundheit, frische Energie und eine gute Figur zu erhalten.

Angst ist heute unglaublich verbreitet. Oft beruht sie auf Beziehungsproblemen, finanziellen Sorgen, Ernährungsfehlern und deren Folgen, Sorgen um Gesundheit oder Gewicht oder Sorgen darum, ob man jemanden verärgert hat, ob man einfach sein Leben im Griff hat oder ob man womöglich jemanden enttäuscht. Eine Frau kann sympathikusdominiert sein, ohne ihre Ängste jemals zu erwähnen.

Den Sympathikus zu entlasten kann eine Grundvoraussetzung für Gesundheit, Vitalität und Fettabbau sein. Bewegung ist immer wichtig, aber man sollte sie aus einem anderen Blickwinkel betrachten. Meditative Methoden, die die Atmung einbeziehen – wie Tai Chi, Qigong, Yoga und »Ruhe durch Bewegung« (STM, Stillness Through Movement) – sind in solchen Fällen weitaus effektiver. Über die Atmung können sie den Parasympathikus aktivieren und dadurch zur Harmonisierung des autonomen Nervensystems beitragen. Für das Stoffwechseltempo ist auch der Muskelaufbau entscheidend, und lange HIT-Workouts bauen mehr Muskeln ab als auf. Sobald das Nervensystem besser ausgeglichen ist, verbrennt der Körper auch bereitwillig sein Fett.

NERVENSYSTEM UND KÖRPERFETT

Bei der Entscheidung, welchen Energieträger der menschliche Körper gerade verwenden möchte, verlässt er sich auf Informationen von innen und von außen. Die einzigen Energieträger, die er verwerten kann, sind Glukose (Zucker) und Fett. Proteine werden nicht verbrannt, sondern müssen zunächst in Aminosäuren und dann in Zucker zerlegt werden, aus dem der Körper Energie gewinnen kann. Dieser biochemische Pfad wird als Glukoneogenese bezeichnet. Energie braucht der Körper für jegliche Aktion, ob Gehen oder Schlafen, Lachen oder Zwinkern.

Wie bereits erwähnt vermittelt Adrenalin jeder Körperzelle, dass unser Leben akut in Gefahr ist, und bereitet den Weg für Kampf oder Flucht. Manchmal schütten wir aber auch Adrenalin aus, weil ein unangenehmes Telefonat bevorsteht. Oder weil wir gerade die dritte Tasse Kaffee des Tages getrunken haben. Oder Sie wurden als Kind regelmäßig von Ihrem Vater angebrüllt. Heute wissen Sie zwar, dass Ihr Vater nur geschrien hat, weil er nicht anders mit seinem Stress umgehen konnte (nicht etwa, weil er Sie nicht geliebt hätte). Wenn aber heute in Ihrer Nähe ein Mann laut wird, reagieren Sie instinktiv mit Kampf oder Flucht. Im Westen leiden wir heute meist mehr unter psychischem Stress als unter körperlichem, doch diese seelische Belastung kann sehr ausgeprägt sein.

Bei Stress wird immer der Sympathikus aktiviert, der eng mit der Adrenalinausschüttung zusammenhängt. Wenn der Körper glaubt, er müsse einer akuten Gefahr entkommen, kann der Kopf noch so laut funken, dass dies nicht stimmt – der Körper fordert prompt verfügbare Energie für sein Überleben. Er muss hier weg, und zwar schnell! Und welche Energiequelle wählt der Körper, wenn er sich unverzüglich aus der Gefahrenzone retten will? Er hat nur die Wahl zwischen Glukose oder Fett, und in diesem Szenario wird er immer bevorzugt auf Glukose zugreifen. Dem Körper geht es um das reine Überleben. Das ist vordringlich! In diesem Zustand erscheint ihm Fettverbrennung nicht »sicher« genug, weil Fett eine langsam freigesetzte, dauerhafte Energiequelle darstellt, und zum Zeitpunkt der

Gefahr will er etwas anderes. Nur im Zeitraum der Parasympathikus-Dominanz können wir effektiv Fett verbrennen, weil sich der Körper dann sicher fühlt. Solange der Körper eine Bedrohung wahrnimmt, kann das autonome Nervensystem unmöglich auf PNS-Dominanz umschalten. Schon dies kann die Ausgeglichenheit des Nervensystems – einschließlich aller zu Beginn dieses Abschnitts aufgeführten Körpersysteme – gründlich blockieren, auch die Fettverbrennung und damit das Abnehmen.

In Muskeln und Leber liegt gespeicherte Glukose in Form von Glykogen vor. Diese Speicher werden mobilisiert, sobald der Körper die Botschaft erhält, dass er für Kampf oder Flucht Energie benötigt, aber dafür von der letzten Mahlzeit nicht mehr genug Glukose im Blut vorliegt. Die stressbedingte Mobilisierung von Glykogen aus den Muskeln kann mit der Zeit die Muskelfunktion und das Erscheinungsbild beeinträchtigen und Cellulite-Entstehung den Weg bereiten.

Ich bin der Ansicht, dass die ständige Alarmbereitschaft des Körpers zu den massivsten Gesundheitsbeeinträchtigungen der Gegenwart gehört. Es gibt derart viele innere und äußere Faktoren, die diese Reaktion in uns anstoßen, dass wir aktiv gegensteuern müssen, um nicht im Hamsterrad festzuhängen. Wir müssen im Alltag dafür sorgen, dass unser Nervensystem auch zur Ruhe kommen kann. Sonst bleibt der Versuch, Fett als Energiequelle zu nutzen – was grundsätzlich die bessere, stabilere Energieversorgung wäre –, ein Kampf gegen Windmühlen.

IN ALLER KÜRZE

Der Körper muss sich mühelos zwischen Sympathikus und Parasympathikus hin und her bewegen können und darf nicht ständig in der Sympathikus-Dominanz festhängen.

Dämmen Sie daher die Stimulierung des sympathischen Nervensystems ein:

- Prüfen Sie die Wirkung von Koffein. Vielleicht sollten Sie weniger davon zu sich nehmen oder eine Zeit lang ganz darauf verzichten.
- Prüfen Sie, wie sehr Sie unter Leistungs- und Zeitdruck stehen. Ist wirklich alles so dringend? Die Vollbremsung beim Autofahren mag ein Notfall sein. Die Durchsicht des E-Mail-Postfachs ist keine Überlebensfrage.

Aktivieren Sie auch bewusst das parasympathische Nervensystem. Wissenschaftlich betrachtet ist das bisher nur über die Atmung möglich, und zwar durch verlängertes Ausatmen. Deshalb sind atembetonte Körperübungen eine so große Hilfe.

Zu diesen Techniken gehören:

- Yoga
- Restoratives Yoga
- Ruhe durch Bewegung (»STM«)
- Pilates
- Tai Chi
- Qigong
- Meditation

Oder konzentrieren Sie sich im Tagesverlauf einfach zu bestimmten Zeitpunkten auf Ihre Atmung, zum Beispiel immer zur vollen Stunde. Wenn Sie gerade nur in die Brust atmen, gehen Sie zu Bauchatmung über.

Bei diesen Hinweisen braucht Ihr Nervensystem Hilfe:

- Sie sind regelmäßig gestresst und auf Alarmstufe Rot.
- Sie können Kalorien sparen und Sport treiben, so viel Sie wollen, Sie nehmen trotzdem nicht ab. (Ich will nicht etwa zum Kalorienzählen animieren, sondern zu der Erkenntnis, dass Sie unter diesen Umständen Stress abbauen sollten.)
- Sie haben Heißhunger auf Süßigkeiten und Stärke (Kohlenhydrate).
- Sie lieben Kaffee oder Energy Drinks (Hauptsache Koffein), obwohl Sie manchmal Herzrasen davon bekommen.
- Sie sind schreckhaft und zucken leicht zusammen.
- Sie schlafen oft nicht gut.

- Morgens sind Sie weder gut erholt noch voller Energie.
- Wenn Sie nicht vor zehn Uhr schlafen gehen, werden Sie noch einmal richtig wach und kommen nicht vor eins ins Bett.
- Sie sind regelmäßig erschöpft, aber aufgekratzt.
- Sie sehen oft schwarz oder dramatisieren.
- Sie haben schnell Angst.
- Ihre Atmung ist eher flach und schnell.
- Sie ringen mitunter um Luft (ohne dass es dafür andere Gründe gibt).
- Sie können schlecht Nein sagen.
- Sie lachen weniger als früher.
- Sie haben das Gefühl, alles sei dringlich.
- Ihr Tag hat gefühlt nicht genug Stunden.

So können Sie das Nervensystem unterstützen:

Wenn Sie wissen, wie das Nervensystem arbeitet, nehmen Sie leichter wahr, was es gerade braucht. Setzen Sie die folgenden Ansätze bitte um und beobachten Sie, wie Ihr Körper darauf reagiert.

- Üben Sie regelmäßig eine Entspannungstechnik.
- Gewöhnen Sie sich regelmäßige Zwerchfellatmung an.
- Konzentrieren Sie sich nicht darauf, weniger Zucker zu essen, sondern essen Sie mehr nahrhafte Fette aus unverfälschten Lebensmitteln und viel grünes Blattgemüse.
- Schränken Sie Ihren Koffeinkonsum vier Wochen lang drastisch ein oder verzichten Sie komplett (bei prämenstruellen Beschwerden oder schmerzhafter Periode acht Wochen). Wenn Sie dadurch deutlich ruhiger werden, sollten Sie den Kaffee dauerhaft weglassen oder auf grünen Tee umsteigen. Grüntee enthält weniger Koffein, dessen Wirkung zudem von Theanin gepuffert wird.
- Prüfen Sie, ob wirklich alles so dringend ist. Müssen Sie den ganzen Tag unter Hochdruck funktionieren? Oder führen Sie einfach ein aktives Leben voller guter Chancen und sind unglaublich privilegiert, weil alle Grundbedürfnisse gedeckt sind? Natürlich gibt es immer echte Notsituationen. Aber im Alltag sind die meisten Menschen nur selten mit akuter Lebensgefahr konfrontiert. Arbeiten Sie an Ihrer Wahrnehmung.

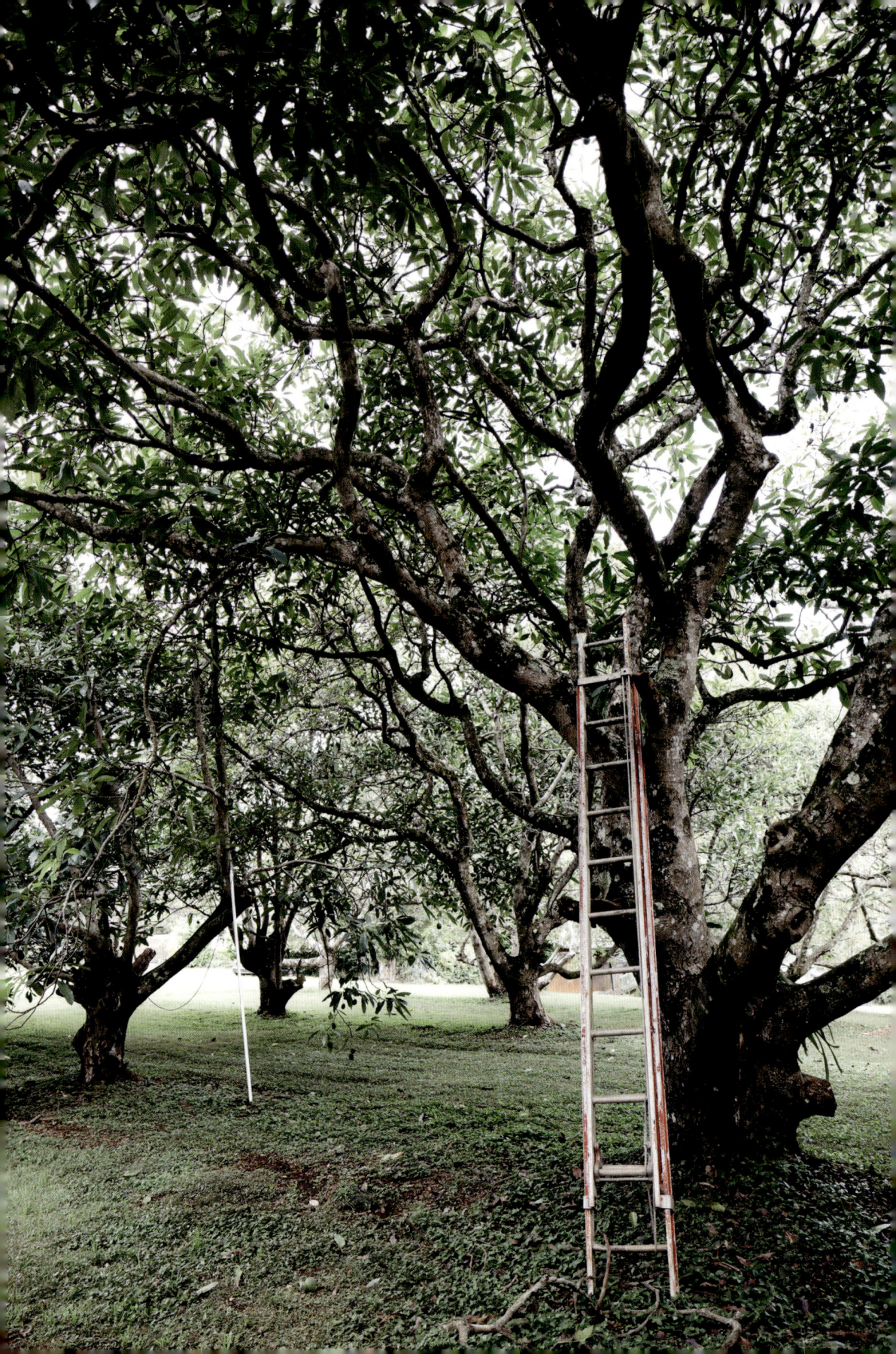

Neuer Blickwinkel

WAS ZÄHLT? GESUNDHEIT STATT GEWICHT

Unzählige Male habe ich gesehen, wie sich ein Körper verändert hat, wenn jemand sich entspannen konnte und sich bei der Nahrungs- auswahl nicht mehr auf die Kalorien konzentrierte. Ich habe mit so vielen Frauen gearbeitet, die sich gemäß den Empfehlungen der Ernährungspyramide fettarm und mit komplexen Kohlenhydraten ernährten, fünf bis sieben intensive Cardio-Workouts pro Woche absolvierten und eigentlich ein Kaloriendefizit hatten, aber dennoch mit ihrem Gewicht kämpften und unerklärliche Gewichtsschwankun- gen hatten.

Diese Frauen stellten sich auf unverfälschte, vollwertige Nahrung mit deutlich höherem Fettanteil um und ihr Sportprogramm bestand aus Krafttraining, Yoga, Stretching, Qigong und Gehen. Sie nahmen täglich 1200 bis 2200 Kalorien mehr auf als zuvor und achteten nur noch darauf, natürliche, vollwertige Lebensmittel mit hohem Nähr- stoffgehalt zu sich zu nehmen. Ich habe miterlebt, wie sie Gewicht abbauten, es dann stabilisierten und die Wirkung des Krafttrainings bereits nach ein bis zwei Sitzungen sichtbar wurde, nicht erst nach monatelanger Plackerei. Sie wiegen sich nicht. Ihre Kleider sitzen immer. Sie haben viel Energie und sind kerngesund. Tag für Tag. Jahr für Jahr.

Es ist eine echte Offenbarung, wenn man sich nicht mehr auf Gewicht und Kalorien, sondern auf Gesundheit und Ernährung kon- zentriert. Denn es sind die Nährstoffe, die uns am Leben erhalten. Je besser wir ernährt sind, desto besser funktionieren alle bioche- mischen Signalwege – davon profitieren Verdauung, Schlaf, Tatkraft und Wohlbefinden.

Also achten Sie bitte auf eine gute Ernährung.

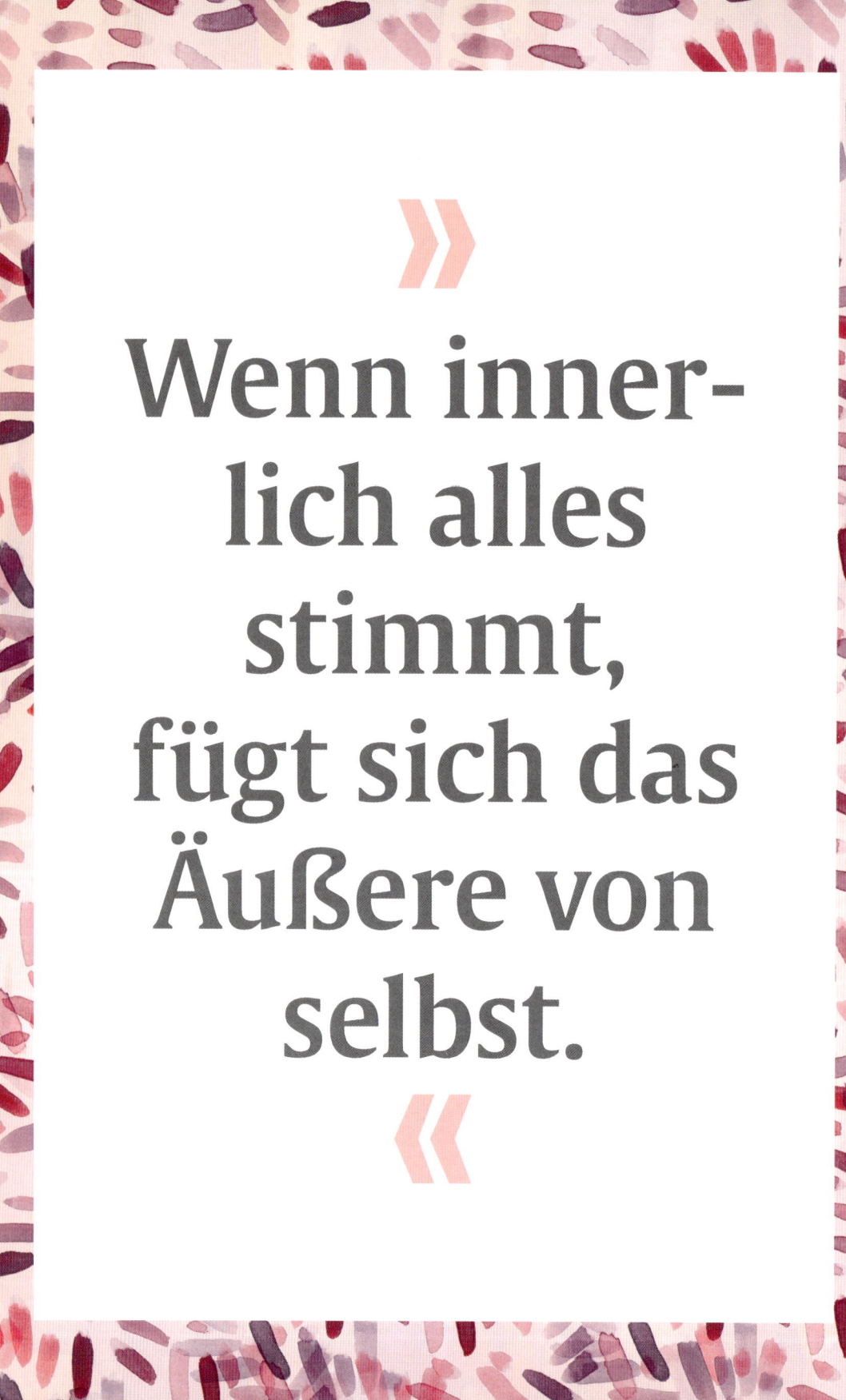

»

Wenn innerlich alles stimmt, fügt sich das Äußere von selbst.

«

Verdauungssystem und Gewicht

SCHLUSS MIT DEM KALORIENZÄHLEN

Wenn Menschen mich zum ersten Mal reden hören und ich leidenschaftlich dafür plädiere, dass endlich Schluss sein muss mit den Diäten, reagieren manche mitunter mit dem Gedankengang: »Wow! Sie sagt, keine Diäten. Hurra. Ich kann essen, was ich will. Alles ist erlaubt!« Das meine ich natürlich nicht, und das begreifen sie dann auch bald.

Mich bedrückt immer wieder, dass viele Menschen glauben, keine Diät zu halten, hieße, sich den Bauch vollzuschlagen oder minderwertiges Zeug zu essen. Daraus schließe ich, dass diese Menschen es gewohnt sind, sich Dinge zu verbieten, sich Vorwürfe zu machen oder sich zu bestrafen. Und genau diese Einstellung möchte ich bekämpfen. Wie wir essen, zeigt, wie wir leben, und wer sich regelmäßig Dinge verwehrt, tut dies auch beim Essen.

Für mich stellt sich als eigentliche Frage: Möchten Sie anders leben? Leicht und unbeschwert. Ohne sich selbst zu bestrafen oder zu beschimpfen. Nicht nur in Bezug auf Nahrung, sondern auch in Bezug auf andere Menschen, auf Ihre Arbeit, auf Geld und natürlich auf Sie selbst. Wenn ja, haben Sie die Wahl, was Sie tun, wie Sie essen, worauf Sie achten, welche Prioritäten Sie setzen, wie Sie sich selbst wahrnehmen und wie Sie leben.

DREIGLEISIG ZU MEHR GESUNDHEIT

Eine entsprechende Lebensumstellung erfordert eine Neueinschätzung dessen, was Sie essen und wie Sie essen. Das Körpergewicht ist letztlich weniger wichtig als die ehrliche Konzentration auf die eigene Gesundheit. Das bedeutet einen dreigleisigen Ansatz, der Emotionen, Ernährung und Biochemie einbezieht.

1 Emotionen

Wer keinen Hunger hat, will eigentlich keine Nahrung. Nahrung jedweder Art erfüllt das Bedürfnis nicht und reicht daher nicht aus. In Wahrheit geht es um die Assoziationen, die mit Essen verbunden sind, die Geschichten, die für Sie dazugehören. Es geht um Erinnerungen. Wenn Sie etwas Bestimmtes essen, wünschen Sie sich ein Gefühl (es ist immer ein Gefühl!): Gemeinschaft, Zugehörigkeit, nicht mehr einsam zu sein, sich nicht mehr zu langweilen, Wertschätzung, das Gute im Leben verdient zu haben, etwas Besonderes zu sein. Wenn Sie also nicht wirklich Hunger haben, streichen Sie den Überbringer, das Essen. Gehen Sie auf Schatzsuche und fangen Sie bei sich selbst an.

2 Ernährung

Natürlich können Menschen zu viel essen. In unserer Welt voller Fertigprodukte ist das ganz einfach. Menschen können auch zu wenig essen. Das eigentliche Problem jedoch ist, dass wir Essen falsch einstufen: Wir haben gelernt, dass man Körperumfang und Gewicht nur durch das Konzept »Kalorienaufnahme und Kalorienverbrauch« beeinflussen kann, das auf einer Gleichung aus dem Jahr 1918 beruht. Dieses Konzept ignoriert nicht nur die emotionalen Faktoren, die dem Essverhalten zugrunde liegen (und heutzutage angesichts des epidemischen Gefühls, »nicht auszureichen«, noch entscheidender sind), sondern auch die massiv veränderte Lebensmittelversorgung. Seit 1918 bewegen wir uns unablässig von unverfälschter Nahrung weg und sind daher zunehmend durch Umweltgifte belastet (»Toxizitätsfaktor«). Zugleich nehmen wir vermehrt östrogenartige Substanzen auf, die die Fettspeicherung ankurbeln und das Hormonsystem irritieren.

3 Biochemie

Die Veränderungen von Herkunft und Menge der Nahrung verliefen parallel zum Aufkommen der Kaffeekultur, die eine vermehrte Adrenalinausschüttung und damit die Kampf-oder-Flucht-Reaktion fördern kann. Dazu kommt der ständig steigende Zeitdruck, dem wir uns ausgesetzt sehen (was Stressstudien aus der ganzen Welt belegen). Diese Kombination führt zu einer breiten Palette an Faktoren, die beeinflussen, was der Stoffwechsel mit den aufgenommenen Kalorien anstellt. Deshalb greift der Körper lieber auf schnelle Energie aus Zucker zurück als auf langsamer verbrennendes Fett. Zumal er das Fett nicht anknabbern will, weil wir es in derart unsicheren Zeiten bestimmt noch brauchen. Wenn dies zur Dauereinstellung wird, stellt sich der Stoffwechsel um.

Bitte umdenken!

Solange Ernährungsempfehlungen auf dem Konzept beruhen, dass man nur dann das erwünschte Ergebnis (einen schlanken Körper) erzielen kann, wenn man mehr Kalorien verbrennt, als man aufnimmt, treibt man Menschen in lebenslange Zwänge und übersieht den Weg zur Freiheit. Denken Sie nicht unablässig an Essen und Kalorien. Verlangen Sie sich nicht noch mehr Sport ab. Und hören Sie auf mit den Selbstvorwürfen. Dann werden Sie finden, was Sie suchen und was Essen niemals vermitteln kann: Liebe.

Das Beste für Körper, Geist und Seele:

- Unverfälschte, natürliche Nahrung
- Muskelmasse aufbauen
- Mehr Beweglichkeit
- Zwerchfellatmung
- Bevorzugt Wasser trinken
- Acht Stunden Nachtschlaf

So einfach ist das. Am liebsten würde ich zu jedem Punkt »So oft wie möglich« dazuschreiben, damit es sich realistischer anhört. Doch wenn ich das tue, können Sie womöglich gar nicht wertschätzen, welche intensive Wirkung dieses Bekenntnis zu mehr Gesundheit und Selbstfürsorge haben kann. Außerdem würde ich solche Punkte am liebsten noch unter ein Motto stellen, das dazu ermuntert, sich bewusst zu machen, wie wertvoll das Leben ist und wie wertvoll Sie selbst sind. Denn wenn man dies tut, behandelt man sich auch entsprechend gut. Dann lassen sich diese Punkte mühelos umsetzen – sie sind für eine gelungene Selbstfürsorge unverzichtbar.

Die oben genannten Punkte sind keine Regeln. Sie müssen sich nicht rund um die Uhr und das ganze Jahr daran halten. Niemand muss perfekt sein. Wir beeinflussen Körper und Gesundheit mit dem, was wir regelmäßig tun. Es geht um die Grundeinstellung, zu der man nach dem Essen mit Freunden oder nach den Feiertagen zurückkehrt. So können wir unseren Körper in der schnelllebigen Zeit von heute unterstützen. So können wir unser Leben voll auskosten und das Beste daraus machen. Und nebenbei ernten wir Kraft, Vitalität, Anmut, Freiheit und Liebe.

»

Möchten Sie anders leben? Leicht und unbeschwert, ohne sich selbst zu bestrafen oder zu beschimpfen. Wenn ja, haben Sie die Wahl.

«

Körperfett

WO STECKEN IHRE RESERVEN (UND WARUM)?

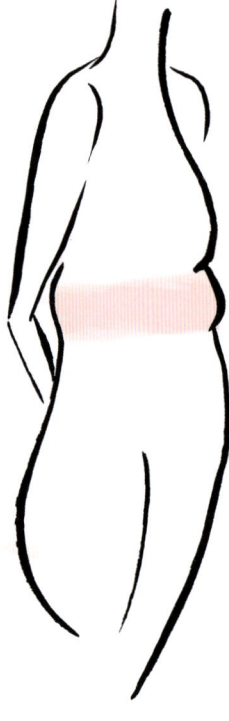

LEBER

FETTVERTEILUNGSMUSTER:

Speckfalte unterhalb des BHs (»Leberrolle«), Cellulite.

Notwendig:

- Die Leber entlasten durch Vermeiden von
    - Alkohol
    - Transfetten
    - Raffiniertem Zucker und Süßungs-mitteln
    - Synthetischen Substanzen wie Pestizi-den und überflüssigen medizinischen Stoffen, die zum Beispiel in Hautpfle-geprodukten vorkommen
- Mehr bittere Lebensmittel essen, zum Beispiel grünes Blattgemüse, besonders Kohl. Her mit den Brokkolisprossen!
- Warmes Wasser mit Zitronensaft am Morgen.
- Keine Fertigprodukte. Allein dadurch geht die Aufnahme von Zucker, entzündungsfördernden Fetten und synthetischen Stoffen (Konservierungsmitteln) automatisch zurück.
- Verdauungsprobleme beheben (Durchfall, Verstopfung, Blähun-gen, Reizdarmsymptomatik).
- Ergänzend bittere Kräuter einnehmen, die Leber- und Gallen-tätigkeit und damit die Entgiftung unterstützen, darunter:
    - Artischocke   – Mariendistel   – Kurkuma

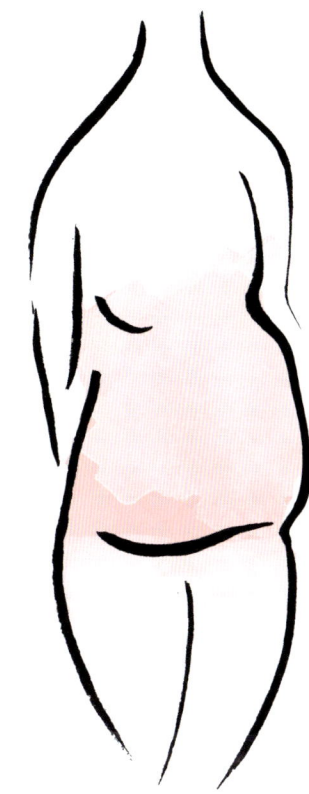

NEBENNIEREN

FETTVERTEILUNGSMUSTER:

Der Rumpf wird dicker, um lebenswichtige Organe zu schützen, weil der Körper glaubt, es gäbe zu wenig Nahrung. Fetteinlagerung an Bauch und Hüfte.

Notwendig:

- Weniger Koffein.
- Prüfen Sie Ihre Wahrnehmung, was wirklich dringend ist. Der Alltag sollte nicht von Druck geprägt sein.
- Führen Sie sich vor Augen, wie gut es Ihnen geht. All Ihre Grundbedürfnisse sind gedeckt – viel zu viele Menschen auf der Welt sind weniger privilegiert.
- Achten Sie bewusst auf mehr Zwerchfellatmung, um das parasympathische Nervensystem zu aktiveren. Lange, tiefe Atemzüge lassen Stresshormone am schnellsten absinken.
- Denken Sie an das Gebet um Gelassenheit: »Schenke mir die Gelassenheit, die Dinge zu akzeptieren, die ich nicht ändern kann, den Mut, die Dinge zu ändern, die ich ändern kann, und die Weisheit, zwischen beidem zu unterscheiden.«
- Ernähren Sie sich bewusst nebennierenfreundlich und beziehen Sie je nach Stressniveau beruhigende Nährstoffe und Kräuter ein.

Passende Nährstoffe und Kräuter umfassen:

- Magnesium
- Vitamin C
- B-Vitamine
- Ashwagandha
- Scutellaria lateriflora
- Rhodiola
- Sibirischer Ginseng
- Süßholz
- Rehmannia

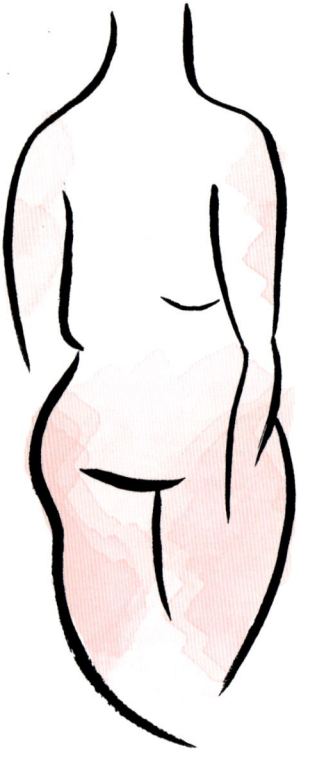

INSULIN

FETTVERTEILUNGSMUSTER:

Beginnt am Bauch und überzieht dann den ganzen Körper, wenn man Blutzucker- und Insulinspiegel nicht in den Griff bekommt.

Notwendig:

- Kohlenhydratarme Ernährung (wenig Zucker und Stärke). Achtung: Alkoholische Getränke sind oft sehr zuckerreich.
- Keine stark verarbeiteten Lebensmittel.
- Nur kleine Portionen Stärke aus vollwertigen Quellen wie Süßkartoffel, Kürbis oder Vollkornreis.
- Viel wasserreiches Gemüse essen.
- Jeden Tag bewegen – Gehen, Krafttraining, Yoga, Entspannungstechniken.
- Stressmanagement und Unterstützung der Nebennieren, denn bei ständiger Sympathikus-Dominanz verbrennt der Körper Glukose als Treibstoff (anstelle von Körperfett) und braucht dafür mehr Insulin; das jedoch wollen wir senken.
- Neben den erwähnten Lebensstilveränderungen können auch pflanzliche Mittel helfen, darunter:
  - Bergamotte
  - Zitrusschalenextrakt
  - Rehmannia

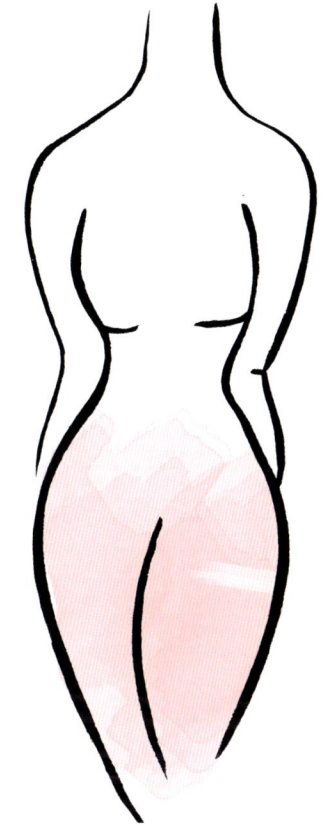

ÖSTROGENDOMINANZ

Die Ursache ist häufig eine gestaute Leber, die das Östrogen lediglich recycelt.

FETTVERTEILUNGSMUSTER:

Gesäß, Hüfte, Oberschenkel; betonte Birnenform; größtenteils Fett.

Notwendig:

- Unbedingt die Leber entlasten.
- Häufig sind Stressmanagement und eine Unterstützung der Nebennieren erforderlich, denn ständige, übermäßige Stresshormonausschüttung bremst die Progesteronproduktion und verstärkt so die Östrogendominanz.
- Hilfreiche Nährstoffe und Heilkräuter (neben allem, was in den Abschnitten zu Leber und Nebennieren aufgeführt ist) sind:
  - Brokkolisprossen
  - Jod
  - Selen
  - Vitamin D
  - Pflanzen der Gattung Bupleurum
  - Pflanzen der Gattung Schisandra

Ich nehme einfach nicht ab

WARUM MAN MANCHMAL TROTZ GUTER ERNÄHRUNG NICHT WEITERKOMMT

Ob der Körper Fett verbrennt oder speichert, wird von neun Faktoren beeinflusst.

Diese Faktoren sind: Kalorien, Stresshormone, Geschlechtshormone, Leberfunktion, Darmbakterien, Schilddrüsenfunktion, Insulin, Nervensystem und Emotionen. Dennoch kommt es natürlich darauf an, was man isst. Und wenn ich höre, »Ich esse gar nicht so schlecht«, stelle ich oft fest, dass der Tag so verläuft wie in der Übersicht auf der folgenden Seite.

Das sind am Beispieltag rund 60 Teelöffel Zucker (wegen des vernünftigen Abendessens – mit Spaghetti Bolognese zum Abendessen wären es 80 Teelöffel gewesen). Nicht einberechnet sind Limonaden, die pro Glas weitere fünf bis sechs Teelöffel Zucker beisteuern. Das Abendessen zeigt, wie wenig Zucker in echter Nahrung steckt, obwohl Kartoffeln dabei sind. Ich werde oft gefragt, ob man Kartoffeln essen darf. Streichen Sie lieber alle Fertigprodukte! Natürlich enthalten auch viele naturbelassene Lebensmittel Zucker, vor allem die Früchte. Was sich jedoch in jüngerer Zeit geändert hat, ist der massiv übertriebene Konsum an konzentriertem, raffiniertem Zucker, der so vielen industriellen Erzeugnissen zugesetzt wird. Er ist das Hauptproblem.

Erkennen Sie versteckten Zucker auf Anhieb?

Wo könnten Sie etwas verbessern und den Zuckergehalt senken?

Welche Produkte, die Sie häufig essen, lassen sich durch unverfälschte Lebensmittel ersetzen?

TEELÖFFEL ZUCKER	GESAMTMENGE PRO TAG
FRÜHSTÜCK **SAFT** 250 ml, 25 g Zucker (5 TL) **CEREALIEN** 100 g, 35 g Zucker (7 TL) + 250 ml Milch (3 TL) **JOGHURT** 200 g, 25 g Zucker (5 TL) **KAFFEE MIT MILCH** 250 ml, 15 g Zucker (3 TL)	23 Teelöffel
SNACK **KAFFEE MIT MILCH** 250 ml, 15 g Zucker (3 TL) **APFEL** 20 g Zucker (4 TL)	7 Teelöffel
MITTAGESSEN **SANDWICH MIT HUHN, SALAT UND MAYONNAISE** 25 g Zucker (5 TL) **ORANGE** 20 g Zucker (4 TL)	9 Teelöffel
SNACK **KLEINER SCHOKORIEGEL** 30 g Zucker (6 TL)	6 Teelöffel
GETRÄNK **ZWEI GLÄSER WEISSWEIN** Je 200 ml, 42 g Zucker (8 TL)	8 Teelöffel
ABENDESSEN **FLEISCH MIT FÜNF SORTEN GEMÜSE** Kartoffel, Brokkoli, Kohl, Blumenkohl, Bohnen 2,5 g Zucker (½ TL)	½ Teelöffel
DESSERT **DREI KUGELN EIS** 33 g Zucker (6 ½ TL)	6 ½ Teelöffel

GESAMT-ZUCKERMENGE: 302,5 GRAMM, 60 TEELÖFFEL.

Blähungen

WARUM RUMORT ES IM BAUCH?

»Wieso habe ich so einen Blähbauch, wenn ich doch gar nicht so schlecht esse?« Kennen Sie diese Frage? Blähungen können eine echte Qual sein, wenn man nicht weiß, woher sie kommen, vor allem aber, was man dagegen tun kann. Es gibt unzählige Ursachen dafür. Manchmal gehen Blähungen mit Veränderungen beim Stuhlgang einher, manchmal mit Schmerzen. Beides kann auch ausbleiben. Sehen wir uns die möglichen Ursachen einmal näher an.

REIZDARMSYNDROM

Studien zufolge leidet in der westlichen Welt jede fünfte Frau unter dem Reizdarmsyndrom. Wie beim prämenstruellen Syndrom sage ich gern: Das ist zwar verbreitet, aber nicht normal. Es sollte nicht so sein. Wir sollten vom Essen keine Blähungen bekommen. Zu den typischen Symptomen des Reizdarmsyndroms gehören Völlegefühl, Blähungen, Durchfall, Verstopfung (oder der Wechsel zwischen Durchfall und Verstopfung) und Schleim im Stuhl. Das Reizdarmsyndrom geht jedoch nicht zwangsläufig mit Blähungen einher.

Egal, wie schlank eine Frau ist, wenn sie an sich hinunterblickt und einen Blähbauch sieht, schrillen die Alarmglocken. Zumindest unbewusst macht sie sich Sorgen um ihre Figur. Dabei spielt es keine Rolle, ob sie sich den ganzen Tag gut ernährt und Sport getrieben hat oder ob sie im Sitzen vor sich hin gefuttert hat. Sie erinnert sich an den angenehm weichen Bauch beim morgendlichen Aufwachen, der jetzt aussieht, als hätte sie einen Fußball verschluckt. Und das geht nicht spurlos an ihr vorüber. An diesem Punkt setzt die Logik aus. Rein logisch betrachtet ist es nicht möglich, innerhalb eines Tages Fett in Fußballgröße einzulagern. Sie hat also lediglich Blähungen und kann beruhigt davon ausgehen, dass am nächsten Morgen alles wieder gut ist. Das Beste wäre daher, den Grund für die Blähungen zu finden. Allerdings löst sich das logi-

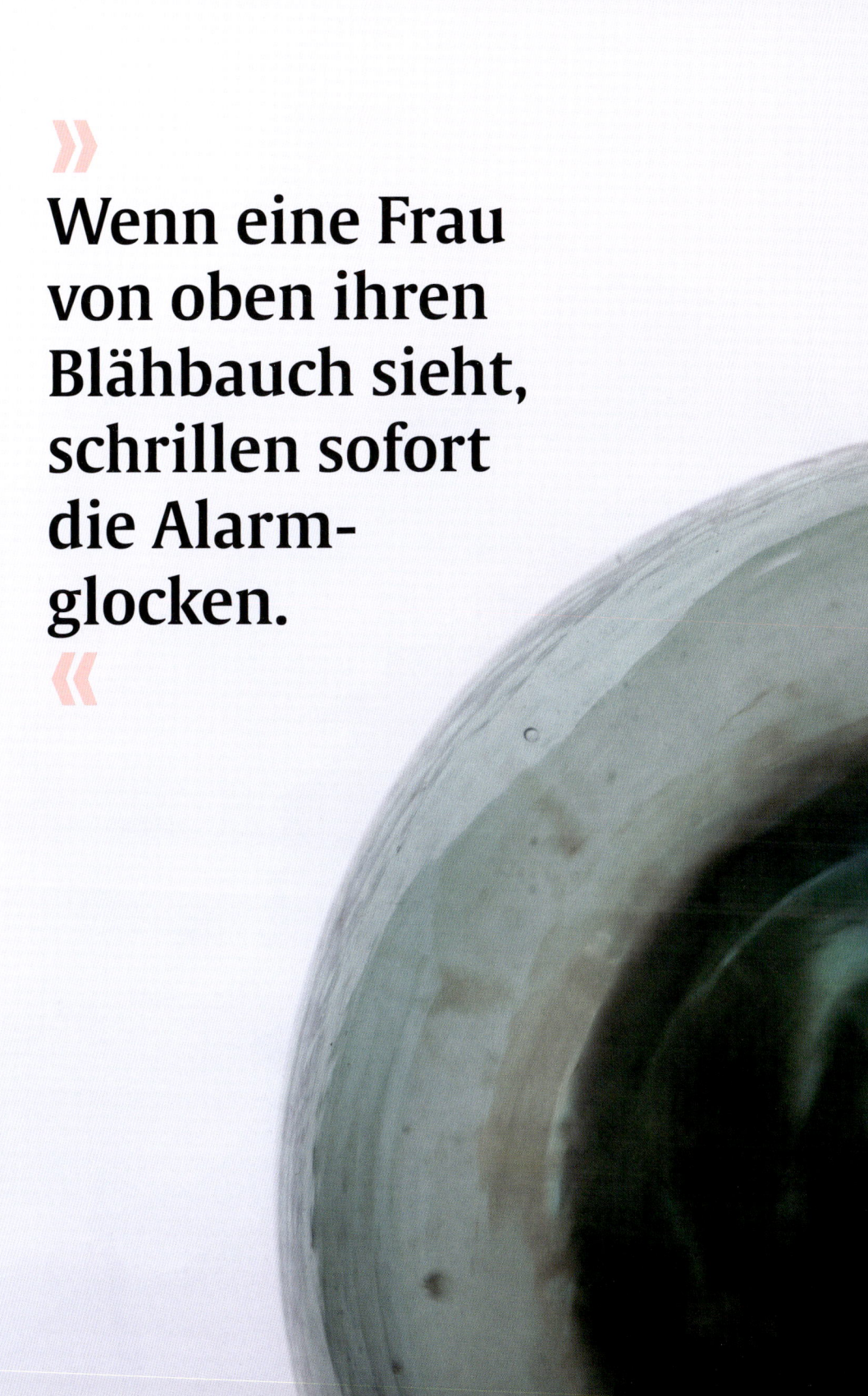

» **Wenn eine Frau von oben ihren Blähbauch sieht, schrillen sofort die Alarmglocken.** «

sche Denkvermögen angesichts eines kugelrunden Bauchs leicht in Nichts auf.

Insbesondere die weibliche Psyche reagiert auf diesen Anblick prompt mit sehr schlechter Laune, Überreaktionen auf alles und jeden, Tränen über Nichtigkeiten, Rückzug oder massivem Frust-essen nach dem Motto: »Jetzt ist es auch egal!«

Manchmal erkennt man, worauf dieser Stimmungsumschwung beruht, oft jedoch nicht. Besonders unangenehm ist die Lage für alle, die sich gerade bewusst um gutes Essen und mehr Bewegung bemühen. Und eine Frau, die an einem solchen Tag genau weiß, dass einige Entscheidungen falsch waren, ist nicht nur peinlich berührt, sondern geißelt sich selbst mit Gedanken wie: »Tja, was hast du erwartet? Du hast Kuchen gegessen. Du bist ein hoffnungs-loser Fall. Du hast keine Selbstdisziplin, du wirst dich nie ändern.« Das sind wenig erbauliche Gedanken, die keine neue Erkenntnis auslösen, die eine Verhaltensänderung oder ein Umdenken nach sich ziehen könnte.

Solche Reaktionen werfen diverse Fragen zu Überzeugungen und Verhaltensweisen auf, die in dem Buch »Stoffwechsel-Geheimnis« (Trias) genauer beleuchtet werden. Auf körperlicher Ebene jedoch, die an dieser Stelle im Vordergrund steht, kommt es darauf an, die Ursachen für die Blähungen zu erkennen.

- Besteht ein Zusammenhang mit dem Menstruationszyklus?
- Passiert so etwas nur nach dem Mittagessen? Wenn ja: Was essen Sie mittags?
- Kommen die Blähungen erst nach dem Nachmittagssnack? Was essen Sie um diese Zeit?
- Ist es bei Stress schlimmer? Ist es erst nach einer größeren Veränderung (ob freiwillig oder unfreiwillig) losgegangen? Treten die Blähungen erst seit einer Trennung auf (mit einem gewissen Abstand)? Oder nach einem Zeitraum, in dem die Ernährung sehr unregelmäßig war?
- Ging es nach einer Lebensmittelvergiftung los oder nach Feier-tagen mit deutlichen Verdauungsbeschwerden?

Blähungen im Zusammenhang mit dem Zyklus

Wenn Sie nur in den Tagen vor der Periode Blähungen haben, steckt vermutlich eine Östrogendominanz dahinter: zu viel Östrogen (wegen Leberüberlastung) oder zu wenig Progesteron.

Lesen Sie die Abschnitte über die Sexualhormone und ergreifen Sie die nötigen Maßnahmen.

Blähungen nach dem Essen

Bei Problemen mit dem Verdauungssystem verträgt man manche Dinge, zum Beispiel Obst, erfahrungsgemäß besser auf leeren Magen. Wer zu Blähungen neigt, sollte Obst am besten gleich morgens essen, nicht mittags oder nachmittags. Das gilt auch für Trockenfrüchte. Manchmal gilt diese Regel auch für Stärkequellen wie Brot. Andere Menschen reagieren auf Brot immer mit Blähungen. Wenn das auf Sie zutrifft, sollten Sie versuchsweise vier Wochen keinerlei glutenhaltiges Getreide zu sich nehmen. Ändert sich etwas? Wieder andere vertragen Brot oder Toast problemlos zum Frühstück, mittags jedoch überhaupt nicht. Brot ist letztlich ein stark verarbeitetes Lebensmittel mit sehr wenig Nährwert.

Auch alle Lebensmittel, die Kasein enthalten (Milchprodukte von Kuh, Ziege oder Schaf, wobei letztere Quellen besser toleriert werden als Kuhmilch), können erheblich zu Blähungen beitragen. Streichen Sie versuchsweise für vier Wochen alle Kaseinquellen und beobachten Sie Ihre Reaktion. Bitte denken Sie jedoch daran, eine Ernährungsberatung in Anspruch zu nehmen, wenn Sie eine Lebensmittelgruppe länger als vier Wochen weglassen möchten, damit Ihnen auf die Dauer nicht wichtige Nährstoffe fehlen.

Die nächste Option dürfte Ihnen noch weniger gefallen. Kaffee kann mitunter starke Blähungen erzeugen. Bei Milchkaffee kann dies an der Kuhmilch oder Sojamilch liegen, doch manche Leute vertragen nicht einmal schwarzen Kaffee. Biochemisch betrachtet regt Kaffee Leber und Gallenblase an und löst zudem eine Adrenalinausschüttung in den Nebennieren aus, die wiederum ein weiteres Hormon beeinflusst, nämlich Aldosteron, das festlegt, wie viel Flüssigkeit der Körper speichert. Steigen Sie auf Kräutertee oder grünen Tee um und beobachten Sie, ob eine vierwöchige Kaffeepause Erleichterung bringt. Grüner Tee enthält zwar ebenfalls Koffein (etwa ein Drittel der Menge von Kaffee), doch die Wirkung wird von der ebenfalls vorhandenen Substanz Theanin abgepuffert. Zusätzlich liefert Grüntee sehr viele Antioxidantien und scheint stark zum Schutz vor Krebs beizutragen.

Wichtig ist, dass Sie sich selbst genau beobachten. Der Körper hat keine Stimme, sondern kann nur über Symptome mitteilen, ob es ihm gut geht über nicht. Etwas, das Blähungen erzeugt, ist in diesem Augenblick unwillkommen. Nur darum geht es. Sie sollten diese Erkenntnis jedoch nicht pauschalisieren. Wenn Sie von etwas heute Blähungen bekommen, heißt das nicht, dass Sie diese Speisen oder Getränke nie wieder zu sich nehmen dürfen. Nur jetzt, in diesem Moment, bekommen sie Ihnen nicht. Nehmen Sie also von dem, was Sie im Verdacht haben, vier Wochen Abstand. Keine Tränen, keine Wutanfälle, einfach vier Wochen Verzicht. Es wird Ihnen deutlich besser gehen, sobald Ihr Körper genau das bekommt, was er braucht und was ihn wirklich nährt. Blähungen sind eine Chance! Überlegen Sie, was Ihr Bauch Ihnen mitteilen will, so absurd das auch klingt, und vertrauen Sie auf Ihr Bauchgefühl.

Blähungen seit einer stressigen Phase

Wenn sich der Bauch seit einer größeren Herausforderung anders verhält als früher, ist es gut möglich, dass die Blähungen anfangs auf eine zu geringe Magensäureproduktion zurückgingen. Wenn dieser Zustand wegen leichter (oder starker) Angst länger anhält, können die Veränderungen, die anfangs durch zu wenig Magensäure entstanden sind, die Zusammensetzung der Darmbakterien und damit den pH-Wert im Dickdarm ändern. Der erste Schritt ist hier die Stimulierung der Magensäureausschüttung, indem man vor dem Essen Zitronensaft oder Apfelessig in warmem Wasser trinkt, und sich zum Essen in aller Ruhe hinsetzt, egal wie stressig es auch hergehen mag. Meditative Bewegungsformen sind unverzichtbar, damit der Darm heilen und das Verdauungssystem wieder in Ruhe seiner Arbeit nachgehen kann.

Eventuell benötigen auch die Nebennieren Hilfe bei der Stressbewältigung. Äußerst wohltuend ist die Kombination von meditativer Bewegung (zur Beruhigung von Nebennieren und Nervensystem) und Kräutern wie Süßholz. Wenn die Blähungen erst nach einer schmerzhaften Trennung eingesetzt haben, überlegen Sie, was die Beschwerden Ihnen sagen wollen. Die Vorstellung, mit dem eigenen Bauch zu sprechen, erscheint vielleicht etwas abwegig, aber Ihr Körper kennt die Wahrheit, und seine Botschaft könnte Sie überraschen.

Blähungen seit einer Lebensmittelvergiftung oder seit Magenbeschwerden auf einer Reise

Dieses Beschwerdebild sehe ich trotz negativer Stuhlproben häufiger. Jemand, der früher einen sehr robusten Magen hatte, hat plötzlich das Gefühl, einfach gar nichts mehr zu vertragen. Selbst wenn Sie die Magen-Darm-Entzündung, mit der alles begonnen hat, längst vergessen hatten, empfehle ich folgende Herangehensweise:

- Besprechen Sie mit Ihrem Arzt, ob ein Test auf Helicobacter pylori sinnvoll erscheint.
- Nehmen Sie auch bei negativer Stuhlprobe ein pflanzliches Mittel gegen Darmparasiten ein. Lassen Sie sich dazu medizinisch beraten. Von einem Naturheilmittel braucht man normalerweise zwei Monate lang drei Mal am Tag eine relativ hohe Dosis. Wenn den anhaltenden Verdauungsbeschwerden tatsächlich eine Parasiteninfektion zugrunde liegt, werden anfangs nur die lebenden Parasiten abgetötet. Allerdings haben sie wahrscheinlich längst ihre Eier gelegt, und um die Larven jeweils gleich beim Schlüpfen loszuwerden, brauchen Sie jederzeit entsprechende Kräuter im Darm.
- In dieser Situation können die oben geschilderten Ernährungsumstellungen sehr nützlich sein, bis der Darm geheilt ist. Trendbezeichnungen wie »Steinzeitdiät« oder »Paleo-Ernährung« stehen für milch- und getreidefreie Kostformen, die tatsächlich helfen können. (Wie die Menschen in der Steinzeit tatsächlich aßen, lässt sich heute nicht mehr feststellen; aktuell bedeuten

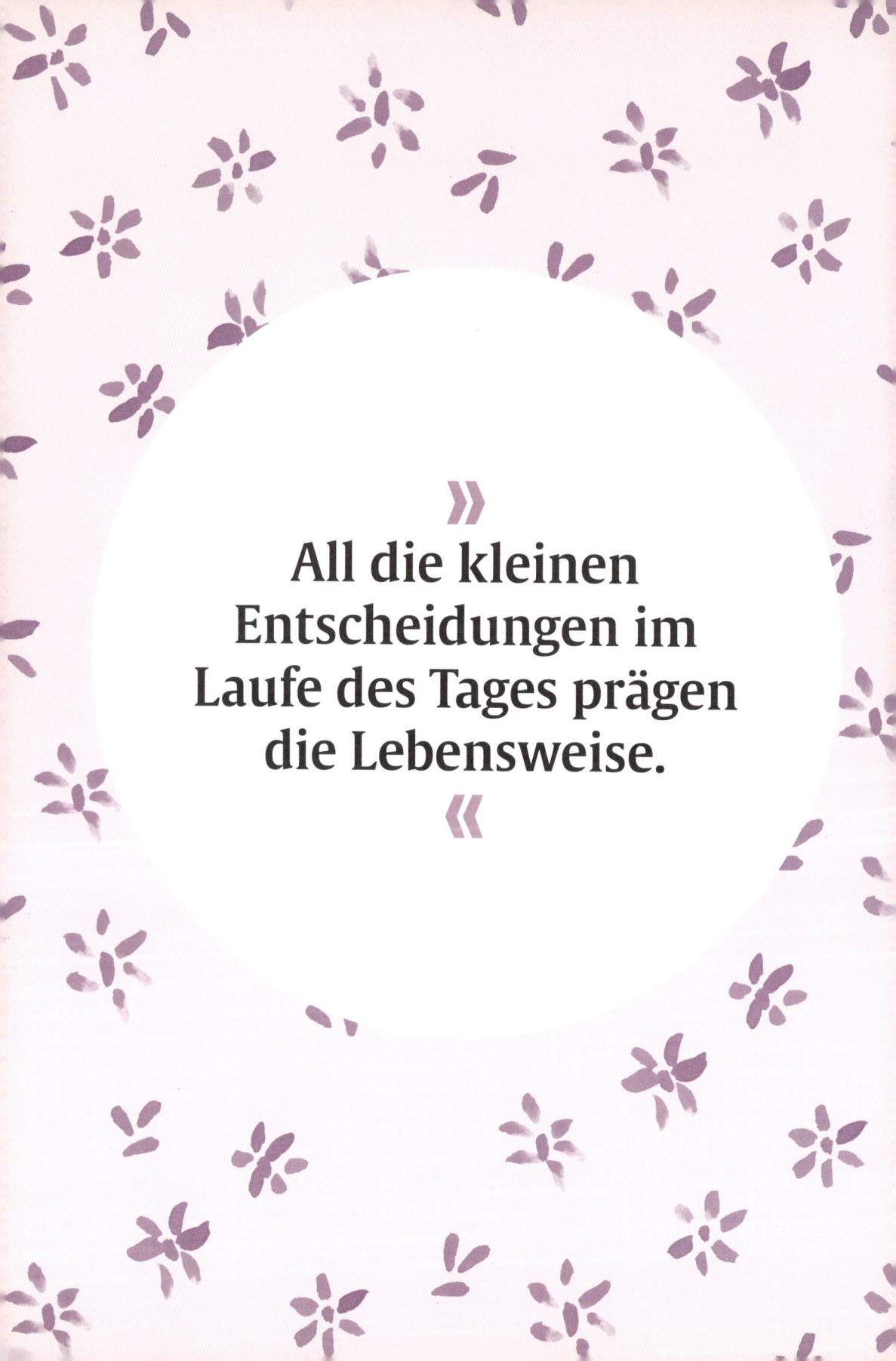

»

**All die kleinen
Entscheidungen im
Laufe des Tages prägen
die Lebensweise.**

«

solche Begriffe vor allem, dass man sich von unverfälschten, natürlichen Lebensmitteln ernährt.) Zu dieser Ernährungsform zählen auch klassische Brühen, die dem Verdauungssystem ausgesprochen guttun. Ausgezeichnete Erfolge bei Darmproblemen und zur Herstellung eines besseren Bakterienprofils lassen sich mit der Speziellen Kohlenhydratdiät (SCD) erzielen.

- Auch eine FODMAP-arme Ernährung hat sich bei Menschen mit darmbedingten Gesundheitsproblemen als sehr hilfreich erwiesen. FODMAP ist ein Akronym, das für fermentierbare Oligosaccharide, Disaccharide, Monosaccharide und Polyole steht. Hinter diesen Bezeichnungen verbergen sich diverse Moleküle in der Nahrung, die manche Menschen nur schwer verdauen können. Wenn diese Substanzen im Dünndarm unzureichend aufgenommen werden, wandern sie in den Dickdarm weiter, wo sich die dort angesiedelten Bakterien darüber hermachen. Aufgrund der Verdauung oder Fermentierung der FODMAPs durch die Darmbakterien kommt es dann zu Reizdarmbeschwerden. Die bakterielle Verwertung der FODMAPs kann auch ein Grund sein, weshalb es manchen Menschen mit Darm- oder Autoimmunerkrankungen ohne Früchte (oder mit nur geringen Mengen bestimmter Früchte) besser geht.

Das große Gähnen

RAUS AUS DEM NACHMITTAGSLOCH

Es ist 15 Uhr. Man sitzt am Schreibtisch und kann kaum noch die Augen offenhalten. Die Zeit scheint stillzustehen. Wann ist endlich Feierabend? Ich glaube, ich brauche etwas Süßes. Oder einfach einen Kaffee. Ja, genau! Der schenkt mir neue Energie. Aber etwas Süßes will ich auch. Vielleicht ist noch etwas von dem Schokokuchen vom Morgen übrig? Okay, ich gönne mir einen Kaffee und ein Stück Kuchen, dann bin ich wieder fit. Und dann schaffe ich auch den Rest des Tages.

Kennen Sie das? Das Nachmittagskoma ist weit verbreitet. Die üblichen Gegenmaßnahmen sind ein Getränk und eine Kleinigkeit zu essen – meist mit viel Zucker und nicht sonderlich gesundheitsfördernd. Viele Menschen beschreiben diese Reaktion, als ob eine andere Instanz diese Entscheidung träfe und ihren Körper übernähme. In ihrem verzweifelten Bestreben, das »Nachmittagsloch« durchzustehen, in dem die Energie stark abfällt, greifen sie zu Zucker und schnell verfügbaren Kohlenhydraten, um sich noch einmal hochzupuschen.

Häufig beruht diese Situation auf dem Zusammenspiel von Stresshormonen, Koffein und einem Blutzuckerabfall nach vorherigem Zuckerhoch. Das Stresshormon Adrenalin wird erzeugt, wenn wir unter Druck stehen – oder wenn wir Koffein zu uns nehmen. Sobald Adrenalin ausgeschüttet wird, strömt auch mehr Glukose ins Blut, damit wir der offenkundigen Gefahr entwischen können. Viele Menschen empfinden jedoch lediglich psychischen Stress, ohne körperlich gejagt zu werden. Die ungenutzte Glukose wird dank Insulin dann in Form von Fett gespeichert.

Dieser Prozess kann dazu führen, dass wir müde werden und nach einem süßen Snack greifen, um das Verlangen nach dem gerade

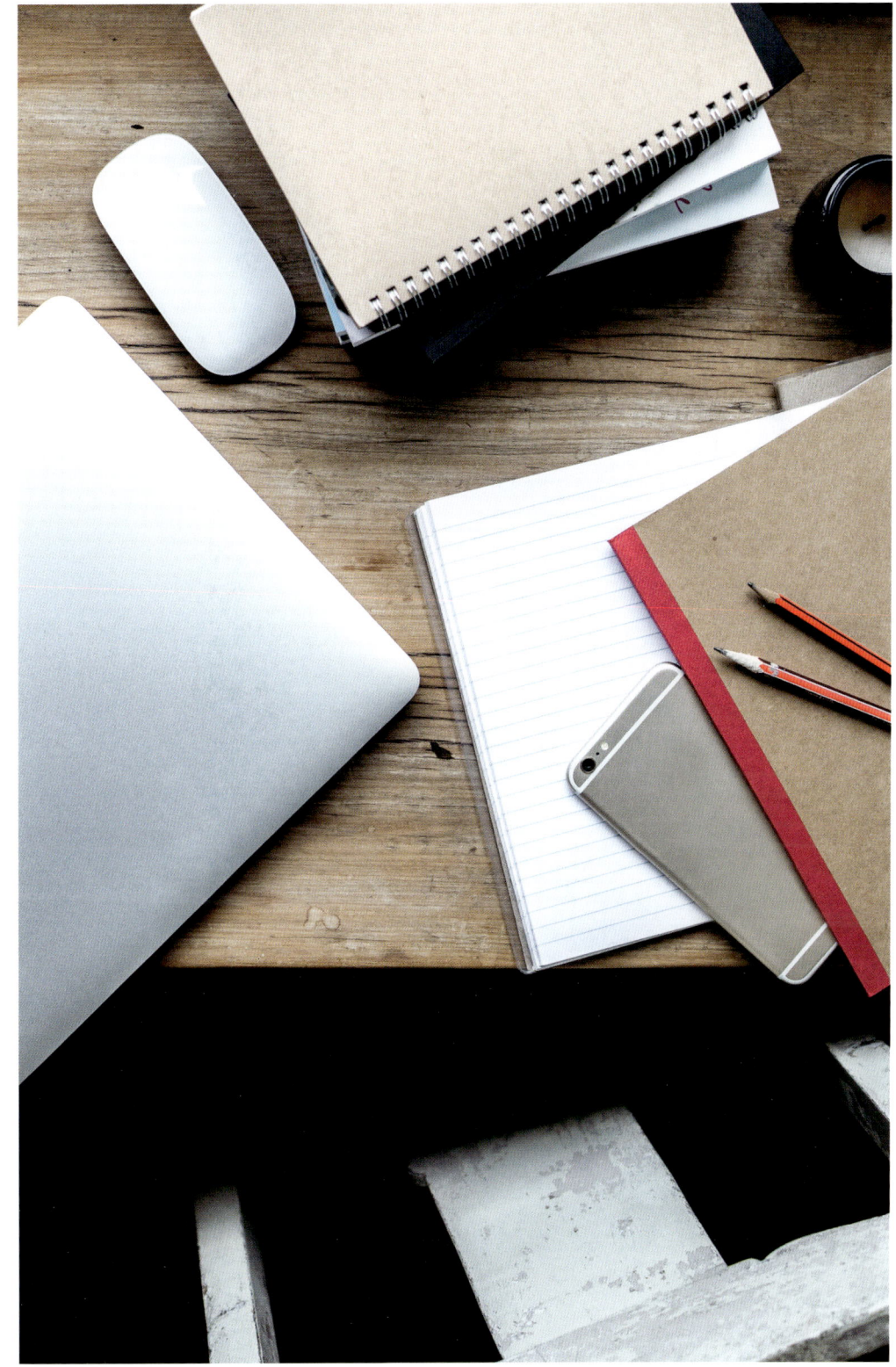

Das große Gähnen

verschwundenen Zucker zu stillen. Mit etwas Pech pendelt man den ganzen Tag zwischen Zuckerhoch und Zuckertief hin und her. Zur Vorbeugung gegen die Zuckergier am Nachmittag sollten Sie zuallererst den täglichen Kaffee durch Kräutertee ersetzen. Tut mir leid, doch das ist häufig der entscheidende Schritt gegen Süßhunger.

ERNÄHRUNG UMSTELLEN

Je mehr Sie den Körper darauf einstimmen, zur Energiegewinnung in erster Linie auf Körperfett zuzugreifen anstatt auf Zucker, desto weniger Hunger haben Sie. Der Fettstoffwechsel wird sowohl von der Stressreaktion als auch von der Ernährung beeinflusst. Wichtig sind dabei hochwertige Fette aus natürlichen Quellen, wie Avocado, Nüsse, Samen, Kokosnuss, Biobutter, fetter Fisch aus nachhaltiger Fischerei sowie Fleisch von Weidetieren. Auf raffinierten Zucker wird verzichtet. Beziehen Sie Ihre Kohlenhydrate lieber aus Gemüse, Hülsenfrüchten und Obst (zwei Portionen Früchte pro Tag vertragen die meisten).

Ein gutes Frühstück mit den oben genannten Fetten liefert Energie für den ganzen Morgen. Bauen Sie bewusst Stress ab (zum Beispiel über die Atmung) und achten Sie im Laufe des Tages auf unverfälschte Nahrung, die den Blutzuckerspiegel stabil hält. Er sollte nie so tief abfallen, dass man Adrenalin benötigt, um ihn wieder zu erhöhen. Sobald der Körper vermehrt auf Körperfett zurückgreift, werden Sie ausgeglichener und leistungsfähiger und auch die Kleider sitzen bald lockerer. Als angenehmen Nebeneffekt erzeugt der Körper zudem weniger Substanzen, die Alterungs- und Abbauprozesse beschleunigen.

Viele Menschen greifen nachmittags nicht so schnell zu Süßigkeiten, wenn sie zum Mittagessen sättigende Fette zu sich genommen haben. Bauen Sie daher mittags die eine oder andere der oben genannten Fettquellen ein oder halten Sie für das Drei-Uhr-Loch nicht ganz so süße Snacks mit gesunden Fetten bereit. Gut geeignet sind meine »Brain Balls« aus Datteln, Nüssen, Samen und etwas Kakaopulver (siehe auch Seite 137).

SONSTIGE LÖSUNGSANSÄTZE

Abgesehen von einer klügeren Ernährung, die das nachmittägliche Zuckertal von vorn herein verhindert, gibt es drei weitere Möglichkeiten:

1

Grüner Tee statt Kaffee

Grüner Tee ist ein sehr aufbauendes Getränk, denn er enthält neben einer geringen Menge Koffein auch die Aminosäure Theanin, die Energie spendet, ohne aufzuputschen. Da Grüntee obendrein noch zahlreiche Antioxidantien liefert, ist er eine gesundheitsfördernde Kaffeealternative. Wer besonders empfindlich auf Koffein reagiert und damit schlecht schlafen kann, sollte auf erfrischenden Minztee zurückgreifen.

Aufgaben abschließen

Schließen Sie unerledigte Aufgaben, E-Mails oder sonstige Tätigkeiten bewusst ab. Tag für Tag haben wir zahllose angefangene Dinge im Hinterkopf, die wie offene Internetseiten auf dem Computerbildschirm Aufmerksamkeit fordern. Kein Wunder, dass man sich wie erschlagen fühlt! Ersetzen Sie To-do-Listen durch konkrete Erledigungszeiträume (darauf gehe ich gegen Ende des Buches näher ein).

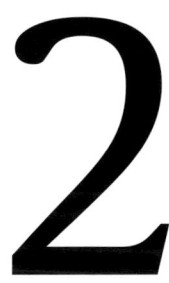

3

Einen Spaziergang einschieben

Es mag paradox erscheinen (und man hat meist überhaupt keine Lust dazu), doch ein schneller Spaziergang ist eine hervorragende Methode, auf ganz natürliche Weise wieder aufzuladen. Er fördert die Durchblutung, verbessert die Sauerstoffversorgung der Zellen und macht wieder wacher. Damit trägt er hervorragend zur Strukturierung des Tages bei. Schieben Sie am frühen Nachmittag einen Spaziergang ein – genau zu dem Zeitpunkt, zu dem sich meist der Süßhunger regt.

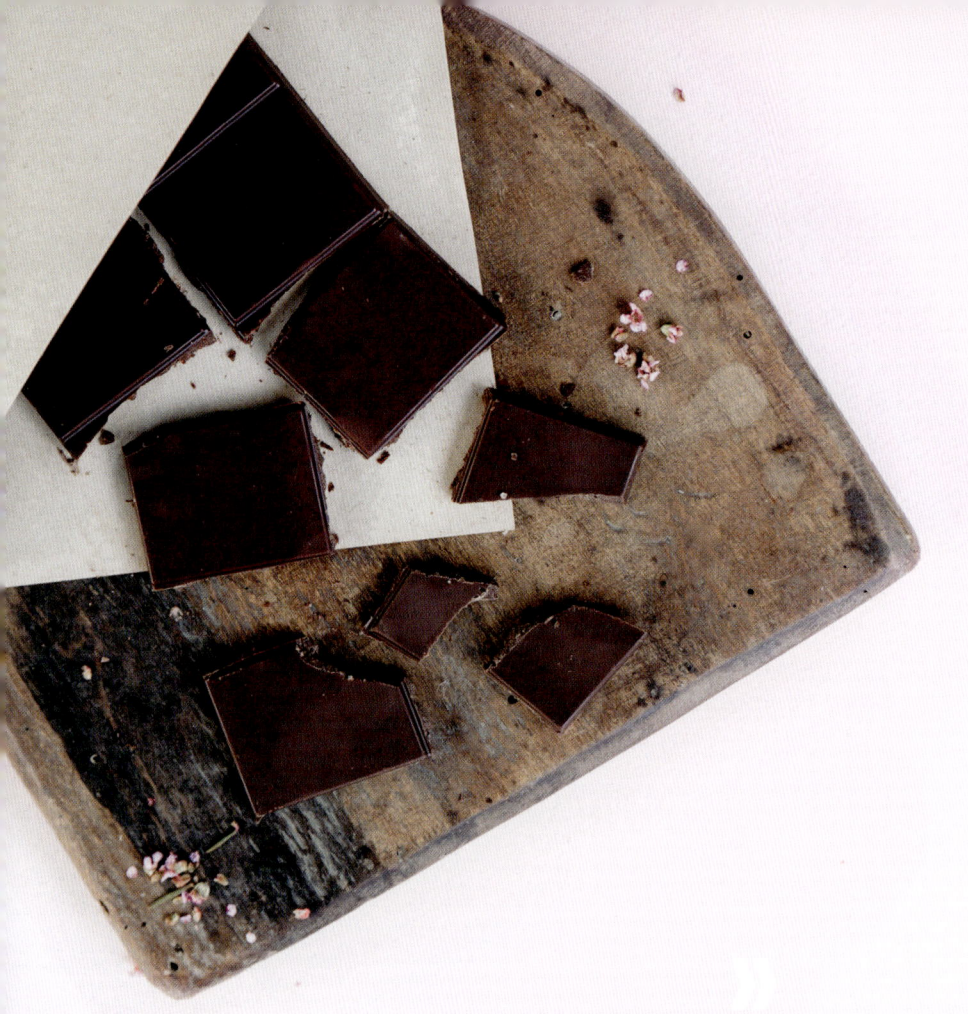

Der menschliche Körper
kann nur zwei Energie-
quellen verwerten: Zucker
und Fett. Und solange
Stresshormone vorliegen,
nutzt der Körper bevor-
zugt Glukose, nicht das
Körperfett.

Süßhunger

WOHER KOMMT DIE GIER NACH ZUCKER?

Natürlich wissen heutzutage die meisten, dass sie weniger oder gar keinen Zucker essen sollten. Dass Zucker in keiner Weise gesundheitsfördernd ist, kann an niemandem vorbeigegangen sein. Dennoch beschreiben viele Menschen den Süßhunger als ihr Hauptproblem – egal wie gut sie über das Thema Bescheid wissen und wie gern sie ihren gewohnten Zuckerkonsum verändern möchten. Wie kommt es, dass wir so wild auf Zucker sind?

Ein wichtiger Grund ist sicher die Gewohnheit. Ein zweiter ist die Allgegenwärtigkeit von Zucker, der selbst in pikanten Gerichten mitschwingt, sowie die Vorliebe für immer süßere Speisen. Es ist ein typisches Beispiel, wie mehr nach mehr verlangt. Wer verschwindet abends nach dem Essen noch einmal in die Küche, um eine zweite Portion Brokkoli zu holen? Was die meisten jedoch nicht begreifen, ist der Einfluss der Biochemie – konkret der Stresshormone – auf die Gier nach Zucker.

Inzwischen wissen Sie, dass der menschliche Körper nur auf zwei Energiequellen zugreifen kann: Glukose und Fett. Sobald aufgrund von zu viel Koffein oder dem persönlich wahrgenommenen Zeit- und Leistungsdruck viele Stresshormone vorliegen, nutzt der Körper bevorzugt Glukose, nicht das Körperfett.

Bei einem Körpergewicht von 70 Kilogramm kann man rund 2500 Kilokalorien (kcal) Glukose in Form von Glykogen in Leber und Muskeln einlagern. Derselbe Mensch hat rund 130 000 kcal in seinen Fettreserven gespeichert. Je mehr der Körper jedoch glaubt, dass er Glukose braucht, um der Gefahr zu entgehen, desto mehr verlangt er nach einem jederzeit gefüllten Reservetank. Der Süßhunger bedient somit einen anderen Überlebensmechanismus.

In der westlich orientierten Welt nehmen zu viele Menschen regelmäßig zu viel Koffein zu sich, weil Arbeitsdruck, Geldsorgen, Beziehungsprobleme oder körperliche Beschwerden so viel Druck ausüben, dass alles sich gleichermaßen dringend anfühlt. Der Tag scheint nicht genug Stunden zu haben und man reibt sich am »Nicht-genug-Sein« auf (mehr dazu später sowie in meinem »TEDx-Talk« zu diesem Thema). Später sehnen sie sich nach einem Glas Wein am Abend, das Zucker und die gewünschte Entspannung liefert, obwohl sie im Grunde restlos erschöpft sind. An diese Lebensweise haben sie sich derart gewöhnt, dass sie gar nicht mehr merken, wie gestresst sie sind. Es grassiert die Angst, doch kaum jemand ahnt, dass sie aufgrund von Koffein genau das Hormon erzeugen, das diese Angst befeuert. Wenn Sie solche Gefühle kennen, muss zuallererst das Koffein die Bühne verlassen.

Wenn man so lebt, greift der Körper bevorzugt auf Glukose zurück und nicht auf Körperfett. Er schaltet erst wieder in einen vernünftigen Fettverbrennungsmodus zurück, wenn sich gewisse Dinge ändern. Anfangen kann man mit dem Essen – manche Leute tun das –, doch mitunter reicht es nicht, wenn man an diesem Punkt Haushaltszucker und raffinierte Stärke deutlich zurückschraubt. (Beides wird im Verdauungstrakt zu Glukose zerlegt.)

Wenn Sie also feststellen, dass eine Ernährungsumstellung partout nichts bringt, schieben Sie diesen Punkt auf und konzentrieren Sie sich zunächst auf die Aktivierung des Parasympathikus: Machen Sie Zwerchfellatmung. Dazu können Sie atmungsbetonte, meditative Bewegungsformen wie Yoga oder Tai-Chi üben, meditieren oder einfach tagsüber in regelmäßigen Abständen immer wieder 20 Mal langsam tief durchatmen, sodass

Je gelassener Sie sind, desto besser arbeitet der Parasympathikus und desto weniger Zucker benötigt der Körper für seine Glukosespeicher.

der Bauch sich dabei mitbewegt. Es geht darum, zur Bauchatmung zurückzufinden und nicht mehr mit kurzen, flachen Atemzügen oben in die Brust zu atmen. Je ruhiger Sie sind, desto besser kann das parasympathische Nervensystem arbeiten und desto weniger Zucker benötigt der Körper.

Auch mehr grünes Gemüse und mehr Fett aus natürlichen Lebensmitteln können das Verlangen nach Zucker deutlich mindern. Sobald jemand mindestens drei Wochen lang reichlich grünes Blattgemüse verzehrt hat, verändern sich die geschmacklichen Vorlieben, denn grünes Gemüse enthält Bitterstoffe. Was das Fett angeht, so haben viele in der »Weniger-Fett-mehr-Kohlenhydrate«-Ära das Fettsparen gelernt und essen inzwischen vielleicht zu wenig Fett. Erhöhen Sie bei Süßhunger zu bestimmten Zeitpunkten in der vorherigen Mahlzeit den Fettgehalt – wenn Sie also den Nachmittag nur schwer ohne Zuckerschub durchhalten, sollten Sie mittags mehr hochwertiges Fett essen.

Fett macht unglaublich satt und trägt einen länger durch den Nachmittag. Solange Sie davon überzeugt sind, nur durch Kalorienzählen abnehmen zu können, werden Sie sich weiter vor Fett scheuen, weil es pro Gramm die meisten Kalorien enthält. Kohlenhydrate fordern den Körper jedoch zur Insulinausschüttung auf und inzwischen wissen Sie, dass Insulin die Fetteinlagerung begünstigt. Wenn man Fett isst, werden keine Fettspeicherhormone produziert. Nicht alle Kalorien verhalten sich im Körper gleich – das Kalorienzählen ist deshalb ein Irrweg.

Gegen starkes Verlangen nach Zucker helfen im Einzelfall die folgenden Strategien:

- In der vorhergehenden Mahlzeit mehr auf hochwertige Fette setzen. Wer regelmäßig gegen 15 Uhr einen Durchhänger hat, braucht mittags mehr Fett. Wenn das Loch nach dem Abendessen kommt, sollten Sie eher abends mehr Fett zu sich nehmen.
- Ein paar mäßig süße Snacks bereithalten, mit denen Sie zum typischen »Heißhunger-Zeitpunkt« Ihrer Gesundheit einen Gefallen tun können. Am besten nehmen Sie sich sonntags Zeit, eine

Portion »Brain Balls« oder Ähnliches vorzubereiten, damit immer etwas Passendes zur Hand ist, das auch sättigende Fette liefert, wenn der Süßhunger erwacht.

- Mehr grünes Gemüse essen. Die Bitterstoffe darin dämpfen den Wunsch nach Süßem in übermäßiger Menge. Am besten ergänzen Sie Ihre Mahlzeiten um ein Getränk aus grünem Biogemüse (dafür gibt es Pulver), das neben konzentrierten Nährstoffen auch den Kick des Grünzeugs liefert.
- Die Produktion des Stresshormons Adrenalin senken, damit der Körper sich sicher genug fühlt, um Fett zu verbrennen. Gestehen Sie sich ehrlich ein, wie viel Koffein Sie zu sich nehmen. Manche Menschen profitieren sehr prompt von einem Schnitt, bei anderen dauert es vier bis zwölf Wochen, bis sich etwas verändert. Um das Adrenalin in den Griff zu bekommen, müssen Sie auch an Ihren Prioritäten arbeiten. Nicht alles ist so eilig, dass es sofort erledigt werden muss. Lassen Sie sich im Alltag nicht hetzen.
- Aktivieren Sie über langsame, tiefe Atemzüge das Zwerchfell und über diesen Umweg den Parasympathikus.

Das Rezept für die »Brain Balls« und weitere tolle Gerichte finden Sie in meinem Buch »Stoffwechsel-Kick«, TRIAS Verlag.

Lebensweise und Rituale

SO FÄNGT DER TAG GUT AN

Wie wir den Tag beginnen, kann die Lebensqualität – und die gesamte Gesundheit – entscheidend verbessern oder verschlechtern. Manche Rituale sind ganz einfach, aber natürlich kann man auch darauf verzichten. Zähneputzen zum Beispiel dauert nicht lange, ist kinderleicht, aber genauso leicht wäre es, es nicht zu tun. Langfristig betrachtet würde der Verzicht auf das tägliche Zähneputzen uns teure Zahnarztrechnungen oder gar eine Mangelernährung bescheren, weil wir nicht mehr richtig kauen könnten. Mit anderen Worten: Solche Kleinigkeiten zu überspringen kann nicht nur den heutigen Tag, sondern die gesamte Lebensqualität beeinflussen.

Ein Morgenritual kann zu den wohltuendsten Maßnahmen überhaupt zählen. Denken Sie beispielsweise morgens beim Aufwachen an fünf Dinge, für die Sie dankbar sind. Oder Sie stehen auf, trinken ein Glas Wasser und meditieren. Sie können auch einen Spaziergang machen oder gleich trainieren gehen, Tagebuch schreiben, lesen oder ein Weilchen aus dem Fenster blicken, dankbar sein für Ihre Freiheit oder überlegen, wie Sie vielleicht noch mehr für die Welt beisteuern können. Egal, was Sie tun, mit diesem unverzichtbaren Morgenritual sind Sie körperlich, geistig, emotional oder auch spirituell für den neuen Tag gerüstet.

Selbst wenn kleine Kinder zu versorgen sind, muss die Mutter nicht auf ihr Morgenritual verzichten, denn jedes kleinere oder größere Ritual kann dem Tag das Gefühl enormer Spielräume verleihen. Prüfen Sie Ihre Möglichkeiten. Wenn Sie morgens ein wenig Ruhe brauchen, stehen Sie vielleicht freiwillig 20 Minuten vor allen anderen auf. Oder Sie sehen diesen Zeitraum als Chance an, Kindern beizubringen, dass sie sich eine Weile selbst beschäftigen müssen (natürlich nicht bei den ganz Kleinen). Bleiben Sie flexibel, wenn Kinder im Haus sind – dass sie uns brauchen, ruiniert nicht gleich den ganzen Morgen. Es ist, wie es ist. Und darin verbirgt sich so viel Schönheit.

Wenn Sie sich in Ruhe auf den Tag einstimmen und mit Ihrer natürlichen, inneren Weisheit verbinden, sind Sie ganz bei sich und können sich dann auch unverstellt auf andere einlassen. Außerdem werden Sie produktiver und haben angenehmere Begegnungen (und da unangenehme Kontakte für viele Menschen zu den Hauptstressquellen gehören, ist das durchaus wichtig). Wenn der Tag in Ruhe beginnen darf, ist der Geist geschärft, man hat eine bessere Körperhaltung und man bekommt tagsüber mehr erledigt. Mit allem, was kommt, werden Sie leichter fertig. Frauen, die im Laufe meiner Beratungstätigkeit ein Morgenritual eingeführt haben, konnten ihrer Ansicht nach als Kollegin, Mutter, Partnerin oder Freundin davon profitieren, wenn ihr Tag bewusst in dieser Form begann. Damit zieht so ein Ritual erhebliche Kreise: Nicht nur Sie selbst profitieren durch bessere, konstantere Energie, sondern auch Ihre Mitmenschen erfreuen sich an Ihren besten Seiten.

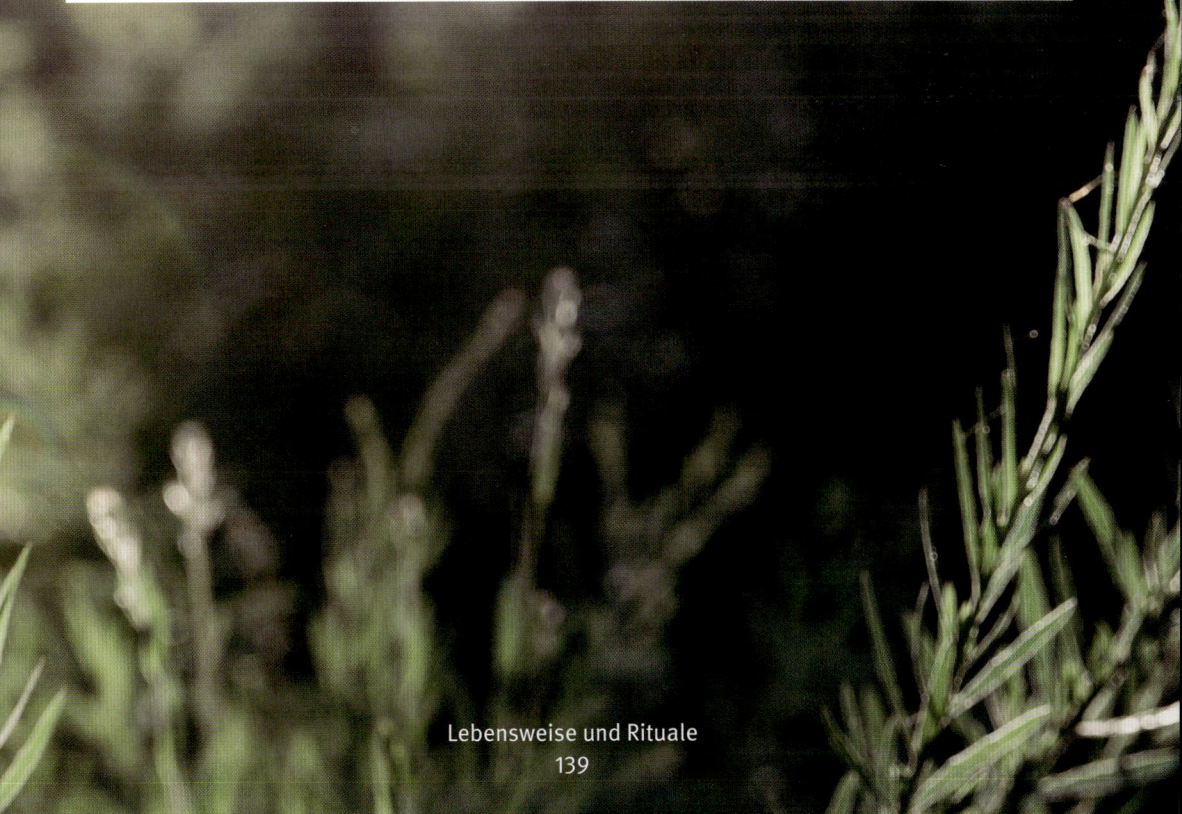

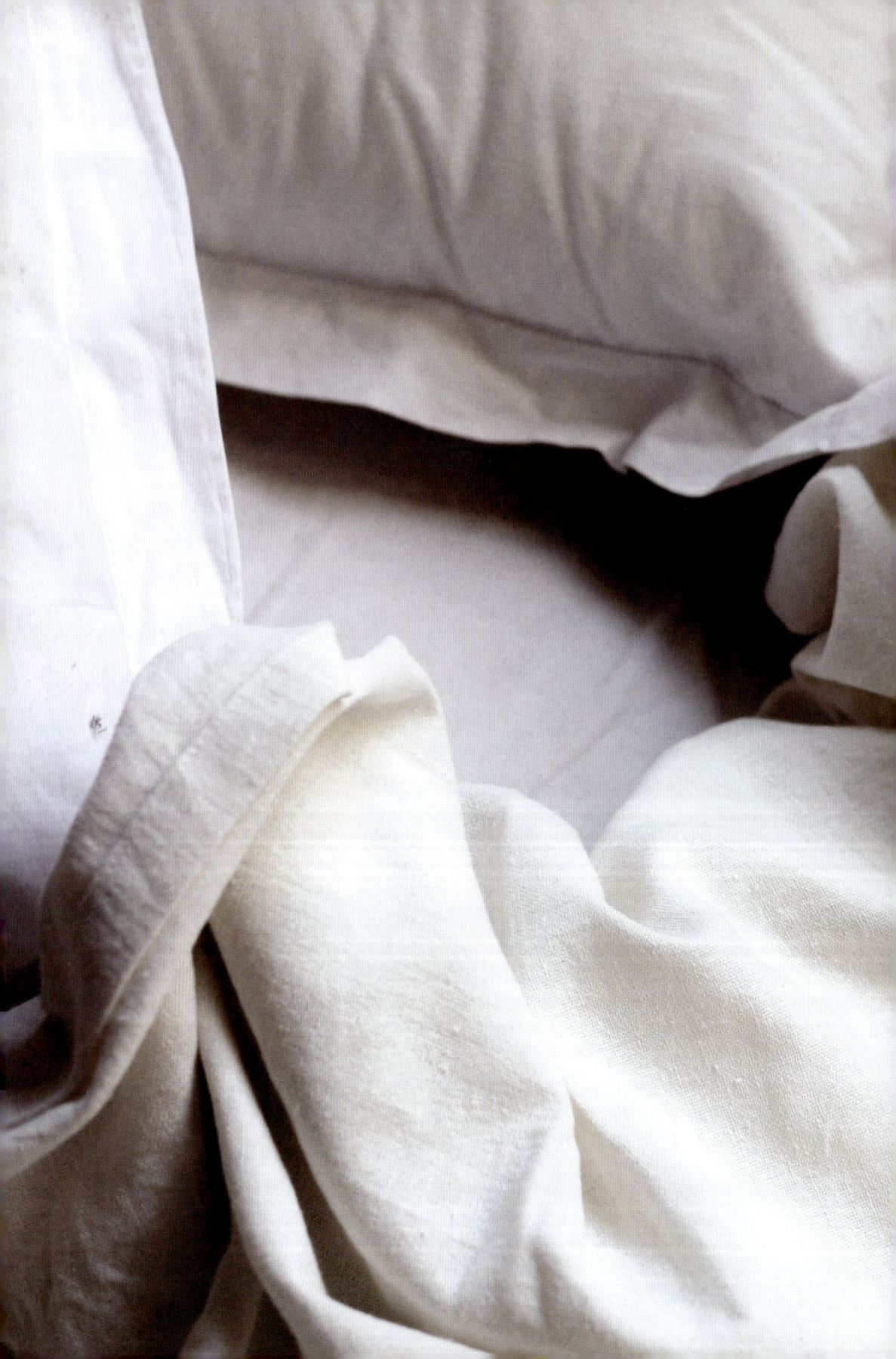

Schlaf

DIE WICHTIGSTE AUSZEIT

Schlaf ist ein Thema, bei dem ich aus vielerlei Gründen äußerst parteiisch bin. Wenn wir erschöpft sind, fühlt sich einfach alles komplizierter an. Deshalb möchte ich Ihnen ganz praktische, umsetzbare Informationen an die Hand geben, die in diesem Bereich sehr viel ausmachen können. Ehe wir ansprechen, was zu tun ist, wenn man schlecht schläft, sollten wir überlegen, was den Schlaf und seinen Zweck – Ruhe, Reparatur und Regeneration – stören kann. Ich möchte auch betonen, wie verbreitet Schlafprobleme heutzutage sind (verbreitet, aber nicht normal, wie ich gern sage).

Im Februar 2013 habe ich mit meinem Team die Leser meiner Facebook-Seite (facebook.com/DrLibbyLive) nach ihren Schlafgewohnheiten befragt. Über 500 Teilnehmer beantworteten unsere Fragen. 97 Prozent von ihnen teilten uns mit, dass sie beim Aufwachen müde seien. Nur drei Prozent erwachten energiegeladen.* Denken Sie bitte darüber nach. Unausgeruht zu erwachen ist keine Lappalie. Zudem hatte die Mehrzahl der Umfrageteilnehmer Schwierigkeiten nachts durchzuschlafen, und das ist etwas, was für zahllose Aspekte von Gesundheit und Schönheit entscheidend sein kann. Wie bereits gesagt, wenn wir erschöpft sind, kommt uns alles schwieriger vor. Deshalb ist guter Schlaf so wichtig.

Schlaf ist für uns lebenswichtig, weil er Ruhe und Reparaturprozesse ermöglicht. Erholsamer Schlaf fördert das Gedächtnis, die kognitive

*Diese Umfrage war natürlich keine wissenschaftliche Studie, sondern nur eine Stichprobe. Man könnte einwenden, dass Menschen, die gern mehr über ihren Körper lernen wollen und vielleicht auch Schlafstörungen haben, bereitwilliger an einer Umfrage zum Thema Schlaf teilnehmen. Mir geht es lediglich darum zu zeigen, dass offenbar viele Leute keinen erholsamen Schlaf finden.

Leistung und die Immunfunktion. Wenn ich über die Immunfunktion spreche, habe ich mitunter das Gefühl, dass manchen Menschen dessen Bedeutung nicht richtig bewusst ist. Viele reduzieren das Thema Immunsystem auf die Erkältungsanfälligkeit, doch es geht dabei auch um den Schutz vor Krebs und vor zunehmenden Auto- immunkrankheiten wie Multipler Sklerose, Lupus und Zöliakie. Ein aufmerksamer Umgang mit dem Immunsystem ist für die langfristige Gesundheit und Lebensqualität von enormer Wichtigkeit, und Schlaf hat erheblichen Einfluss darauf, ob unser Immunsystem gut funktio- niert oder nicht.

Ein erholsamer Schlaf beschenkt uns mit besserer Laune, erhöhter körperlicher und seelischer Widerstandskraft, besserer körperlicher Ausdauer und einer besseren Hormonlage. Ein gestörter Schlaf- rhythmus kann das Gleichgewicht der Stresshormone und auch das der Sexualhormone beeinträchtigen.

Von gutem Schlaf profitiert der ganze Körper: das Verdauungssys- tem, das Gleichgewicht der Sexualhormone, die Stimmung, die Haut und sogar die Schilddrüse. Laut einer klinischen Studie beeinflusst die Schlafqualität die Funktion und die Alterung der Haut. Wenn wir schlecht oder nicht ausreichend schlafen, fällt es der Haut schwerer, Schäden durch freie Radikale infolge von Sonnenlicht und Umwelt- giften zu reparieren.

Ich wollte hier bewusst zunächst auf die weitreichende Wirkung von gutem Schlaf eingehen, weil Sie vielleicht denken: »Na ja, morgens bin ich meistens müde, aber das ist doch normal.« Nein. Es ist ver- breitet, aber keineswegs normal. Viele Menschen schieben ihre mit den Jahren zunehmende Müdigkeit aufs Alter, aber diese Müdigkeit ist keine zwangsläufige Folge des Altwerdens. Wenn Schlappheit tatsächlich altersbedingt wäre, müsste jede 82-Jährige in meinem Umfeld ständig erschöpft sein. Das sind sie aber nicht. Mit guter Schlafqualität können wir entscheidend beeinflussen, wie es uns innerlich und äußerlich geht und wie gut wir funktionieren.

SCHLAFBEDARF

Wie viel Schlaf braucht der Mensch? Der individuelle Bedarf ist je nach Geschlecht, Alter und körperlichen Anforderungen verschieden. Studien zufolge brauchen Erwachsene normalerweise mindestens sieben bis acht Stunden Schlaf pro Nacht. Andere sorgfältig angelegte Studien kommen zu dem Schluss, dass für all die wichtigen Reparaturprozesse, die während des Schlafs im Körper ablaufen, eher acht bis achteinhalb Stunden pro Nacht erforderlich sind.

Wir sind nur so gesund wie unsere Zellen, und diese Zellen werden im Schlaf repariert. Von der Haut bis in die Muskeln regenerieren sich über Nacht überall im Körper die Zellen, und nur wenn die Zellen optimal funktionieren, geht es uns wirklich gut. Gegen unsere Biologie kommen wir nicht an, so viel steht fest, und wir brauchen nachts acht Stunden Schlaf, ansonsten können alle möglichen Körperfunktionen aus dem Gleichgewicht geraten. Deshalb möchte ich Ihnen zu tiefem, festem Schlaf verhelfen.

Der Schlafbedarf hängt auch ein wenig vom Alter ab. Neugeborene brauchen viel Schlaf, wobei viele Eltern aus erster Hand wissen, dass manche Babys mehr schlafen als andere. Die einen schlafen durchaus 18 Stunden am Tag, andere brauchen lediglich zwölf bis 14 Stunden. Krabbelkinder, Kleinkinder und Vorschulkinder brauchen weniger Schlaf als ein Neugeborenes, aber immer noch deutlich mehr als Jugendliche. Grundsätzlich nimmt das Schlafbedürfnis allmählich ab, weshalb Jugendliche nur noch achteinhalb bis neuneinviertel Stunden pro Nacht brauchen. Ich habe große Sorge hinsichtlich dieser Entwicklung, da viele Heranwachsende beleuchtete Geräte wie iPad, Laptop oder Handy mit ins Bett nehmen. Das Licht, das von diesen Geräten ausgeht, kann die Produktion des Schlafhormons Melatonin entscheidend stören. Licht zerstört Melatonin – darüber gleich mehr – und deshalb befürchte ich mit gutem Grund, dass Teenager teilweise nicht so viel Schlaf bekommen, wie sie für Wachstum und Reparaturarbeiten in dieser Phase brauchen. Bei Erwachsenen hingegen reichen die erwähnten sieben bis neun Stunden Nachtschlaf aus biologischer Sicht zumeist aus.

SCHLAF ALS PRIORITÄT

Eine bessere Schlafqualität sollte für viele Menschen Priorität
haben. Vielfach schlafen wir heute weniger, um tagsüber mehr
zu erledigen. Wir stehen früher auf und legen uns später hin, um
noch mehr Aufgaben unterzubringen. Wenn Sie jedoch zu schätzen
wissen, wie unverzichtbar Schlaf für die Gesundheit ist, machen Sie
ihn zu Priorität.

WAS STÖRT DEN ERHOLSAMEN SCHLAF?

Als Überbrückungslösung bei kurzfristigen Schlafproblemen schadet
ein Schlafmittel normalerweise nicht. Wenn die eigentliche Ursache
jedoch nicht angegangen wird, bleiben die Fortschritte aus, die
es ermöglichen würden, die Schlaftabletten abzusetzen und ganz
natürlich in den Schlaf zu finden. So kommt es, dass Menschen
von Schlafmitteln abhängig werden, und diese Dauerverwendung
stimmt mich besorgt. Man muss die wahre Ursache finden, damit
keine weitergehenden Gesundheitsprobleme entstehen. Ich gehe
den Dingen gern auf den Grund und dieser Grund ist manchmal körperlich (biochemisch) bedingt, zum Beispiel durch zu viel Koffein,
und manchmal seelisch, zum Beispiel wenn man nachts wachliegt,
weil man das Gefühl hat, jemanden enttäuscht zu haben.

Stellen Sie sich ruhig die Frage, wann Sie das letzte Mal richtig gut
geschlafen haben. War es in den Ferien? Dann hat Stress wahrscheinlich einen großen Anteil daran, dass Sie im Alltag schlecht
zur Ruhe kommen. War es in einem Hotel? Auch dann ist Stress eine
denkbare Ursache. Vielleicht sollten Sie aber auch Ihr Bett überprüfen. Viele Menschen schlafen viel zu lange auf alten Betten. Hotels
haben vielfach neuere Betten, sodass Sie dort vielleicht einfach
besser abgestützt waren. Oder schlafen Sie besser, wenn es abends
nur eine Kleinigkeit zu essen gab oder wenn Sie aus bestimmten
Gründen gar nicht zu Abend gegessen haben? Vielleicht sollten Sie
abends auf stark gewürzte Speisen verzichten oder kleinere Portionen ansetzen, um besser schlafen zu können.

Die Gesundheit wird von dem beeinflusst, was man jeden Tag tut, nicht von dem, was man manchmal tut.

Möglicherweise schlafen Sie auch besser, wenn Sie keinen Alkohol getrunken haben. Tatsächlich stört Alkohol den REM-Schlaf, die vierte Schlafphase. In dieser Phase schneller Augenbewegungen (»Rapid Eye Movement«) laufen im Körper wichtige Reparaturprozesse ab. Alkohol lässt viele Menschen zwar schnell einschlafen, kann durch seine Wirkung auf den REM-Schlaf allerdings die Schlafzyklen durcheinanderbringen. Achten Sie darauf, ob und wie Alkohol sich auf Ihren Schlaf auswirkt, und überlegen Sie, was Sie verändern können.

Eltern geben manchmal an, dass sie vor der Geburt ihrer Kinder zum letzten Mal gut geschlafen haben. Wenn Sie eigentlich gut schlafen, aber häufig aufwachen, weil die Kleinen Sie nachts brauchen, machen Sie sich bitte bewusst, dass sie nicht lange so klein sind. Irgendwann schlafen sie nachts durch. Wer sich in dieser Phase auch noch um den eigenen Schlaf und um die unabwendbaren Unterbrechungen sorgt, schaukelt das Problem allenfalls hoch. Am besten akzeptieren Sie, dass Sie momentan keinen ungestörten Schlaf bekommen. Freuen Sie sich über jede Nacht, in der es trotzdem klappt!

DREI FRAGEN ZUM SCHLAF

Wie viele Stunden schlafen Sie derzeit durchschnittlich pro Nacht?

....

Wie viele Stunden würden Sie nachts gern schlafen?

....

Wenn die beiden Zahlen nicht übereinstimmen – was könnten Sie
angesichts der bisherigen Hinweise ändern?

....

....

....

....

....

....

....

....

....

....

....

....

Grundsatzdiskussionen und Heißhunger

WARUM GERADE ABENDS?

Das wichtigste Schlafhormon ist Melatonin. Es unterstützt das Einschlafen und das Durchschlafen. Licht stört jedoch die Melatoninproduktion. Evolutionstechnisch sind wir vor nicht allzu langer Zeit noch mit der Sonne aufgestanden und bald nach Sonnenuntergang schlafen gegangen. All das hat sich seit der Nutzung der Elektrizität gewandelt.

Wenn man die Augen noch spätabends hellem Licht aussetzt – einschließlich Geräten mit Hintergrundbeleuchtung wie Smartphone oder Notebook –, lange fernsieht oder lange bei Helligkeit arbeiten muss, unterbricht der Körper unter Umständen die Produktion jenes Hormons, das für guten Schlaf benötigt wird. Bei Morgenmüdigkeit oder insbesondere auch bei Einschlafschwierigkeiten sollten Sie bewusst überlegen, wie stark Ihre Augen in den letzten zwei Stunden am Abend Licht ausgesetzt waren. Wer nur schwer in den Schlaf findet, sollte rechtzeitig auf gedämpfte Beleuchtung umschalten und Fernseher und Co. aus dem Schlafzimmer verbannen.

Um den Körper wieder dauerhaft auf den natürlichen Tag-Nacht-Rhythmus einzustimmen, sollten Sie möglichst jeden Morgen um die gleiche Zeit aufstehen und die Augen mit hellem Licht konfrontieren. Sie können sich draußen etwas bewegen oder zumindest die Vorhänge weit aufreißen und die Umgebung wahrnehmen. Halten Sie dieses Ritual mindestens eine Woche lang durch und beobachten Sie, ob Sie einen Unterschied merken.

Melatonin und das beruhigende Glückshormon Serotonin sind Antagonisten, das heißt, sie können nicht beide gleichzeitig erhöht sein. Wenn vom einen viel vorhanden ist, liegt vom anderen zumeist

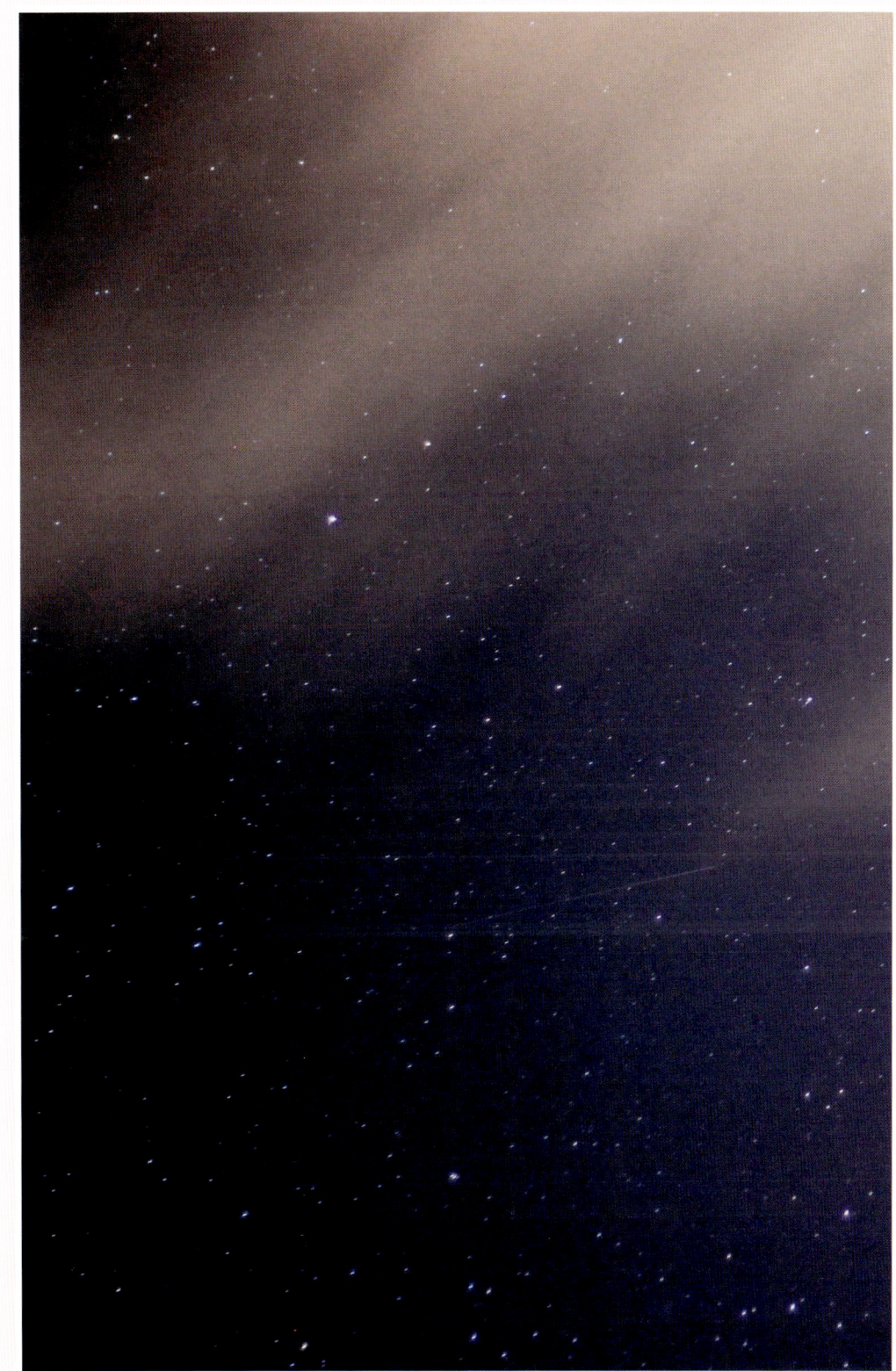

Grundsatzdiskussionen und Heißhunger

wenig vor. Dem zirkadianen Rhythmus zufolge sollte der Serotoninspiegel tagsüber hoch sein und uns glücklich stimmen, während nachts der Melatoninspiegel ansteigt, damit wir gut schlafen können.

Diese enge Wechselbeziehung ist in meinen Augen einer der Gründe, weshalb Paare ihre Grundsatzdiskussionen meist abends führen. Bis zum späten Nachmittag kommt man noch gut miteinander aus und ist zufrieden – egal ob alles im Leben glattläuft oder nicht. Der Serotoninspiegel ist in Ordnung und wir haben nicht den Eindruck, dass uns etwas fehlt. Wenn dann jedoch das Serotonin rasant absackt, anstatt allmählich zurückzugehen, setzt das Gefühl ein, dass wir uns etwas wünschen. Wir wissen nur nicht so genau, was es ist.

Sobald wir Menschen unserem Gehirn eine Frage stellen, bietet es eine Antwort an. Achten Sie daher genau darauf, welche Fragen Sie sich stellen! Vielleicht sagen Sie sich: »Ich habe das Gefühl, dass ich mir etwas wünsche. Ich weiß nicht genau, was es ist, aber ich wünsche mir etwas. Eben ging es mir noch gut und jetzt ist da dieses unangenehme Gefühl, dass mir etwas fehlt. Was wünsche ich mir eigentlich?!«

Wenn jetzt keine großen Themen auftauchen (»Ich will ... umziehen« oder »Ich will ... gerne das Bad renovieren« oder »Ich will ... ein Kind«), bleibt dennoch das Gefühl, dass Ihnen etwas fehlt. Häufig kommt man dann auf die Idee, dass es wohl um etwas zu essen geht. Und plötzlich steht man so begierig in der Küche, als ob der Sinn des Lebens im Vorratsschrank zu finden wäre! Sie wissen schon ...

Sobald wir unserem Gehirn eine Frage stellen, bietet es eine Antwort an. Achten Sie also genau darauf, welche Fragen Sie sich stellen!

Menschen wissen instinktiv, dass kohlenhydratreiche Lebensmittel die Serotoninausschüttung ankurbeln. Das ist einer der Gründe, warum dieses unbestimmte Gefühl »Ich will etwas« uns in die Küche zieht. Dort hoffen wir das Gewünschte zu finden. Und kommen mit Schuldgefühlen zurück.

Auch der Morgen kann diesbezüglich schwierig sein, weil das Serotonin mitunter nur langsam ansteigt. Einer der Gründe, weshalb wir nach Frühsport den ganzen Tag gute Laune haben, ist, dass das Melatonin von Sonnenlicht zerstört wird.

Wenn die Netzhaut im Auge Licht wahrnimmt, sinkt das Melatonin rapide ab und das Serotonin steigt an. An Tagen, die mit dieser Hormonlage beginnen, fühlen wir uns unbezwingbar. Die Kehrseite allerdings ist weniger verlockend. Wenn wir erst nach Mitternacht ins Bett gehen, schlecht schlafen und wegen der Kinder oder der Arbeit früh aufstehen müssen (womöglich alles zusammen!), wollen wir keineswegs mit der Sonne aufstehen, weil wir nicht ausge-schlafen sind. Bei jemandem, der morgens nichts Wichtiges zu tun hat, sondern einfach irgendwann aufsteht, geht das Melatonin nur langsam zurück und das Serotonin kommt nur langsam in Gang. An solchen Tagen ist das Bedürfnis nach reichlich Kaffee ausgespro-chen hoch.

Das alles kommt Ihnen bekannt vor? Und Sie kennen den abendli-chen Heißhunger auf Kohlenhydrate? In diesem Fall ist die Lösung nicht unbedingt eine Frage der Ernährung, denn das Verlangen nach Kohlenhydraten kann eine echte Herausforderung darstellen. Der erste Schritt wäre, jeden Morgen um die gleiche Zeit aufzustehen, hinauszugehen oder zumindest die Vorhänge zurückzuziehen. Nehmen Sie den anbrechenden Tag bewusst wahr. Heißen Sie ihn willkommen – mit Yoga oder Ähnlichem. Denken Sie an etwas, für das Sie dankbar sind. Wählen Sie die Methode, die Ihrem Körper am besten bekommt. Und das machen Sie vier Wochen lang jeden Tag, ohne Unterbrechung. Sie werden spüren, wie sich Ihr Schlaf, Ihr Serotoninspiegel und das unstillbare abendliche Verlangen nach »Etwas« verändern.

Leberschutz

SO UNTERSTÜTZEN SIE DIE ENTGIFTUNG

Die Leber hat gesundheitlich in jeglicher Hinsicht eine große Bedeutung. Sie ist maßgeblich verantwortlich für Energiehaushalt, Vitalität und hormonelles Gleichgewicht, aber auch für eine reine Haut. Gemeinsam mit der Gallenblase arbeitet die Leber pausenlos daran, uns die Ausscheidung fetthaltiger Substanzen zu ermöglichen, die der Körper nicht mehr braucht, darunter alte Hormone, Pestizide und gespeichertes Körperfett.

Nach der Haut ist die Leber das zweitgrößte Organ des Körpers. Sie sitzt auf der rechten Seite hinter dem Brustkorb und ihre Hauptaufgabe ist die Entgiftung – ein Konzept, das immer wieder für Verwirrung sorgt. Diese Verwirrung wollen wir in diesem Abschnitt auflösen.

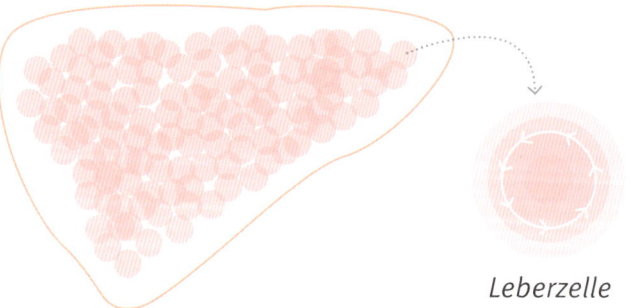

Leberzelle

Um zu verstehen, wie die Leber an der Entgiftung beteiligt ist, sollten Sie sich ein Dreieck vorstellen, das Milliarden kleiner Leberzellen enthält. Und in jeder dieser Zellen können Sie sich ein rotierendes Rad ausmalen. Jede Umdrehung eines solchen Rädchens befeuert die Lebertätigkeit.

Wenn wir unsere Leber lieblos behandeln, kann eine solche Zelle absterben. Eine Zeit lang kann die Leber neue Zellen erzeugen, um die tote Zelle zu ersetzen, aber irgendwann ist auch das unmöglich.

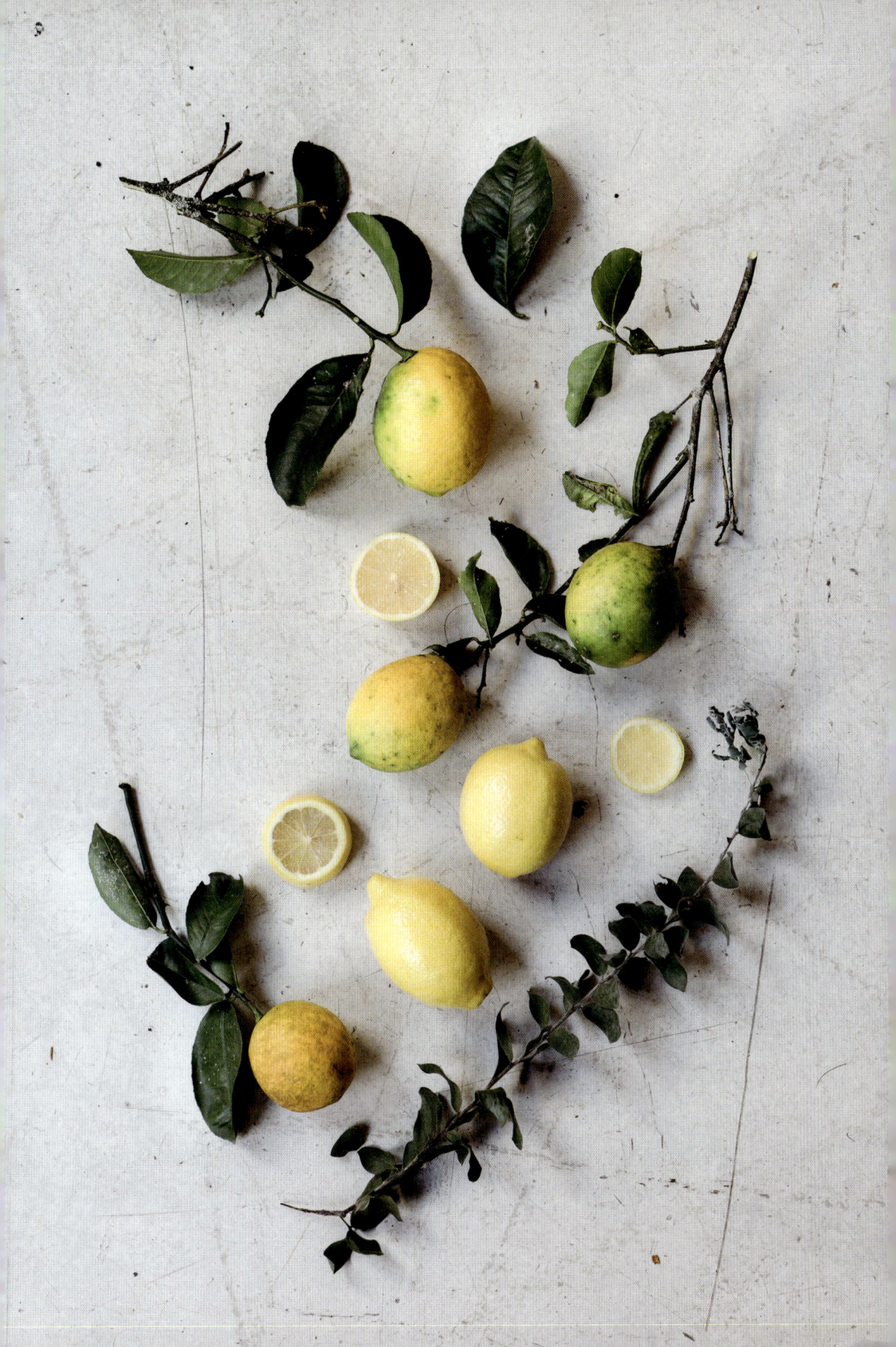

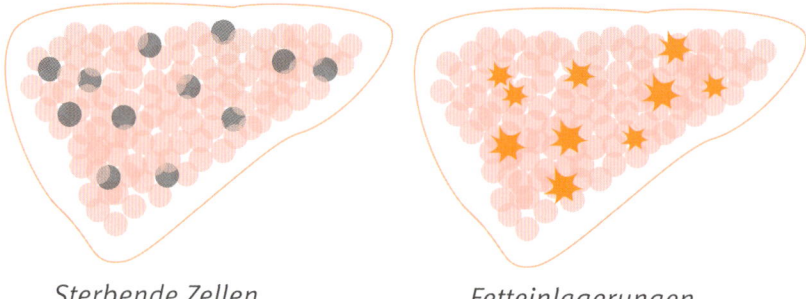

Sterbende Zellen   *Fetteinlagerungen*

Dann kann sich dort, wo früher ein fettverbrennendes, entgiftendes Rädchen surrte, ein Fetttröpfchen einnisten.

Wenn die Fetteinlagerungen überhandnehmen (was man als »Fettleber« bezeichnet), kann die Gesundheit erheblichen Schaden nehmen. Weniger effiziente Entgiftungsprozesse können die Schilddrüsenfunktion beeinträchtigen, das Gleichgewicht der Sexualhormone stören, Hautunreinheiten hervorrufen, die Cholesterinwerte ruinieren und den Glukosestoffwechsel so irritieren, dass ein starkes Verlangen nach Zucker entsteht. Auch das bevorzugte Fettverteilungsmuster des Körpers kann ins Kippen geraten. Die Betroffenen bemerken plötzlich relativ hoch am Oberbauch eine Speckfalte. Bei Frauen sitzt dieser Fettansatz unmittelbar unterhalb des BHs, bei Männern unter dem großen Brustmuskel (M. pectoralis).

Früher entwickelte sich eine Fettleber in erster Linie bei Menschen, die regelmäßig zu viel Alkohol tranken. Inzwischen ist dieses Phänomen bereits bei Jugendlichen zu beobachten, die lediglich viel stark verarbeitete Nahrung und Softdrinks zu sich nehmen. Diese Erkrankung, die »nichtalkoholische Fettleber«, ist heute leider weit verbreitet. Das Erscheinungsbild ist dasselbe wie bei einer durch chronischen Alkoholmissbrauch geschädigten Leber, die Ursache ist jedoch eine Fehlernährung.

ENTGIFTUNG

Die Entgiftungs- und Ausscheidungsmechanismen des Körpers zu durchschauen ist eine entscheidende Voraussetzung für ein optimales Gesundheitskonzept. Wenn diese Prozesse ins Stocken geraten, sind alle inneren Abläufe betroffen. Das gilt vor allem für das Gleichgewicht der Sexualhormone, für die Entscheidung, ob Körperfett gespeichert oder verbrannt wird, und für den Schutz vor schweren Erkrankungen.

An der Entgiftung sind diverse Organe und Systeme beteiligt, insbesondere die folgenden:

- Die Leber baut Substanzen, die dem Körper schaden würden, wenn sie sich ansammeln, in weniger schädliche Stoffe um, die dann ausgeschieden werden können.
- Der Dickdarm enthält Bakterien, die sowohl gesunde als auch ungesunde Substanzen erzeugen können. Die regelmäßige Darmtätigkeit ermöglicht die Ausscheidung von Abfallstoffen und problematischen Stoffen, damit diese sich nicht ansammeln.
- Die Nieren filtern unablässig das Blut, um Überflüssiges und Toxine über den Urin auszuleiten.
- Die Haut ist nicht nur ein Schutzmantel für die Organe, sondern kann problematische Stoffe auch durch Schwitzen aussondern.
- Die Atmung spielt eine Schlüsselrolle für die Entgiftung. Schon die Nasenhärchen filtern beim Einatmen die Luft und in der Lunge werden Dämpfe, Allergene, Sporen und Toxine aus der Luft ausgefiltert. Bei Stress schalten wir von gelassener Bauchatmung auf kurze, schnelle Brustatmung um. Das wiederum kann die Fähigkeit der Lunge, alles Gewebe mit Sauerstoff zu versorgen, beeinträchtigen. Aus diesem Grund (neben den Vorteilen für Nervensystem und Stressmanagement) plädiere ich für regelmäßige Zwerchfellatmung.

Die Entgiftung ist ein Prozess, der Tag für Tag rund um die Uhr in uns abläuft. Die Entscheidungen, die wir treffen, beeinflussen, wie effizient die Leber ihre Arbeit erledigt. Entgiftung bedeutet im Grunde Transformation: Jede Substanz, die dem Körper langfristig schaden würde, wenn sie sich ansammelt, muss in eine weniger schädliche Form umgewandelt werden, die der Körper dann gefahrlos ausscheiden kann. Damit es uns blendend geht und wir auch so aussehen, sollten diese Prozesse reibungslos ablaufen.

Die Entgiftung in der Leber verläuft in zwei Phasen, die passenderweise als Phase 1 und Phase 2 bezeichnet werden. Beide Phasen benötigen bestimmte Nährstoffe für ihre Abläufe und wir können über die Ernährung Einfluss darauf nehmen. Die nachfolgende Grafik illustriert diese Phasen und nennt einige der erforderlichen Nährstoffe.

ENTGIFTUNGSWEGE IN DER LEBER

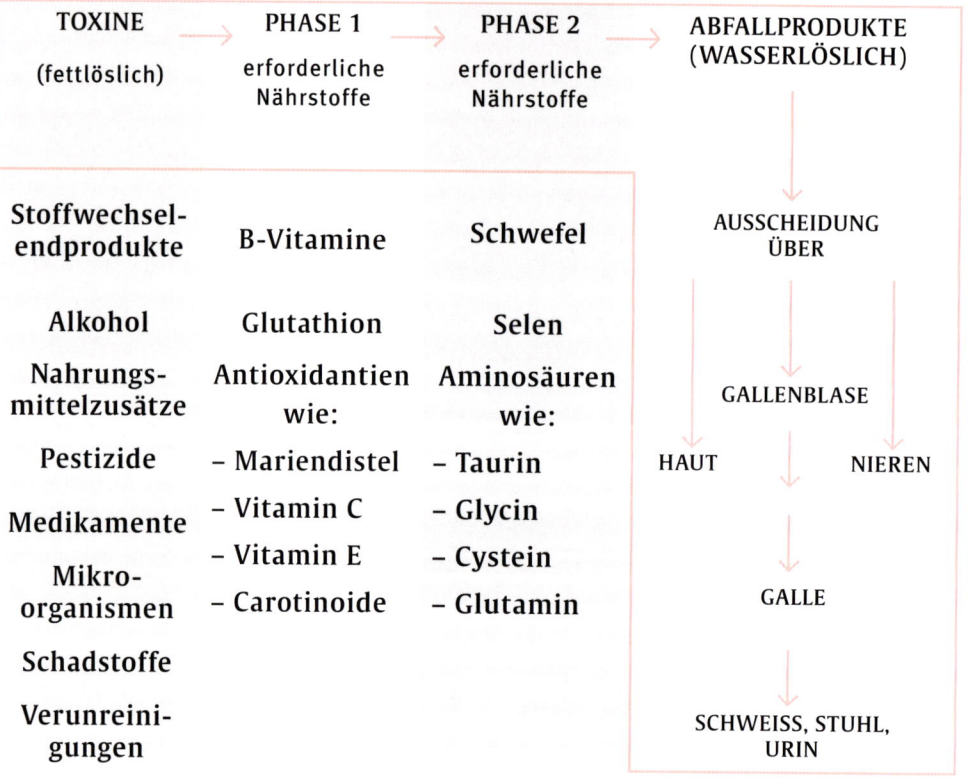

PHASE 1

Für die erste Stufe der Entgiftung sind diverse Nährstoffe erforderlich, darunter B-Vitamine. Eine der Hauptquellen dieser Vitamingruppe sind Vollkornprodukte, doch vielen Menschen geht es besser, wenn sie nur wenig oder gar keine Vollkornprodukte essen. Es gibt viele Gründe, weshalb jemand auf Getreide verzichten möchte oder muss. Manche Menschen haben mit den proteinbetonten, kohlenhydratarmen Diätformen rasant abgenommen. Solche Diäten galten Ende der 1990er-Jahren als ultimative Hilfe bei Gewichtsproblemen und waren eine natürliche Reaktion auf die vorherigen Regeln mit reichlich Kohlenhydraten und wenig Fett. Andere stellen lediglich fest, dass sie auf Getreideprodukte mit Reflux oder Blähungen reagieren, und möchten durch eine Ernährungsumstellung ihr Wohlbefinden steigern. Wenn Sie gerne Getreide essen und damit gut zurechtkommen, wählen Sie bitte die jeweiligen Vollkornvarianten. Manche Sorten sollte man vor dem Verzehr gut einweichen. Wenn Getreide Ihnen nicht bekommt, sollten Sie es auch nicht essen. Ihr Körper weiß, was gut für Sie ist. Wenn Sie jedoch zu wenig B-Vitamine aufnehmen, funktioniert die Entgiftungsphase 1 in der Leber eventuell nicht optimal. Wer sich kohlenhydratarm ernährt und wenig oder kein Getreide isst, sollte ein Ergänzungsmittel in Betracht ziehen.

PHASE 2

Es gibt einen breiten Weg in die Leber und fünf (oder je nach Sichtweise auch sechs) schmale Ausgänge. Wie für die Reaktionen in Phase 1 sind auch für die Verarbeitungen in Phase 2 bestimmte Nährstoffe erforderlich, darunter insbesondere bestimmte Aminosäuren und Schwefel.

Aminosäuren beziehen wir aus proteinhaltiger Nahrung. Was wir essen, wird ein Teil von uns. Proteine werden in Aminosäuren zerlegt und wirken danach an der Bildung aller Zellen des Immunsystems mit, mit denen wir uns vor Infekten schützen. Sie erzeugen aber auch die Neurotransmitter im Gehirn, die die Stimmung und das Denkvermögen beeinflussen, und sie bauen die Muskulatur auf. Was Sie essen, spielt also eine große Rolle.

Zur weiteren Unterstützung von Phase 2 brauchen wir Schwefel, der zum Beispiel in Eiern, Zwiebeln und Knoblauch steckt, aber auch in allen Kohlarten (wie Brokkoli, Weißkohl, Grünkohl, Rosen- oder Blumenkohl). Die Leber stellt die jeweilig nötigen Enzyme für die Umwandlung jeder kritischen Substanz her, und das Tempo dieser Enzymproduktion bestimmt, wie rasch etwas abgebaut wird. Auch die Gesamtbelastung der Leber hat Einfluss darauf, wie schnell Substanzen durch die Leber geleitet werden, und all dies wirkt sich auf Ihr Aussehen und Befinden sowie auf den Körperumfang aus. In meinen Augen liegt hier einer der Hauptgründe, weshalb die Kaloriengleichung in der heutigen Welt überflüssig ist.

BELASTUNGEN FÜR DIE LEBER

Es gibt bestimmte Faktoren, die die Leber belasten und die ich deshalb als »Leberbremsen« bezeichne.

Hierzu zählen:

- Alkohol
- Koffein
- Transfette
- Raffinierter Zucker
- Synthetische Stoffe wie Pestizide, Medikamente, Hautpflegeprodukte
- Infektionserreger, zum Beispiel bestimmte Viren wie das Epstein-Barr-Virus (der Erreger von Pfeiffer'schem Drüsenfieber oder Mononukleose)

Wir sollten uns nach Kräften bemühen, möglichst wenig Pestizide und Herbizide aufzunehmen oder auch nur in Kontakt damit zu kommen. Erstens entfalten einige dieser Chemikalien eine östrogenähnliche Wirkung: Sie können sich im Körper an die Östrogenrezeptoren binden, was für Männer und Frauen jeden Alters unerwünschte Folgen hat. Außerdem reichern sie sich gern im

Fettgewebe an. Wir wissen nicht, welche langfristigen Folgen das hat. Wir wissen auch nicht, was es bedeutet, diesen Substanzen ein Leben lang ausgesetzt zu sein, denn wir sind die erste Generation, die derart lange damit in Kontakt ist.

SIND SIE IN DIESEM TEUFELSKREIS GEFANGEN?

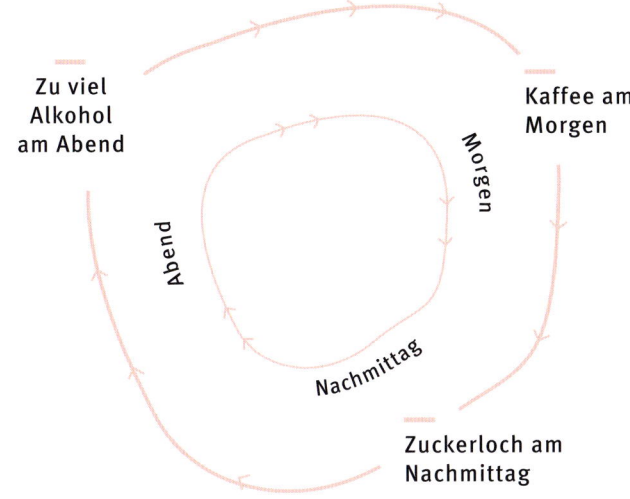

AUCH KÖRPEREIGENE SUBSTANZEN WERDEN ENTGIFTET

Die Leber kümmert sich nicht nur um die Entgiftung von Stoffen, die wir mit der Nahrung oder über die Haut aufgenommen haben. Sie muss auch bestimmte körpereigene Substanzen so umwandeln, dass sie ausgeschieden werden können.

Hierzu zählen:

- Cholesterin
- Sexualhormone (Steroide) wie Östrogen
- Substanzen, die sich bei gestörten Verdauungsprozessen, bei einer Reizdarmproblematik, bei (unbehandelten) Nahrungs-mittel-Unverträglichkeiten oder bei einer unerkannten Zöliakie bilden

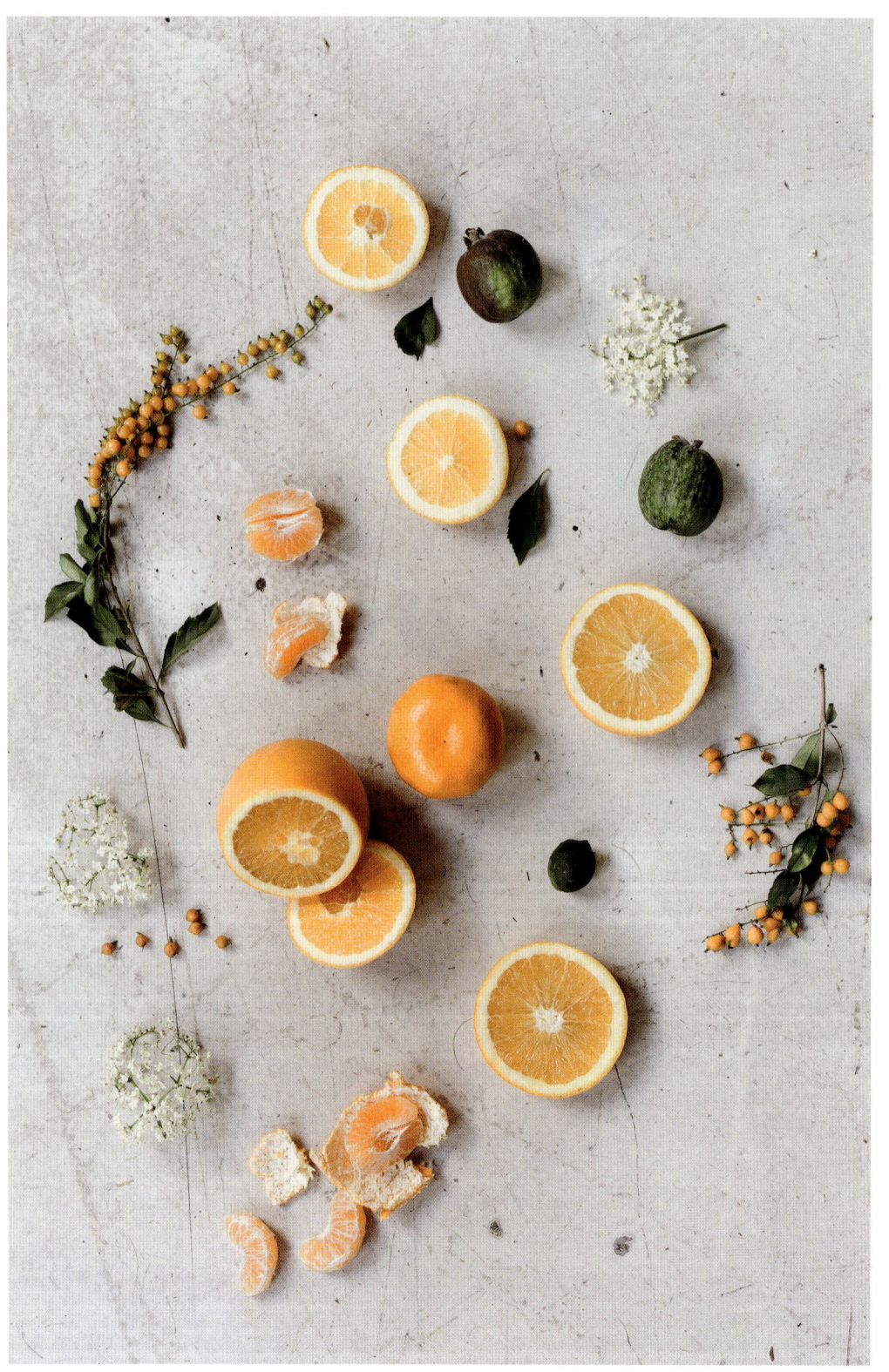

Ich kenne zahllose Frauen, die gar nicht so viele Leberbremsen zu sich nehmen, aber trotzdem immens unter ihrer Periode leiden, ständig mit Reizdarmsyndrom oder Verstopfung kämpfen und aus meiner Sicht überdeutlich signalisieren, dass ihre Leber Hilfe bräuchte. Gerinnsel im Menstruationsblut sind ebenso ein klassisches Symptom für eine Leberstauung wie viele Hautprobleme. Weitere Hinweise sind im Folgenden aufgelistet.

HILFERUFE DER LEBER

Die nachfolgenden Symptome können ein Hinweis sein, dass Ihre Leber mehr Aufmerksamkeit benötigt:

- Speckfalte unterhalb des BHs (»Leberrolle«, siehe Abschnitt zur Fettverteilung im Kapitel »Körperfett«, Seite 114)
- Empfindliche Stelle in der Mitte des Oberbauchs (möglicher Hinweis auf Gallenblasenprobleme, ein gebrochenes Herz oder eine schlimme Enttäuschung). Wenn die Gallenblase entfernt wurde, muss die Leber Galle nach Bedarf herstellen, weil die Gallenblase als Sammelorgan fehlt. Das erfordert oft Unterstützungsmaßnahmen für die Leber.
- Schlechte Laune oder leichtes Aufbrausen, falls Sie sonst nicht so waren.
- Anflüge von starkem Ärger, wenn Sie sonst nicht so waren.
- Kratzbürstiges, ungeduldiges Verhalten
- Prämenstruelles Syndrom
- Cellulite (kann auch lymphatisch oder cortisolbedingt sein)
- Hautausschläge
- Ekzem, Rosacea
- Hitzeempfindlichkeit
- »Mückensehen« (kann auch ein Hinweis auf Eisenmangel sein)
- Erwachen um zwei Uhr früh
- Schlafstörungen, nachdem Sie abends Alkohol getrunken haben
- Sie wachen nachts auf, weil Ihnen so heiß ist.
- Sie haben morgens erst einmal keinen richtigen Hunger.
- Sie möchten morgens lieber nur einen Kaffee, nichts zu essen.

- Erhöhter Cholesterinspiegel
- Symptome einer Östrogendominanz
- Tendenz zu Blähungen
- Täglicher Alkoholkonsum
- Dauerhaft täglicher Koffeinkonsum

DIE ÖSTROGENVERARBEITUNG IN DER LEBER

Wenn eine Leberbremse die Leberpforte erreicht, muss sie verarbeitet werden, ganz gleich, ob sie von außen stammt (exogen) oder vom Körper selbst erzeugt wurde (endogen). Jede Leberbremse, die in der Leber eintrifft, durchläuft die erste Entgiftungsphase und wird dabei verarbeitet. Zwischen diesem Zugang und der Mitte der Leber ist Östrogen zwar noch Östrogen, wurde aber geringfügig verändert. Diese leicht veränderte Östrogenvariante muss danach einen der fünf Verarbeitungswege von Phase 2 passieren, bei dem sie erneut leicht verändert wird. Erst in dieser Form kann das Östrogen ausgeschieden werden und den Körper dauerhaft verlassen.

Gesundheitlich bedenklich wird es, wenn die Wege in Phase 2 wie bei einem Verkehrsstau überlastet sind.

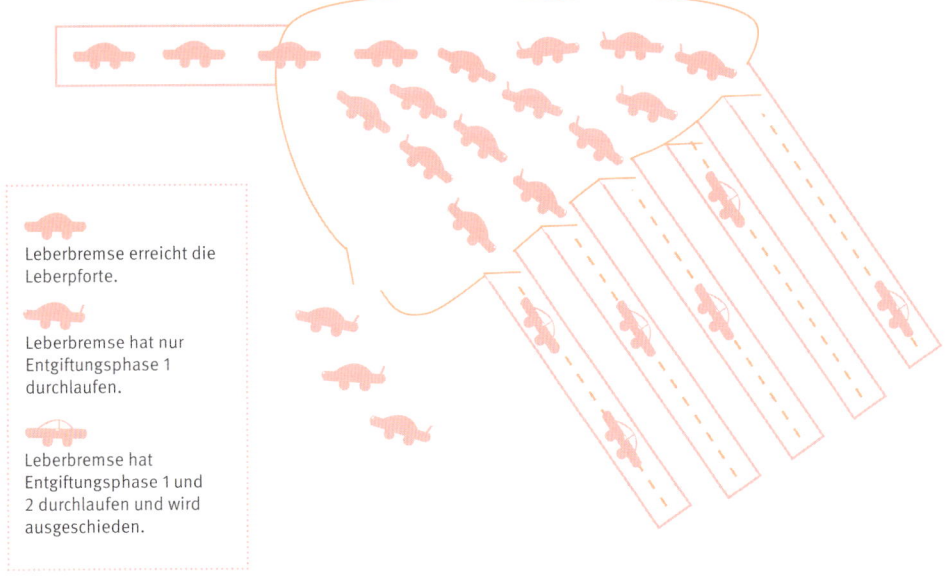

Leberbremse erreicht die Leberpforte.

Leberbremse hat nur Entgiftungsphase 1 durchlaufen.

Leberbremse hat Entgiftungsphase 1 und 2 durchlaufen und wird ausgeschieden.

Wenn man jahrelang belastende Stoffe zu sich nimmt, aber auch bei Hormonstörungen oder Darmproblemen (oder einer Kombination dieser Faktoren), können die ableitenden Wege »verstopfen«. Die üblichen Leberwerte in den Bluttests geben darauf keinen Hinweis, weil sie nach Leberschäden suchen.

Ehe normale Bluttests auf die Stauung hindeuten, die zur Erhöhung dieser Werte führt, hat die Leber in der Regel über Jahre stumm gelitten. Wenn die Verarbeitung ins Stocken gerät, kann das Östrogen in der Leber nicht weiter. Es kann sich aber auch nicht dort ansammeln, weil ständig weitere unerwünschte Stoffe aus der Pfortader ankommen. In diesem Fall gibt die Leber das Östrogen zum Recycling zurück ins Blut. Die Wiederverwertung solcher Stoffe ist potenziell gesundheitsschädlich, weil sie nicht nur den Bauchumfang anwachsen lässt, sondern auch das Risiko birgt, dass durch Stoffwechselveränderungen infolge der erhöhten Werte dieser Substanzen degenerative Krankheiten entstehen. Und auf welches Organ sollte man deutlich mehr Rücksicht nehmen, um dieses Recycling zu beenden? Natürlich auf unsere kostbare Leber! Mehr Hilfe und spürbare Entlastung dankt sie uns mit verblüffender Kraft, Vitalität und effizienter Fettverbrennung.

Übrigens ist es das recycelte Östrogen, das für Frauen im Hinblick auf das Krebsrisiko für die Sexualorgane so kritisch ist. In der richtigen Menge und im richtigen Mischungsverhältnis ist Östrogen ein wunderbares Hormon. Problematisch ist nur zu viel Gesamtöstrogen oder zu viel von der Sorte, die mit Krebs der Sexualorgane verknüpft ist – nicht nur wegen des Östrogens selbst, sondern auch weil die Progesteronproduktion unmöglich damit Schritt halten kann. Letzteres kann auch für sich allein ständige Angst, Niedergeschlagenheit, Wassereinlagerungen oder verstärkte Fettbildung auslösen. Mehr darüber erfahren Sie im Kapitel »Der weibliche Zyklus« (Seite 168).

DIE LEBER UNTERSTÜTZEN

Auf meinen Wochenendseminaren verhelfe ich anderen zu der Einsicht, welche Schuldgefühle der Teufelskreis von zu viel Alkohol am Abend plus aufputschenden Kaffee am nächsten Morgen plus Zuckergier am Nachmittag auslöst. Schuldgefühle halten einen in diesem Rhythmus fest. Die Auswirkungen wären weitaus harmloser, wenn wir so etwas als einmaligen Ausrutscher betrachten würden und uns anschließend besser um uns selbst kümmern. Schließlich prägt das, was man jeden Tag tut, die Gesundheit, nicht das, was man manchmal tut.

Gestehen Sie sich ehrlich ein, womit Sie Ihre Leber ausbremsen. Konzentrieren Sie sich darauf, was gut und nahrhaft für Sie ist, nicht auf eventuelle Einschränkungen. Immerhin spielt die Leber nicht nur für die Verstoffwechselung zahlloser Substanzen, die beeinflussen, ob der Körper Fett verbrennen oder einlagern möchte, eine entscheidende Rolle, sondern auch für den Schutz vor Krankheiten. Wer gut isst und sich regelmäßig bewegt, ohne dass sich Form und Umfang des Körpers verändern, oder wer regelmäßig die zuvor genannten Symptome bei sich beobachtet, könnte von Maßnahmen zur Unterstützung der Leber erheblich profitieren. Wir haben nur eine Leber! Die sollten wir hegen und pflegen.

Mehr Hinweise auf einen besseren Umgang mit der Leber finden Sie in dem Kapitel »Körperfett« (Seite 114).

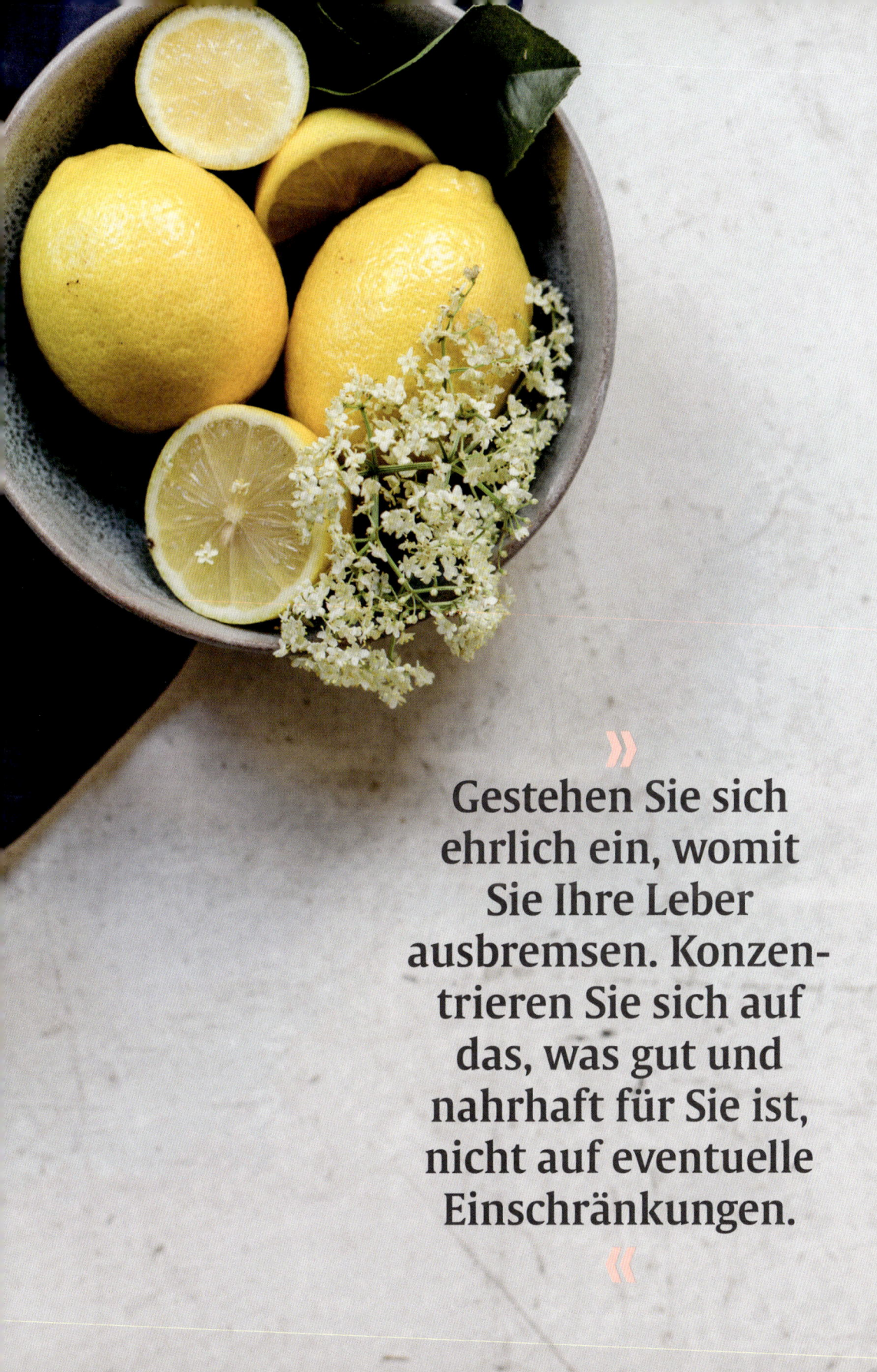

» Gestehen Sie sich ehrlich ein, womit Sie Ihre Leber ausbremsen. Konzentrieren Sie sich auf das, was gut und nahrhaft für Sie ist, nicht auf eventuelle Einschränkungen. «

Darmbakterien

———

UNSERE UNSICHT-
BAREN UNTERSTÜTZER

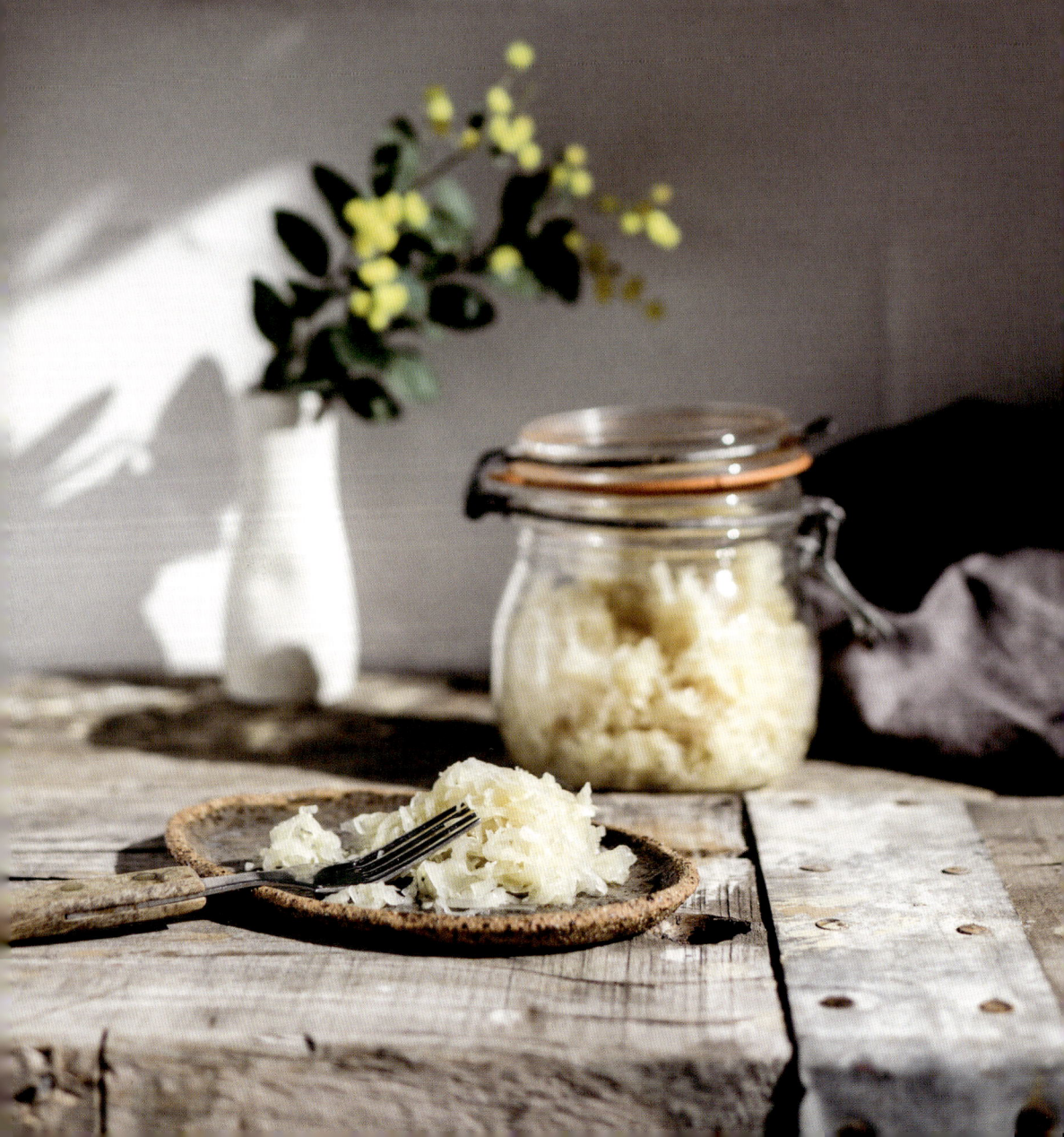

DIE BASIS DER GESUNDHEIT

Im Dickdarm leben drei bis vier Kilogramm Bakterien, die nicht nur das Immunsystem, sondern auch die Psyche beeinflussen. Sie haben sogar Einfluss auf die Kalorienverwertung und erzeugen Stoffe, die für die Erhaltung einer gesunden Darmschleimhaut benötigt werden. Wenn dieses Gleichgewicht gestört ist, reagiert der Körper mit unzähligen Symptomen, die auf den ersten Blick scheinbar nicht unmittelbar mit den Darmbakterien zu tun haben. Doch ein gesunder Darm ist die Grundlage für eine stabile Gesundheit.

Im Rahmen meiner Doktorarbeit untersuchte ich biochemische, immunologische und mikrobiologische Faktoren sowie den Einfluss der Ernährung bei Kindern mit Störungen aus dem autistischen Spektrum (ASD). Dabei erhielt ich von den Studienteilnehmern (Kinder mit ASD und eine Kontrollgruppe von Kindern ohne Autismus) auch Stuhlproben zur Analyse der Darmbakterien. Diese Arbeit erwies sich als sehr aufschlussreich und lehrte mich mehr über den Darm, als ich je geahnt hätte.

Ich sah die Auswirkungen von Antibiotika aus erster Hand – ungut. Auch die Auswirkungen einer zucker- und stärkereichen Kost beobachtete ich – ebenfalls ungut. Und ich sah den positiven Einfluss einer Ernährungsumstellung. Sonst nichts. Keine andere Maßnahme, die mir damals zur Verfügung stand, konnte den Darm so gut sanieren, wie grundsätzlich nährstoffreich zu essen.

Wenn Sie also mit einem stabileren Immunsystem, besserer Stimmung und der Fähigkeit, Energie aus Fett zu gewinnen, belohnt werden wollen (um nur einige Vorteile zu nennen), sollten Sie sich besser mit Ihren Darmbakterien anfreunden.

Es ist ganz einfach:

- Machen Sie einen Bogen um Antibiotika. Nehmen Sie diese nur, wenn es gesundheitlich unvermeidbar ist. Und essen Sie bitte nur Biofleisch, denn Fleisch aus konventioneller Haltung enthält leider häufig Antibiotikarückstände.
- Essen Sie nur echtes Essen: keine industriell erzeugten Produkte, sondern reichlich Gemüse und natürliche Fette aus diversen Quellen. Hierzu zählen auch fermentierte Speisen sowie Knochenbrühen.

Schon damit tun Sie Ihrem Darm einen echten Gefallen.

Der weibliche Zyklus

SEXUALHORMONE IM GLEICHGEWICHT

Die Sexualhormone haben großen Einfluss darauf, wie es uns geht, wie gut wir funktionieren und wie wir aussehen. Sie beeinflussen Fettspeicherung und Fettverbrennung, die Schlafqualität und die Grundstimmung (ob wir ängstlich oder ruhig, zurückhaltend oder ärgerlich sind), die entsprechenden Vorlieben bei der Nahrungsauswahl und wie wir mit uns selbst und anderen sprechen, denn sie wirken nicht nur auf den Körper, sondern auch auf die Psyche.

Man sollte aber nicht nur ihre Arbeit im Körper verstehen, sondern auch etwas darüber, nach welchen Regeln und in welchem Verhältnis sie entstehen. Sobald wir verstehen, wie der Körper arbeitet, erfolgen Veränderungen meiner Erfahrung nach fast automatisch und sind eher von Dauer. Es ist ein Unterschied, ob mir jemand rät, weniger Zucker zu essen, oder ob ich erfahre, welchen Einfluss Zucker auf meinen Sexualhormonhaushalt hat. In diesem Fall speist sich der Entschluss, etwas daran zu ändern, aus einer ganz anderen Quelle und ist häufiger nachhaltig. Und Frauen werden im Alltag stark von ihren Sexualhormonen beeinflusst.

Bei Frauen im fruchtbaren Alter – also zwischen der ersten und der allerletzten Menstruation – entstehen die Sexualhormone vor allem in den Eierstöcken. Weitere geringe Mengen werden von Nebennieren, Fettzellen und Leber ausgeschüttet. Der Körper enthält auch Gewebe, das zwar selbst Hormone erzeugt, aber nicht wahrnehmen kann, wie viel von diesem Hormon bereits vorliegt. Ob bestimmte Gewebearten hormonsensitiv sind oder nicht, entscheiden die Rezeptoren für bestimmte Hormone, die nicht an jeder Körperzelle vorhanden sind.

Dass der Körper also ein bestimmtes Hormon erzeugt, bedeutet keineswegs, dass Sie automatisch von dessen Wirkungen profitieren (oder darunter leiden). Hormone können ihre Wirkung erst entfalten, wenn sie sich an passende Rezeptoren binden. Der beste Vergleich für diese Wirkweise ist das Bild von Schlüssel und Schloss. Für eine Wirkung muss beides zusammenpassen.

Die Sexualhormone können uns auf wunderbare Weise mit Schwung und Vitalität ausstatten – oder uns das Leben zur Hölle machen. Im Hinblick auf Gelassenheit, geistige Klarheit, Geduld, auf Fettverbrennung, eine schöne Haut und natürlich die Fruchtbarkeit hat kaum etwas im Körper so starken Einfluss wie die Sexualhormone. An dieser Stelle beschäftigen wir uns unmittelbar mit Östrogen und Progesteron. Was geschieht, wenn diese Hormone aus dem Gleichgewicht geraten, wird später dargestellt.

ÖSTROGEN

Östrogen ist ein weibliches Hormon (auch wenn Männer es von Natur aus ebenfalls in geringer Menge erzeugen), das im Körper wichtige Aufgaben bei der Fortpflanzung, bei der Knochenneubildung und für Herz- und Gefäßgesundheit übernimmt. Kritisch wird es erst, wenn im Vergleich zu anderen Hormonen – insbesondere Progesteron – zu viel Östrogen vorliegt. Außerdem kann Östrogen ein Problem darstellen, wenn im Verhältnis zu anderen Östrogenformen zu viel von einer speziellen Form vorhanden ist.

Bei Frauen, die regelmäßig menstruieren, bilden die Eierstöcke Östrogen. Zusätzlich erzeugen die Fettzellen, die Nebennierendrüsen und die Leber geringe Mengen dieses Hormons. Mit der Menopause stellen die Eierstöcke die Hormonproduktion ein.

Im weiblichen Körper dient Östrogen der Fortpflanzung, indem es die Gebärmutterschleimhaut wachsen lässt, was beim klassischen 28-Tage-Zyklus zwischen Tag 1 und 14 abläuft (Tag 1 ist der erste Tag der Menstruation). In dieser ersten Zyklushälfte soll die wachsende Schleimhaut den Körper auf eine eventuelle Empfängnis vorbereiten. Östrogen möchte Monat für Monat dafür sorgen, dass eine Frau im gebärfähigen Alter schwanger wird – ob sie das gerade will oder nicht! Der Körper ist schließlich auf Überleben gepolt.

Als Ergebnis dieses biologischen Befehls, jeden Monat empfängnisbereit zu sein, achtet Östrogen auch auf ausreichend Körperfett. Ohne ausreichend Körperfett hätte ein junger Fetus schlechtere Überlebenschancen. Östrogen signalisiert dem Körper, dass er in typisch weiblichen Zonen Fettpolster bilden soll, weil die birnenförmige weibliche Figur für Schwangerschaft und Geburt am günstigsten ist.

Östrogen ist auch das Hormon, das zu Beginn der Pubertät die weiblichen Kurven entstehen lässt. Es begünstigt die Fettbildung an Hüfte, Gesäß und Oberschenkeln. Ein zu hoher Östrogenspiegel fördert leider auch Flüssigkeitseinlagerungen, was für Frauen ein hoher Stressfaktor sein kann – man fühlt sich aufgedunsen und verquollen. Wenn sich dieses Gefühl aufschaukelt, kann es für den Rest des Tages die Lebensmittelauswahl beeinflussen, aber auch die Bereitschaft, intim zu werden, und die Botschaften an sich selbst und die engste Umgebung. Das wiederum kann in einem ohnehin anstrengenden Leben eine weitere Stressquelle darstellen.

Sexualhormone können uns auf wunderbare Weise mit Schwung und Vitalität versorgen – oder uns das Leben zur Hölle machen.

Insgesamt hat Östrogen somit viele wichtige Funktionen für die weibliche Gesundheit. Problematisch ist in erster Linie ein Östrogenüberschuss.

PROGESTERON

Im menschlichen Körper übernimmt Progesteron eine Vielzahl an Aufgaben. Im Hinblick auf die Fortpflanzung soll es die Gebärmutterschleimhaut erhalten, deren Erzeugung in der ersten Zyklushälfte vom Östrogen angestoßen wurde. Falls der Körper feststellt, dass eine Empfängnis stattgefunden hat, will er diese Schleimhaut behalten und verdicken. Hierzu steigt das Progesteron in der Schwangerschaft weiter an. Ohne Empfängnis hingegen ist die Schleimhaut momentan überflüssig und der Progesteronspiegel sinkt, was die Menstruation auslöst. Bei gutem Gesundheitszustand und einer Zykluslänge von 28 bis 29 Tagen erreicht Progesteron an Tag 21 seinen Gipfel und sollte ab kurz nach der Zyklusmitte bis zur Menstruation das dominante Sexualhormon sein. Wie Sie in anderen Abschnitten sehen, kommt dies jedoch zunehmend selten vor.

Biologisch spielt Progesteron noch diverse weitere Rollen. Es ist ein starker Angstlöser, wirkt antidepressiv, schwemmt Wasser aus und sorgt dafür, dass die Fettreserven zur Energiegewinnung angezapft werden können. Ohne die passenden Progesteronmengen im Zyklusverlauf verlassen wir uns vornehmlich auf Glukoseverbrennung (»Zucker«), und der Körper baut im Zweifelsfall eher Muskelgewebe ab, anstatt auf gespeichertes Fett zurückzugreifen. Auf die Dauer bremst dies den Stoffwechsel aus, was man sich natürlich gar nicht wünscht. Auch eine eher ängstliche oder depressive Stimmung kann die Folge sein. Wenn Sie finden, dass in Ihrem Leben doch eigentlich alles gut läuft, Sie aber dennoch niedergedrückt sind, kommen womöglich Schuldgefühle hinzu und Sie sind durcheinander. So überlagert sich Schicht für Schicht immer wieder körperlicher und emotionaler Stress, was Frauen unweigerlich zu viele Stresshormone ausschütten lässt, die ihrerseits auf das Gleichgewicht der Sexualhormone einwirken können.

Bei natürlich menstruierenden Frauen erfolgt der Eisprung normalerweise um den 14. Zyklustag herum (mehr dazu in anderen Abschnitten), wofür verschiedene hormonelle Veränderungen ablaufen müssen. Aus dem Zentrum des Gehirns schickt die Hypophyse hormonelle Signale an die Eierstöcke, um die Eireifung und dann den Eisprung auszulösen. Das follikelstimulierende Hormon (FSH) sorgt nicht nur dafür, dass im Follikel ein Ei wächst und ausreift, sondern animiert den Follikel auch zur Östrogenproduktion. Dieser Östrogenanstieg teilt der Hypophyse mit, dass sie nun kein FSH mehr erzeugen soll, sondern zur Produktion von luteinisierendem Hormon (LH) übergehen muss. Der Wechsel zur LH-Produktion löst wiederum den Eisprung aus. Für optimale Fruchtbarkeit und ein ausgewogenes Verhältnis der Sexualhormone kommt es also auf die reibungslose Kommunikation zwischen Hypophyse und Eierstöcken an.

Nach der Freisetzung des Eies bleibt im Eierstock der aufgerissene Follikel zurück, der jetzt als Gelbkörper (Corpus luteum) bezeichnet wird. Hier wird der Großteil des weiblichen Progesterons erzeugt. Wie bereits erwähnt soll Progesteron sieben Tage vor Einsetzen der Menstruation seinen Höhepunkt erreichen, bei einem 28-Tage-Zyklus also an Tag 21. Wenn eine Empfängnis stattfindet, muss der Progesteronspiegel weiter ansteigen, damit die Gebärmutterschleimhaut bestehen bleibt. Ohne Empfängnis ist die Aufrechterhaltung der Schleimhaut nicht mehr notwendig – der Progesteronspiegel fällt ab und dies stößt die Menstruation an.

Östrogen möchte Monat für Monat dafür sorgen, dass eine Frau im gebärfähigen Alter schwanger wird – ob sie das gerade will oder nicht!

Machen Sie sich bewusst, dass zu viel oder zu wenig von jeglichem Hormon ein Problem darstellen kann. Für die jeweilige Symptomatik kann auch das Verhältnis zwischen den verschiedenen Hormonen eine Rolle spielen. Man muss also herausfinden, ob gegebenenfalls zu viel Östrogen und/ oder zu wenig Progesteron vorliegt, was das bedeutet, wie es dazu kommen kann und was man selbst unternehmen kann, um die eigenen Sexualhormone besser auszubalancieren.

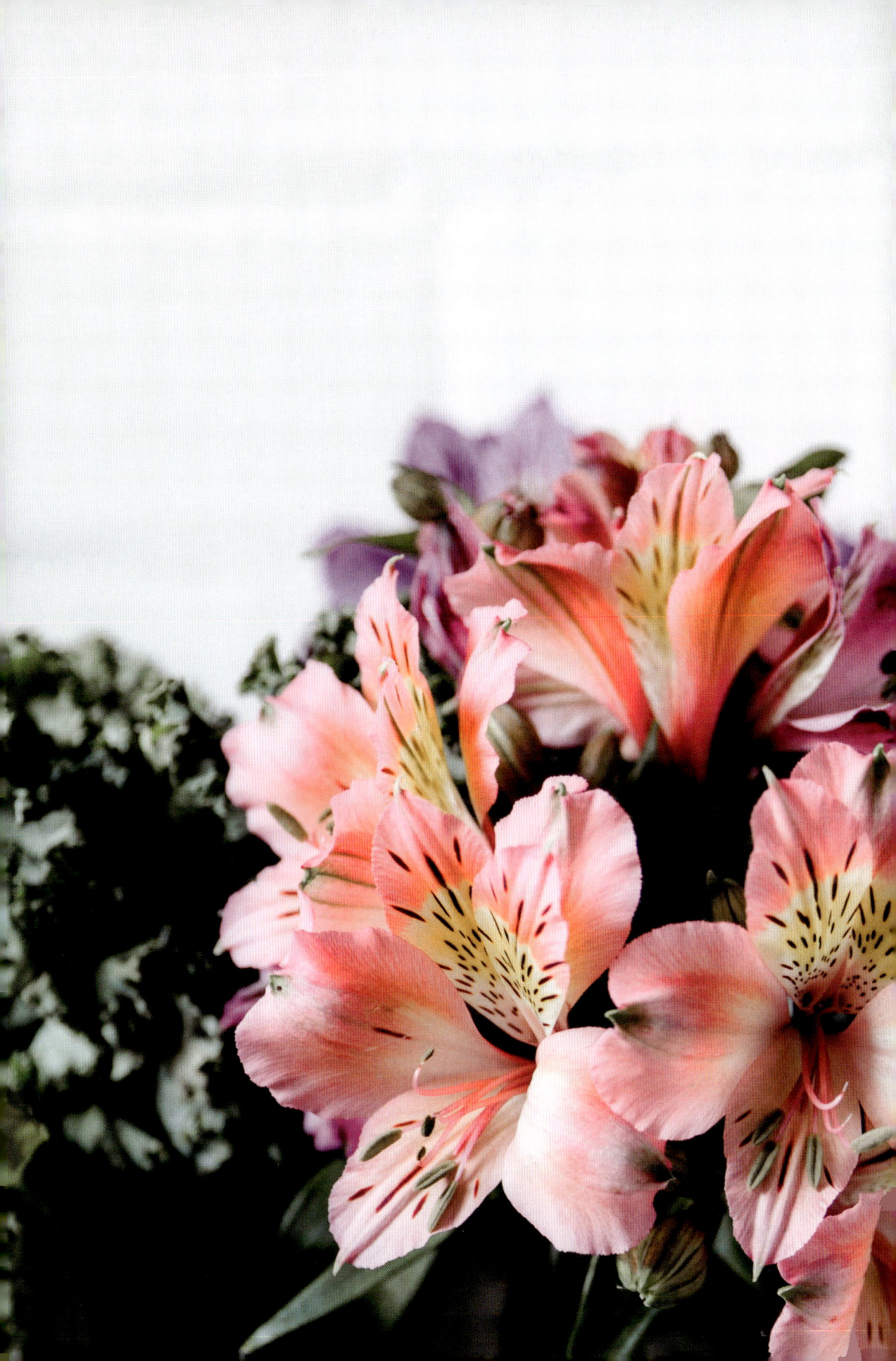

IHR ZYKLUS:

Im Monats-verlauf

TAG 1 BIS 14
(ABBILDUNG 1 BIS 3)

TAG 14 BIS 28
(ABBILDUNG 4 BIS 7)

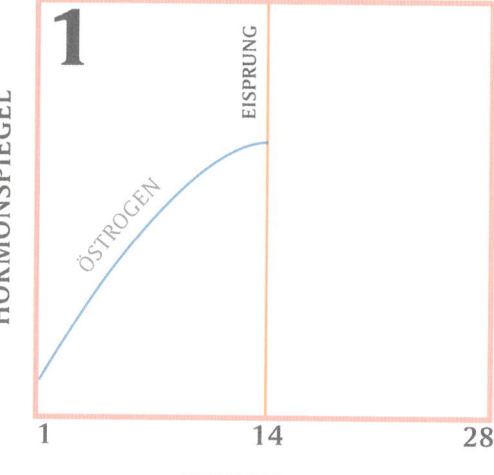

Tag 1 ist der erste Tag der Blutung. Etwa am 14. Tag findet der Eisprung statt und an Tag 28 setzt die nächste Menstruation ein. In der ersten Zyklushälfte ist das Östrogen dominant. Das ist erwünscht.

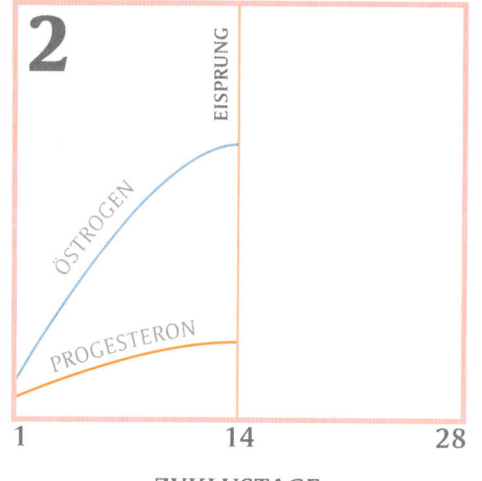

In diesem Zyklusstadium (Tag 1 bis 14) vor dem Eisprung entsteht Progesteron nur in den Nebennieren.

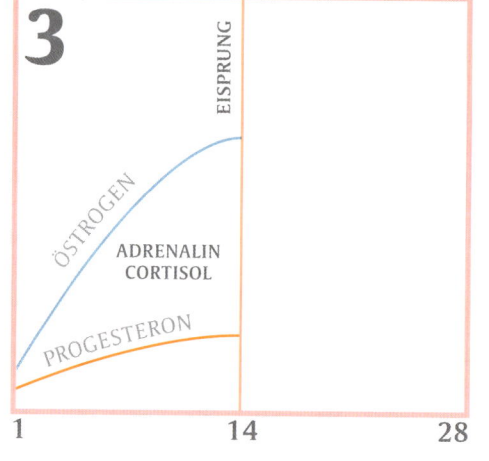

Falls die Nebennieren auch Stresshormone erzeugen – womöglich ständig –, geht der Körper davon aus, dass wir in Lebensgefahr sind und dass es auf der ganzen Welt nichts mehr zu essen gibt. Um uns einen Gefallen zu tun, schraubt er die normale Progesteron-erzeugung in den Nebennieren herunter. Was bedeutet das im Kontext?

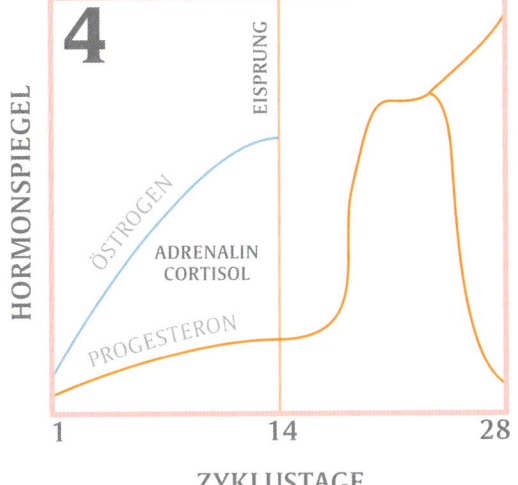

Nach dem Eisprung steigt Progesteron unter dem Einfluss des Gelbkörpers abrupt an. Bei einer Empfängnis steigt es noch stärker, um das Endometrium zu erhalten. Ohne Empfängnis wird die Gebärmutterschleimhaut nicht mehr benötigt, das Progesteron sinkt, die Blutung setzt ein.

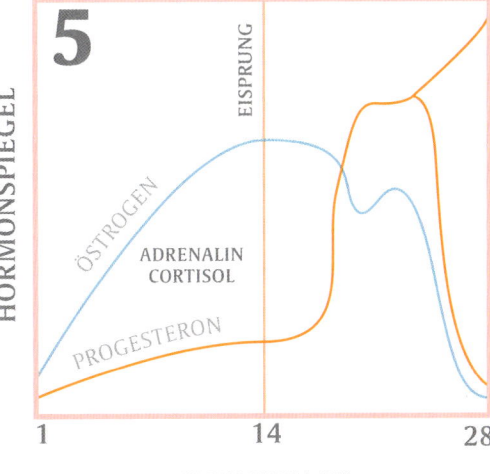

In der zweiten Zyklushälfte ist Östrogen weniger wichtig als Progesteron. Diese Abbildung zeigt das gesunde Gleichgewicht der Sexualhormone.

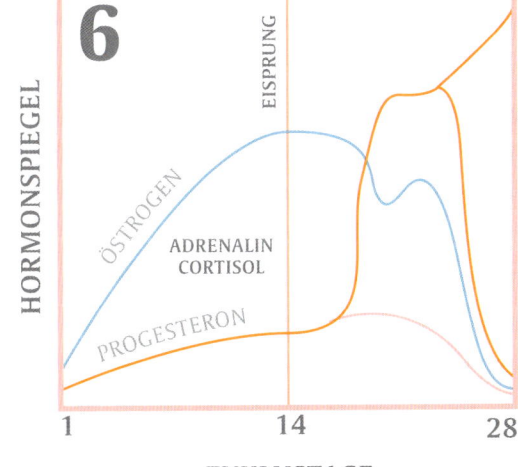

Wenn kein Eisprung stattfindet, muss das gesamte Progesteron von den Nebennieren erzeugt werden. Unter Stress kann die Progesteronkurve dabei dem unteren Verlauf in der Grafik folgen.

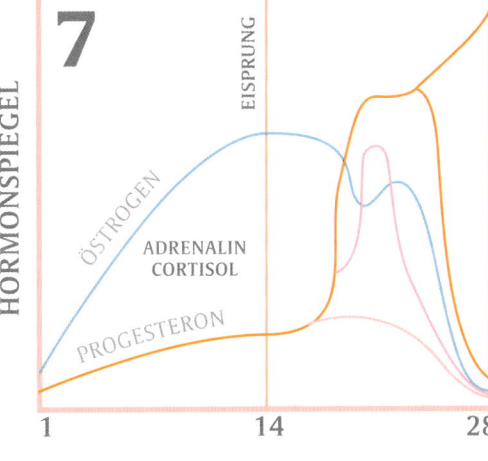

Möglich ist auch, dass trotz eines Eisprungs nicht ausreichend Progesteron ausgeschüttet wird, sodass es in der zweiten Zyklushälfte nur wenige Tage das stärkere Hormon darstellt. Dann dominiert vor der Menstruation das Östrogen. Diese Konstellation ist sehr typisch bei Menstruationskrämpfen.

Störfaktoren im Hormon-haushalt

DAS WECHSELSPIEL ZWISCHEN STRESSHORMONEN UND SEXUALHORMONEN

Zwischen den Sexualhormonen und den Stresshormonen besteht ein faszinierend enger Zusammenhang. Im Sinne eines gesunden, glücklichen Lebens sollten Sie sich ernsthaft damit auseinandersetzen.

Wie wir gesehen haben, ist Östrogen von Tag 1 bis Tag 14 des weiblichen Zyklus das vorherrschende Hormon. In dieser ersten Zyklushälfte erzeugen die Nebennieren kleine Mengen Progesteron – der Einfachheit halber nehmen wir hier zwei Einheiten an. Zur Erinnerung: Im Rahmen der Fortpflanzung sorgt Progesteron für den Erhalt der Gebärmutterschleimhaut, wirkt Ängsten und depressiven Stimmungen entgegen und entwässert.

In den Nebennieren entstehen jedoch auch Stresshormone, nämlich Adrenalin und Cortisol. Adrenalin erzeugt der Körper nach Koffeinkonsum oder wenn er sich gehetzt und unter Druck fühlt. Adrenalin vermittelt jeder Körperzelle, dass wir in Lebensgefahr schweben, obwohl wir vielleicht nur intensiv mit Kollegen diskutiert oder schon drei Tassen Kaffee getrunken haben (oder beides). Ich möchte betonen, dass sowohl körperliche Faktoren (zum Beispiel Koffeinkonsum) als auch emotionale Faktoren (psychischer Druck oder ein Missverständnis bei einer Diskussion) die Adrenalinausschüttung anregen und dem Körper Lebensgefahr suggerieren können.

Cortisol hingegen ist das Langzeitstresshormon. Wenn wir innerlich sehr durcheinander sind, vermittelt Cortisol jeder Körperzelle, dass es auf der ganzen Welt nichts mehr zu essen gibt. Daraufhin baut der Körper sicherheitshalber Muskelgewebe ab und speichert Fett, um die offenkundig bevorstehende Hungersnot zu überstehen. Auch wenn es in Wahrheit reichlich zu essen gibt und das Cortisol eher auf Verunsicherung beruht (vielleicht bezüglich der Finanzen oder der Beziehung), verbindet der Körper dieses Hormon mit den historischen Gründen für Dauerstress, die mit Nahrungsknappheit einhergingen.

Adrenalin vermittelt jeder Körperzelle, dass wir in Lebensgefahr schweben.

Da der Körper Progesteron mit Fruchtbarkeit verbindet, will er unter dem Eindruck, dass das Leben bedroht ist und es sowieso nichts mehr zu essen gibt, ganz bestimmt kein Kind in die Welt setzen. Also schraubt er die Progesteronproduktion in den Nebennieren herunter. Zurück bleiben Östrogen und Cortisol, die für Fetteinlagerung und anhaltenden Stress stehen, während das Hormon auf der Strecke bleibt, das für Ausgeglichenheit, Fettverbrennung und die Ausschwemmung von überschüssigem Wasser sorgt.

Das Nachlassen der erwünschten Progesteronproduktion in den Nebennieren aufgrund der ständigen Ausschüttung von Stresshormonen sowie die Folgen für Stoffwechsel und Biologie zählen meiner Ansicht nach derzeit zu den größten gesundheitlichen Herausforderungen für westliche Frauen. Auf meinen Wochenendveranstaltungen sorgt das Thema bei Frauen immer wieder für echte Aha-Erlebnisse.

Allein diese Situation bedeutet heute eine massive Änderung der weiblichen Chemie, die das emotionale und körperliche Wohlbefinden einer Frau stark beeinträchtigen kann und entscheidend beeinflusst, ob Frauen sich vital und lebendig fühlen oder mühsam Tag für Tag durchstehen. Zugleich erklärt es, woher das Gefühl stammt, dass alles furchtbar eilig ist. So kommt es, dass eine Frau, die eigentlich glücklich, gesund und ausgeglichen war, einen klaren Kopf und viel Energie hatte, plötzlich ihren Fokus verliert und ent-

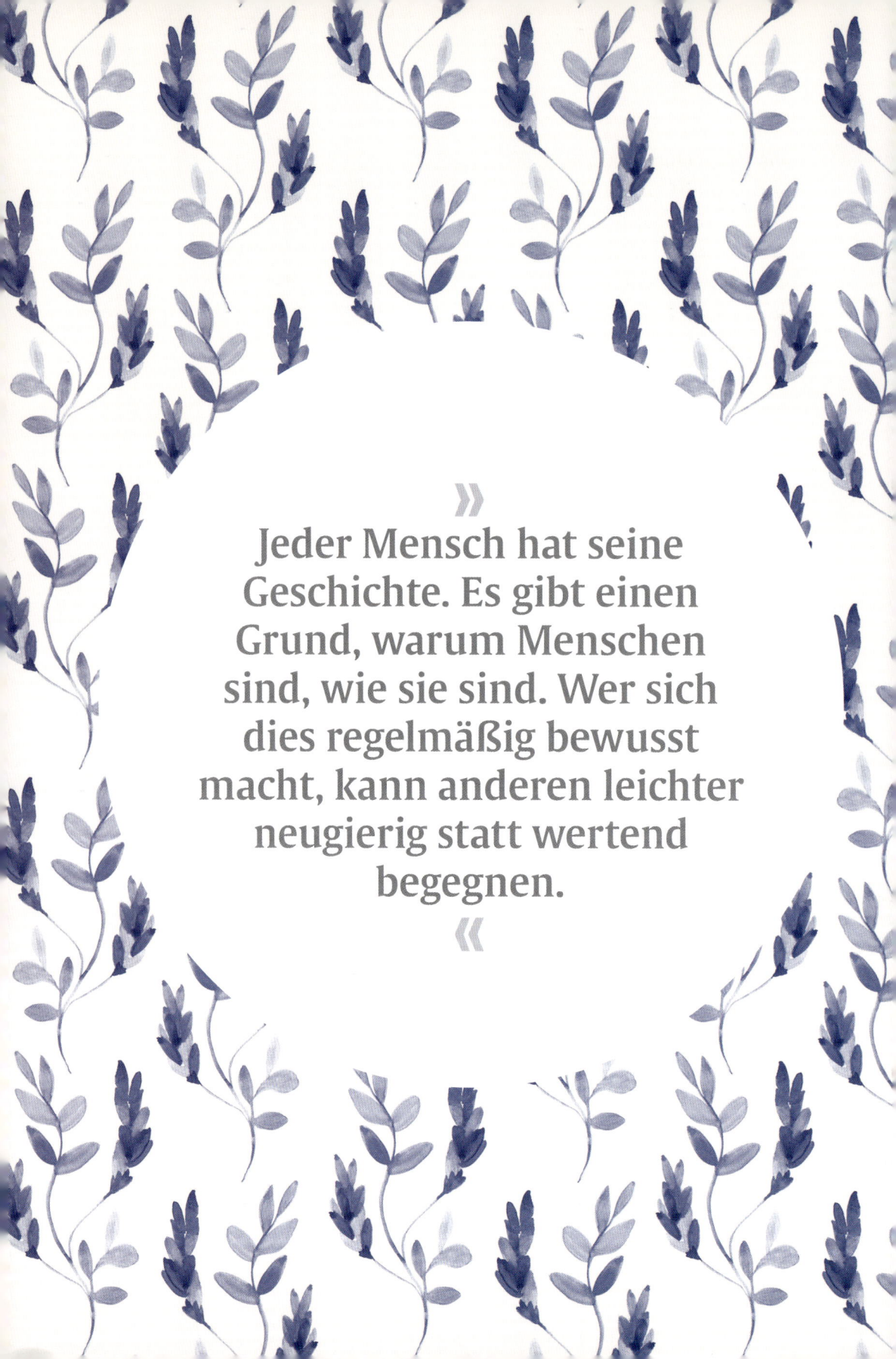

»

Jeder Mensch hat seine Geschichte. Es gibt einen Grund, warum Menschen sind, wie sie sind. Wer sich dies regelmäßig bewusst macht, kann anderen leichter neugierig statt wertend begegnen.

«

weder undefinierte Ängste und Sorgen entwickelt oder abgrundtief erschöpft ist – nur weil sie pausenlos Stresshormone erzeugt und deshalb ihr Progesteron absinkt (oder ganz ausbleibt). Körperlich fühlt sie sich zeitweise aufgedunsen und träge, es kommt zu Wassereinlagerungen und Blähungen und ihre Kleidung erscheint ihr von Minute zu Minute enger, egal, was sie isst.

Gegen eine nachlassende Progesteronproduktion in den Nebennieren muss man etwas tun.

Prüfen Sie dazu, ob Sie die folgenden Punkte umsetzen können:

- Zwerchfellatmung: Atmen Sie langsam durch die Nase ein, bis der Bauch sich wölbt. Halten Sie nicht die Luft an, sondern atmen Sie nach einer kurzen Pause langsam wieder aus, sodass der Bauch sich in Richtung Wirbelsäule zurückzieht. Nichts lässt die Stresshormone rascher abfallen als Zwerchfellatmung. Wer die meiste Zeit so atmet, vermittelt dem Körper Sicherheit, senkt den Stresshormonspiegel und gibt dem Körper die Chance, wieder Progesteron zu erzeugen. Am besten belegen Sie einen regelmäßigen Kurs, bei dem auf gutes Atmen geachtet wird, ob Tai Chi, Qigong, Pilates, Yoga, restoratives Yoga oder andere meditative Bewegungsformen. Alternativ schieben Sie im Tagesverlauf immer wieder bewusst Momente ein, in denen Sie Ihre Atmung überprüfen – während Sie morgens darauf warten, dass das Teewasser kocht, an der roten Ampel oder immer zur vollen Stunde (Wecker stellen). Führen Sie kleine Alltagsrituale ein, die Ihnen Tag für Tag zum bewussten Atmen verhelfen. Kurze, flache, schnelle (also adrenalingetriebene) Atemzüge sparen Sie sich für echte Notfälle auf.
- Kräuter wie Süßholz helfen den Nebennieren, besser mit Stress umzugehen oder sich nach starker Beanspruchung zu erholen. Päonie (Pfingstrose) fördert die reibungslose Kommunikation zwischen Hypophyse und Eierstöcken und trägt zu einem ausgewogenen Verhältnis zwischen FSH und LH bei. Dies wiederum unterstützt den regulären Eisprung und damit die vermehrte Progesteronerzeugung.

GEBURT UND WOCHENBETT

Auch nach der Geburt eines Babys können die Stresshormone über-schießen und die Sexualhormone ins Schleudern bringen. Nachdem ab der 12. Schwangerschaftswoche die Plazenta voll ausgebildet ist, steigt die Progesteronmenge auf 300 bis 400 Einheiten an. In der Schwangerschaft ist im weiblichen Körper das meiste Progesteron im Umlauf, was viele Frauen besonders ab dem zweiten Schwanger-schaftsdrittel richtig aufblühen lässt. Nach der Ausstoßung der Pla-zenta sinkt der Progesteronspiegel jedoch abrupt von 400 auf null. Dieser Effekt wird glücklicherweise von anderen Wohlfühlhormonen wie Oxytocin abgefedert, doch die sind meist kurzlebiger.

Historisch betrachtet wurden Säuglinge in Großfamilien und Gemeinschaften hineingeboren. Heute sitzt eine junge Mutter nach der Geburt im Krankenhaus mit ihrem Neugeborenen meist (wenn auch nicht immer) den ganzen Tag allein zu Hause, während der Vater weiter zur Arbeit geht, um die Miete oder die Hypothek und all die anderen Rechnungen zahlen zu können. Bei Spannungen in der Partnerschaft oder Problemen mit den Bedürfnissen weiterer Kinder, den Finanzen, alten oder kranken Eltern oder wenn das Neugeborene zu Koliken neigt oder wenig schläft, kann die Zeit zu Hause überaus stressbelastet sein. Nicht selten wollte die junge Mutter für diese neue Lebensphase auch bewusst eine Zeit lang (oder dauerhaft) beruflich pausieren, hinterfragt jetzt aber diese Entscheidung. Das kann zu überwältigenden Schuldgefühlen und großer Verwirrung führen. In solchen Fällen nehmen die Nebennie-ren die Progesteronproduktion nicht einfach wieder auf, weil der Körper viel zu sehr mit der

> *In der Schwan-gerschaft ist im weiblichen Körper das meiste Proges-teron im Umlauf, was viele Frauen besonders ab dem zweiten Schwanger-schaftsdrittel richtig aufblühen lässt.*

Erzeugung von Stresshormonen beschäftigt ist und dieses Fruchtbarkeitshormon für die frischgebackene Mutter als nicht »sicher« einstuft.

Nun zählt Progesteron jedoch zu den stärksten angstlösenden und antidepressiven Substanzen, die der Körper herstellt. Wenn Mutter und Kind jedoch genug Unterstützung bekommen und die Frau sich mit dem kleinen Menschlein nicht allein gelassen fühlt – ob durch tatsächliche Hilfe oder aufgrund ihrer Überzeugung und Wahrnehmung –, erzeugen die Nebennieren bereitwilliger wieder Progesteron, wovon die gesamte Körperchemie profitiert.

Falls Sie dies lesen und ein Kind (oder mehrere) haben und an Ihre Grenzen stoßen, holen Sie sich bitte Unterstützung. Körperlich brauchen Sie hochwertige Nährstoffe und vielleicht auch Heilkräuter und zusätzlich beispielsweise Yoga. Bei emotionalen Problemen wenden Sie sich bitte an Ihre Hebamme oder an eine örtliche Beratungsstelle und bitten Sie Verwandte und Freunde um Beistand.

Hormonelle Verschiebungen

ZU VIEL ÖSTROGEN? ZU WENIG PROGESTERON? ODER BEIDES?

Viele gesundheitlich problematische Zustände sind heutzutage sehr verbreitet. Das macht sie jedoch keineswegs »normal«. Auch Menstruationsbeschwerden fallen in diese Kategorie. Eigentlich sollte die Periode lediglich stattfinden. Ohne Schmerzen, ohne Krämpfe, ohne Blutgerinnsel, ohne überempfindliche Brüste und ohne Stimmungsschwankungen. Alles andere ist eine Rückmeldung des Körpers, dass wir in Bezug auf Ernährung, Trinken, Bewegung, Denkweise, Atmung, Überzeugungen und vielleicht auch die Wahrnehmung etwas ändern sollten. Solche Rückmeldungen sollte man beherzigen.

Die Symptomatik kann auf unterschiedlichen Szenarien beruhen. Sehr häufig liegt zu viel Östrogen oder zu wenig Progesteron vor, bei immer mehr Frauen auch beides. Bei einem derartigen Missverhältnis spricht man auch von Östrogendominanz. Damit Sie besser verstehen, was sich dabei im Körper abspielt, werden die Abläufe hier genauer erklärt.

DER WEIBLICHE ZYKLUS

Die erste Zyklushälfte sollte von Östrogen geprägt sein. Sie wird auch als Follikelphase bezeichnet. In diesem Zeitraum erzeugen nur die Nebennieren – nicht die Eierstöcke – geringe Mengen Progesteron. Erst nach dem Eisprung, in der Lutealphase, bilden auch die Eierstöcke Progesteron. Solange eine Frau ganz natürlich ihre Tage bekommt, wird das meiste Progesteron vom Gelbkörper erzeugt, der nach dem Eisprung im Eierstock zurückbleibt. Deshalb stellt es in einem Großteil der zweiten Zyklushälfte das dominante Hormon dar. Um ganz genau zu sein: Der Eierstock, in dem der Eisprung stattfindet, erzeugt danach zehn bis 14 Tage lang Progesteron (und zwar nur, wenn es tatsächlich zum Eisprung gekommen ist). Bei einem 28-tägigen Zyklus erreicht die Progesteronmenge am 21. Zyklustag ihren Höhepunkt. Bei Frauen mit einem längeren Zyklus von eher 36 Tagen setzt die Progesteronproduktion oft erst am 22. Tag ein. Mein Ziel ist es, Frauen zu einer regelmäßigen, beschwerdefreien Blutung alle 28 bis 29 Tage zu verhelfen. Ich kenne Frauen mit 35-Tage-Zyklen (oder längeren), die allein durch Umstellung von Ernährung und Lebensweise zum Standardrhythmus übergehen konnten. Der Körper ist wirklich faszinierend.

Zu wissen, welche Zyklusphase gerade abläuft, ist eine Grundvoraussetzung für eine stabile Gesundheit und zur Lösung von Problemen mit der Produktion und Balance der Sexualhormone. Ein Menstruationskalender, in dem Sie auch typische Symptome vermerken, ist ein guter Ausgangspunkt, um eventuelle Probleme, zum Beispiel Schmerzen oder Krämpfe bei der Menstruation, gezielt und gegebenenfalls mit ärztlicher Hilfe anzugehen.

Der beste Zeitpunkt zur Bestimmung des Progesteronspiegels ist sieben Tage vor der Menstruation (natürlich nur, wenn Sie nicht hormonell verhüten). Um Blut oder Speichel auf Sexualhormone zu untersuchen, müssen Sie Ihren Zyklustag kennen. Wenn das Progesteron vor dem Eisprung bestimmt wird, also in der Follikelphase, ist es naturgemäß sehr niedrig. In der Lutealphase – mindestens drei Tage nach dem Eisprung – oder wenn Sie anschließend feststellen, dass Sie spätestens zehn Tage nach dem Test Ihre Periode bekommen haben, sollte der Wert hoch sein. Nutzen Sie zur Bestimmung des richtigen Zeitpunkts das Wissen, dass die Temperatur nach dem Eisprung üblicherweise etwas ansteigt.

Eine ausgewogene Hormonlage bei Frauen ist mir ein großes Anliegen, das ich bei Schönheitswochenenden regelmäßig anspreche. Dabei zeigt sich immer wieder: Frauen müssen wissen, ob sie nur wenig oder gar kein Progesteron haben, denn sie müssen feststellen können, ob sie einen Eisprung haben oder nicht. Üblicherweise geht die Medizin davon aus, dass im Blut-

serum nach dem Eisprung etwa 20 bis 25 nmol/l Progesteron vorliegen. Ist es weniger, so ist der Eisprung entweder ausgeblieben
(anovularer Zyklus) oder der Test wurde zum falschen Zeitpunkt
durchgeführt. In der Praxis habe ich diese Werte selten messen
können. Am 21. Tag eines 28-Tage-Zyklus hatte ich bisher sechs
Frauen mit 25 Einheiten Progesteron. Manche hatten nur zehn
Einheiten, was für mich darauf hindeutet, dass sie zwar einen
Eisprung hatten, zu diesem Zeitpunkt jedoch nur wenig Progesteron produzieren, daher der niedrige Wert. Aus klinischer Sicht hat
bei einem Progesteronwert zwischen zehn und 25 während der
Lutealphase zuvor ein Eisprung stattgefunden. Je niedriger allerdings der Progesteronspiegel ausfällt, desto stärker ist die Symptomatik.

KEIN EISPRUNG = KEIN PROGESTERON

Wenn jedoch in der Lutealphase (Tag 21 beim 28-Tage-Zyklus) der
Progesteronspiegel unter zehn Einheiten liegt, hat der Eisprung
vermutlich nicht stattgefunden. Darum muss man sich kümmern.
Betroffene müssen wissen, warum der Eisprung ausbleibt, und sich
nicht etwa nur wegen »wenig Progesteron« behandeln lassen. Dazu
ist zumeist medizinische Hilfe erforderlich. Nur den Progesteronspiegel anzuheben würde an der wahren Ursache – dem fehlenden
Eisprung – nichts ändern. Durch die Wiederherstellung des regelmäßigen Eisprungs kann sich die Progesteronmenge normalisieren
(und natürlich profitiert die Frau auch anderweitig davon).

Meiner Erfahrung nach fehlt der Eisprung bei:
- Permanenter Ausschüttung von Stresshormonen
- Polyzystischem Ovarsyndrom (PCOS) oder
- Schlechter Schilddrüsenfunktion

Man muss die Ursache für den ausbleibenden Eisprung ermitteln
und gezielt behandeln.

WENIG PROGESTERON

Wenn der Eisprung stattfindet, das Progesteron in der Lutealphase jedoch kaum mehr als zehn Einheiten erreicht, ist die Frau in der Regel sehr ängstlich, bedrückt und hat das Gefühl, dass ihr in den Tagen vor der Menstruation geradezu die Luft abgeschnürt ist. Mitunter kommt es auch zu Schmierblutungen vor der Menstruation, zu starken Blutungen oder zu Krämpfen und Schmerzen. Gegen einen niedrigen Progesteronspiegel sollten Sie etwas unternehmen, damit es Ihnen besser geht. Konzentrieren Sie sich auf die Unterstützung der Gesundheit der Follikel in den Eierstöcken. Zunächst einmal sollten die Eierstöcke optimal mit den Nährstoffen versorgt sein, die sie brauchen.

Hierzu zählen:

- Jod
- Selen
- Zink und
- Magnesium

Sehr wichtig ist das Eindämmen von Entzündungen. Dazu kann eine Ernährungsumstellung erforderlich sein. Auch bestimmte Heilkräuter wie Süßholz und Päonie können auf vielerlei Weise den gesunden Zyklus unterstützen. Manchen Frauen hilft Vitex agnus-castus (Mönchspfeffer), anderen bekommt es nicht so gut. Lassen Sie sich gründlich beraten.

Bei der Arbeit mit anderen Menschen achte ich darauf, was der Körper über seine Symptome mitteilt. Sie sind der wichtigste Anhaltspunkt. Tests können natürlich sehr aufschlussreich sein, doch ich konzentriere mich auf das, was der Körper vermittelt. Da der Progesteronspiegel sich innerhalb von nur zwei Stunden verändern kann, sind die Symptome das Wichtigste. Ein erfahrener Therapeut oder Arzt benötigt nicht immer zusätzliche Tests.

ÖSTROGEN

Zu viel Östrogen ist ungesund. In der richtigen Menge und in der richtigen Form ist Östrogen hingegen überaus wohltuend, gut für Herz und Knochen und sogar hilfreich für eine bessere Insulin-sensitivität. In der ersten Zyklushälfte steigt die Hauptform des Östrogens, das Estradiol, allmählich an, bis sie einige Tage vor dem Eisprung ihren Höhepunkt erreicht. Nach dem Eisprung geht das Estradiol langsam zurück und parallel dazu sollte das Progesteron ansteigen.

Wenn der Östrogenspiegel im Zyklusverlauf zu stark ansteigt, liegt das zumeist daran, dass die Leber Östrogen recycelt, anstatt es abzubauen. Die Leber muss Östrogen umwandeln, damit es aus-geschieden werden kann. Sobald die biochemischen Wege zur Östrogenentgiftung jedoch verstopft sind, weil dort zu viele andere »Leberbremsen« verarbeitet werden müssen, kommt es zum Östro-genrecycling. Das Hauptproblem daran ist, dass die recycelte Form des Östrogens diejenige ist, die üblicherweise mit Krebs der Sexu-alorgane in Verbindung gebracht wird. Wenn Symptome bei Frauen auf einen Östrogenüberschuss hindeuten – beispielsweise starke, schmerzhafte Perioden mit Gerinnselbildung oder aber geschwol-lene, überempfindliche Brüste sowie Stimmungsschwankungen mit Reizbarkeit oder Traurigkeit –, sollte man die Leber unter die Lupe nehmen. In diesem Fall beruht die Östrogendominanz darauf, dass die Leber den Abbau des Östrogens, aber auch der Kunststoffe und Pestizide aus der Umwelt nicht mehr bewältigt. Vielleicht haben Sie zusätzlich auch weniger Progesteron, als für Sie ideal wäre, was die Östrogendominanz weiter verschärft. In diesem Fall liegt dies jedoch nicht daran, dass kein Eisprung stattfindet oder dass der Eierstock zu wenig Progesteron erzeugt. Beide Szenarien können zur selben Zeit vorliegen (zu viel Östrogen und wenig oder kein Progesteron), ohne ursächlich etwas miteinander zu tun zu haben. Dann sollte man Leber, Nebennieren und die Ovarialfollikel unterstützen.

Wie lässt sich die gesunde Östrogenausscheidung über die Leber unterstützen? Überlegen Sie, welche der folgenden einfachen Methoden Sie umsetzen könnten oder sollten:

- Mehr Kohl essen. Zur Gattung Brassica gehören Sorten wie Brokkoli, Blumenkohl, Grünkohl, Weißkohl und Rosenkohl. Brokkolisprossen sind, was die effiziente Östrogenentgiftung angeht, wahre Superhelden und können täglich verzehrt oder in Form von Supplementen eingenommen werden.
- Kurkuma unterstützt die Entgiftungswege in der Leber. Beim Kochen verwenden oder als Ergänzungsmittel einnehmen.
- Löwenzahn tut der Leber sehr gut. Trinken Sie täglich Löwenzahntee oder nehmen Sie Löwenzahn ergänzend ein.
- Insgesamt jeden Tag mehr Pflanzen essen. Die Leber braucht nicht nur die darin enthaltenen Vitamine und Mineralstoffe, sondern auch die sekundären Pflanzenstoffe.
- Achten Sie bei der Lebensmittelauswahl auf reichlich Antioxidantien, denn bei der Entgiftung erzeugt die Leber auch reaktive Sauerstoffspezies (ROS). Um diese Moleküle abzufangen, bevor sie das Gewebe schädigen – was uns von innen her altern lässt –, benötigen wir zusätzliche Antioxidantien. Antioxidantien stecken vornehmlich in stark farbigen pflanzlichen Lebensmitteln. Schwarze Johannisbeeren und andere Beeren enthalten besonders empfehlenswerte Antioxidantien.
- Gestehen Sie sich ehrlich ein, wie viele Leberbremsen Sie zu sich nehmen. Sollten Sie Ihren Alkoholkonsum einschränken? Oder für zwei Zyklen eine Alkoholpause einlegen? Achten Sie auf Ihre spontane Reaktion auf diese Fragen.
- Nehmen Sie täglich hochwertige Kräuter wie Mariendistel oder Artischocke zur Unterstützung der Gallenproduktion ein.

Krämpfe und Stimmungs-schwankungen

PROBLEME IM HORMONHAUSHALT

Der weibliche Zyklus ist ein verblüffendes Barometer für die Vorgänge im Körper. Seine Warnsignale können vergleichsweise sanft oder aber sehr schrill ausfallen. Betrachten wir einige der häufigsten Probleme des Sexualsystems einmal genauer. Was steckt dahinter und was lässt sich dagegen unternehmen?

KRÄMPFE UND SCHMERZEN BEI DER PERIODE

Mögliche Ursachen für die Symptome:
- Zu viel Östrogen
  - erst einmal die Leber unterstützen
- Nicht genug Progesteron
  - erst einmal Nebennieren und Stressmanagement unterstützen, vielleicht auch die Eierstöcke
- Kein Progesteron
  - meist aufgrund von Zyklen ohne Eisprung; erst einmal Nebennieren und Stressmanagement unterstützen, vielleicht auch die Schilddrüse und/oder die Kommunikation zwischen Hypophyse und Eierstöcken
- Entzündungen
  - meist aufgrund von minderwertiger Ernährung mit zu vielen Industrieprodukten und einem angeschlagenen Darm, vielleicht auch Stress
- Magnesiummangel

WIE KANN ICH MEINEN KÖRPER UNTERSTÜTZEN?

Die erforderliche Ernährungsumstellung ist im Zweifelsfall sehr individuell. Sie müssen herausfinden, wie Sie auf Lebensmittel und Getränke mit Gluten, Kasein, Koffein, Alkohol, Zucker und stark verarbeitete Erzeugnisse insgesamt reagieren. Hochwertige Kräuterheilmittel erweisen sich häufig als überaus wirksam und lassen die Symptome zurückgehen.

Einige Beispiele sind:

- Zu viel Östrogen
  - Leberunterstützung durch Kräuterheilmittel aus Brokkolisprossen, Kurkuma und Löwenzahn
- Zu wenig Progesteron
  - Eierstöcke und Nebennieren stärken über Ergänzungsmittel mit Süßholz, Päonie, Jod und Selen
- Kein Progesteron
  - den Grund für den fehlenden Eisprung ermitteln (siehe Kapitel »Hormonelle Verschiebungen« (Seite 182) und Kapitel »Die Menopause« (Seite 196))

ENDOMETRIOSE UND PRÄMENSTRUELLE MIGRÄNE

Beide Beschwerdebilder hängen mit einem Östrogenüberschuss zusammen. Die Mehrzahl der von mir betreuten Frauen, die damit zu kämpfen hatten, konnten ihre Probleme mit der nachfolgenden Vorgehensweise lösen.

Verzicht auf Milchprodukte (kein Kasein), manchmal auch auf Gluten, sofern eine Autoimmunerkrankung besteht oder starke irische Gene vorliegen (hierzu später mehr)

- Kein Kaffee
- Kein Alkohol
- Kein Zucker
- Kräuter für die Leber (Brokkolisprossen, Kurkuma, Löwenzahn und andere)
- Entzündungshemmende Fette essen (wie in Leinsamen, Chiasamen, Walnüssen, Pekannüssen und fettem Fisch)

Häufig ist auch Stressmanagement erforderlich, zum Beispiel zehn Minuten restoratives Yoga oder bewusste Zwerchfellatmung abends vor dem Schlafengehen.

POLYZYSTISCHES OVARSYNDROM (PCOS)

Beim PCOS ist der Signalweg zwischen der Hypophyse und den Eierstöcken gestört, der Eireifung und nachfolgend den Eisprung auslöst. Dadurch reifen die Eier an der Oberfläche des Eierstocks heran und bilden Zysten. Hier geht es darum, die reguläre Kommunikation zwischen Hypophyse und Eierstöcken wiederherzustellen, um regelmäßig einen Eisprung auszulösen. Falls das Leben stressbelastet ist, muss man dieses Thema angehen. Neben dem Hinterfragen eigener Überzeugungen und dem daraus resultierenden Stress ist häufig auch eine individuelle Ernährungsumstellung erforderlich, um Insulinresistenz und Entzündungsneigung einzudämmen.

Hilfreich sind Kräuter wie Süßholz, Päonie und Vitex agnus-castus (Mönchspfeffer) zur Unterstützung der Nebennieren (Umgang mit Stress) und der Kommunikation zwischen Hypophyse und Eierstöcken. Auch die Schilddrüsenfunktion ist zu überprüfen. Jod, Selen und Eisen sind wichtige Nährstoffe für eine gesunde Schilddrüsenfunktion.

Dass etwas jetzt nicht geschieht, heißt nicht, dass es niemals geschehen wird.

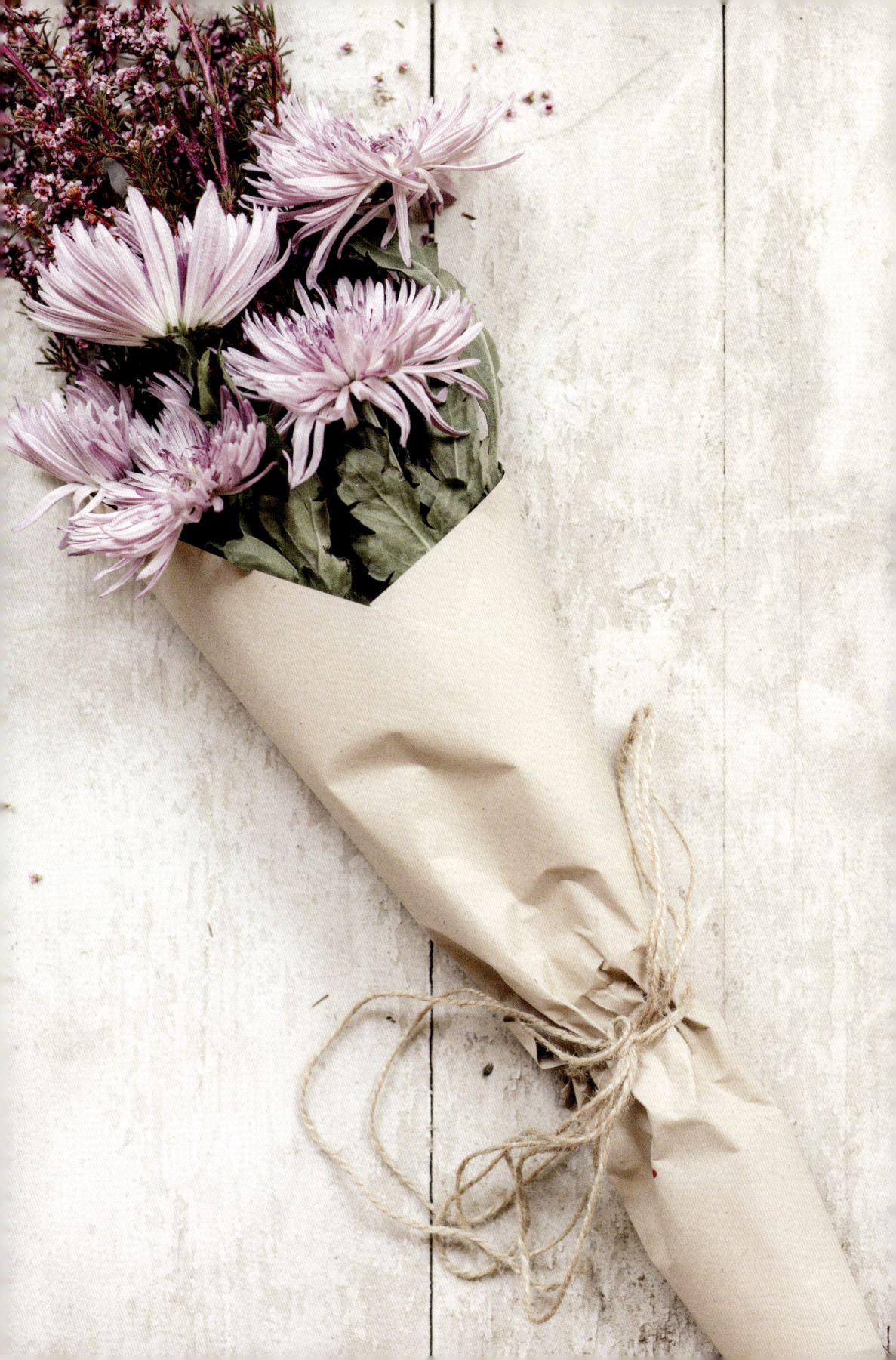

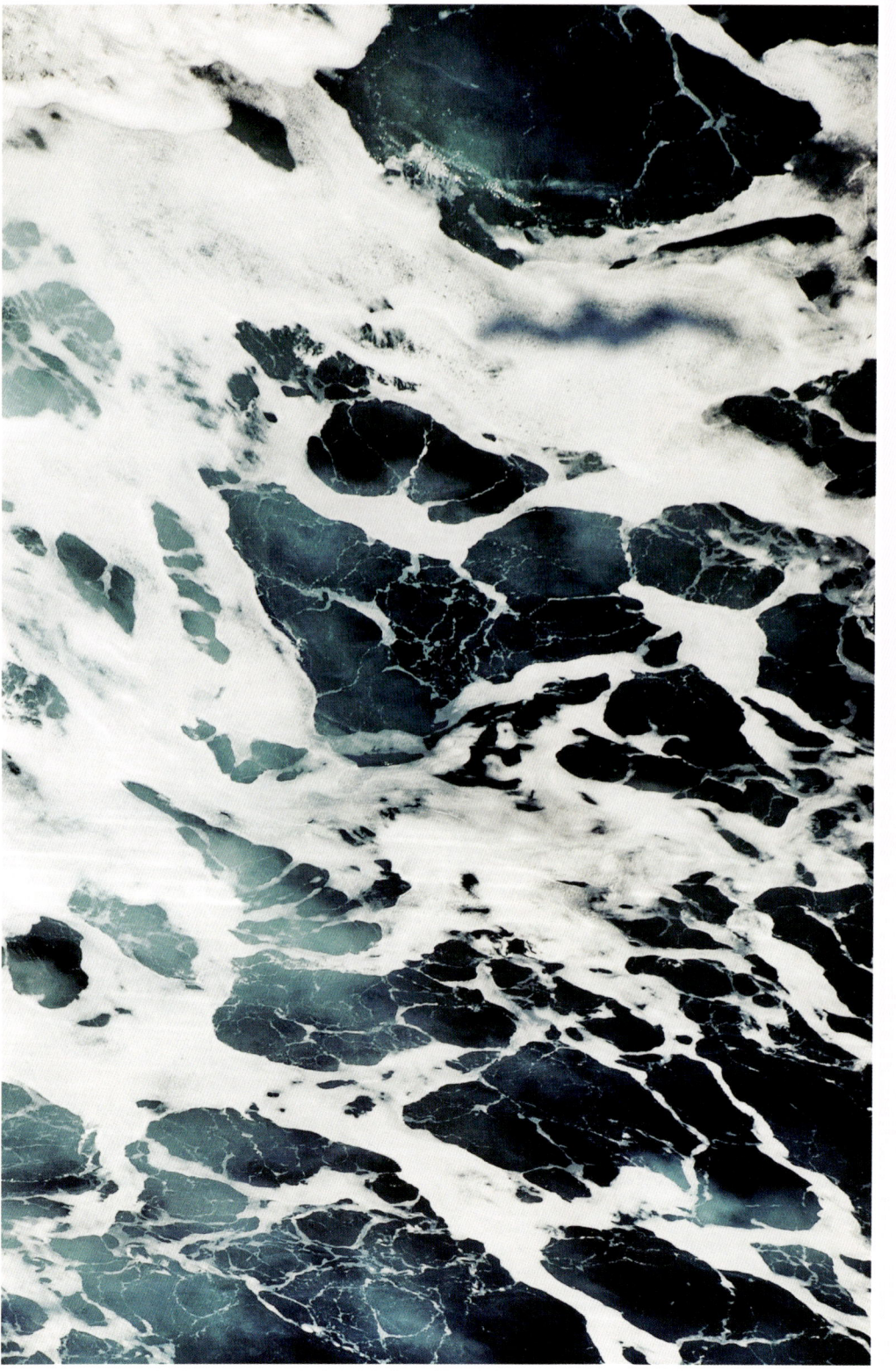

Körper
192

Wassereinlagerungen

WAS SIE DAGEGEN TUN KÖNNEN

Viele Frauen kommen sich dick und rund vor, obwohl sie in Wahrheit nur einen Blähbauch oder Wassereinlagerungen haben. Ich wiege meine Klientinnen nie und ermuntere sie auch, sich selbst zu Hause nicht zu wiegen. Dafür gibt es viele gute Gründe, darunter die hormonellen Schwankungen im Tages- und Monatsverlauf. Sie können dazu führen, dass eine Frau mehr Flüssigkeit einlagert, bis die Hormone wieder im Gleichgewicht sind. Ich habe Tausende Frauen getroffen, die innerhalb eines Tages drei Kilogramm zunehmen können – dass dies ihre Psyche beeinflusst, ist eine grandiose Untertreibung. Wenn man morgens 70 Kilogramm auf die Waage bringt und abends 73, ist man unglaublich entmutigt und fragt sich, wie um alles in der Welt so etwas möglich ist. Dadurch wird das Körpergewicht zu einem weiteren Stressfaktor, der angesichts der dadurch ausgeschütteten Stresshormone das Abnehmen torpediert.

Zur Erinnerung: Körperlich ist es unmöglich, an einem einzigen Tag drei Kilogramm Fett aufzubauen. Der einzig denkbare Grund sind Wassereinlagerungen. Doch auch wenn der Verstand das weiß, stimmen drei Kilo mehr Gewicht innerhalb eines Tages oder einer Woche selbst die vernünftigste Frau besorgt, ungeduldig und frustriert. Und wer trifft unter diesen Umständen beim Essen schon die klügere Wahl? Noch schlimmer ist es normalerweise, wenn eine Frau sich wirklich gut ernährt und Sport treibt und trotzdem zunimmt. Normalerweise schließt sie daraus, dass sie noch mehr Sport treiben muss, doch wie soll sie sich die nötige Zeit dafür aus den Rippen schneiden, wenn freie Zeit in ihrem Leben doch Mangelware ist?

Wassereinlagerungen können auf diversen Faktoren beruhen. Bei erheblichen oder anhaltenden Problemen sollten Sie Ihren Arzt zurate ziehen.

Grundsätzlich können Wassereinlagerungen von folgenden Faktoren begünstigt werden:

- Schlechter Lymphfluss
- Leberstauung durch zu viele Leberbremsen
- Zu viel Östrogen, zumeist aufgrund schlechter Entgiftung über die Leber
- Mineralstoffmangel oder -ungleichgewicht
- Schilddrüsenprobleme oder
- Mangelnde Progesteronproduktion

Aus energetischer Sicht möchte ich auch zum Nachdenken ermutigen, an wem oder was Sie festhalten, ohne dass es Ihnen guttut. Das könnte auch eine Überzeugung oder Wahrnehmung sein, die Ihnen nicht mehr hilft, und der Körper versucht lediglich, Sie darauf hinzuweisen und zu einer Änderung zu bewegen. Bewusst oder unbewusst fürchten viele Menschen sich vor Veränderungen.

Auch zu viel Östrogen kann an Wassereinlagerungen schuld sein. Zudem kann ein Östrogenüberschuss Kopfschmerzen und Migräne Vorschub leisten, die Blutgerinnung verstärken, die Libido einschränken, die Produktion von Schilddrüsenhormonen stören und – aufgrund der Wechselbeziehung zu Progesteron – das Gefühl erzeugen, wir seien ständig in Eile. Das alles sind erhebliche gesundheitliche Folgen, nur weil ein kleines Hormon im Übermaß vorliegt.

Bei Wassereinlagerungen im Gewebe gibt es keine Patentlösung.

Die nötigen Maßnahmen richten sich nach der Ursache. Probieren Sie im Einzelfall folgende Ansätze:

Bei schlechtem Lymphfluss:

- Hüpfen auf dem Minitrampolin
- Sport (nur kein Langstreckenlauf)
- Zwerchfellatmung
- Lymphmassage
- Mariendistel (ein Heilkraut)

Bei gestauter Leber durch zu viele Leberbremsen:

- Weniger Alkohol, Koffein, Industriezucker und künstliche Süßungsmittel, Transfette, stark verarbeitete Lebensmittel und Konservierungsstoffe. Am besten ganz darauf verzichten und nur natürliche Lebensmittel essen!
- Alle Putzmittel durch nachweisbar ökologisch verträgliche Produkte ersetzen.
- Alle Hautpflegeprodukte durch nachweisbar ökologisch verträgliche Produkte ersetzen.
- Bioprodukte kaufen, damit Ihr Gesamtpestizidkonsum sinkt.
- Möglichst wenig nicht lebensnotwendige Medikamente einnehmen, zum Beispiel Kopfschmerztabletten. Gehen Sie bei regelmäßigen Kopfschmerzen lieber der Ursache auf den Grund.
- Regelmäßig Mariendistel, Artischocken und Kurkuma verzehren. Sie alle unterstützen die Entgiftungssignalwege in der Leber.
- Insgesamt mehr Gemüse essen, vor allem Kohl. Brokkolisprossen tragen besonders gut zur Entgiftung bei.

Bei Östrogenüberschuss sollten Sie die Strategien zur Unterstützung der Leber umsetzen, denn meist liegt das eigentliche Problem im mangelhaften Östrogenabbau samt Östrogenrecycling. Bei zu wenig Progesteron lesen Sie bitte im Kapitel »Hormonelle Verschiebungen« (Seite 182) nach, um herauszufinden, ob es um wenig oder gar kein Progesteron geht. Auf eine gestörte Schilddrüsenfunktion wird im Kapitel »Schilddrüsenprobleme« (Seite 94) genauer eingegangen.

Bei Mineralstoffmangel oder unausgewogenem Mineralstoffhaushalt:

- Mehr Magnesium aufnehmen. Es steckt in grünem Blattgemüse, Nüssen und Samen und in hochwertigen Ergänzungsmitteln.
- Deutlich weniger oder gar keine Fertigprodukte essen. Sie enthalten meist zu viel Kochsalz.
- Bereiten Sie alle Speisen nur mit hochwertigem Salz zu, das Spuren diverser Mineralstoffe enthält, zum Beispiel Meersalz oder Himalayasalz. Sofern Sie nicht aus medizinischen Gründen mit Jod vorsichtig sein müssen, sollte Ihr Kochsalz unbedingt Jod enthalten (das steht auf dem Etikett).

Die Menopause

WECHSELJAHRE VERSTEHEN, BESCHWERDEN VERHINDERN

Die Menopause ist im weiblichen Leben ein natürlicher Prozess, doch sie kann von Frau zu Frau erstaunlich unterschiedlich verlaufen. Die Hinweise auf die Menopause sind so vielfältig und individuell wie der Menstruationszyklus. Manche Frauen haben kaum oder gar keine Probleme mit dem Ende der regelmäßigen Periode, während andere in der Übergangszeit mit Schlafstörungen, Hitzewallungen oder beständigem Hitzegefühl, schlechter Laune, mangelnder Libido und vielleicht auch Gewichtszunahme zu kämpfen haben. Solche Erfahrungen können zu familiären und beruflichen Spannungen führen, dabei muss das nicht sein. Schwierige Symptome in den Wechseljahren sind nur ein neuer Ausdruck der Bitte des Körpers um bestimmte Veränderungen. Darum kann der Übergang in die Jahre nach der Menopause auch von neuerlicher Stärke und persönlichem Wachstum geprägt sein.

Grundsätzlich bedeutet die Menopause – das Ende der Menstruationszyklen –, dass die Eierstöcke die Produktion von Sexualhormonen einstellen. Davon sind in erster Linie Östrogen und Progesteron betroffen. Kleine Mengen entstehen weiterhin in anderen Körperbereichen, zum Beispiel den Nebennieren, der Leber und den Fettzellen. Körperlich und emotional kann der Übergang das gesamte Leben jedoch deutlich verändern. Die Symptome beruhen vornehmlich auf dem Ausbleiben der Hormone, aber auch andere Faktoren spielen eine Rolle, vor allem die Physiologie (insbesondere die Muskelmasse), die Organfunktion (besonders von Leber und Nebennieren), die Lebensweise, die Ernährung, die bisherige Gesundheitsgeschichte und die Emotionen.

Eine hemmungslose Ausschüttung von Stresshormonen in der Zeit vor der Menopause – oder bei zu vielen Frauen schon seit Jahrzehnten –

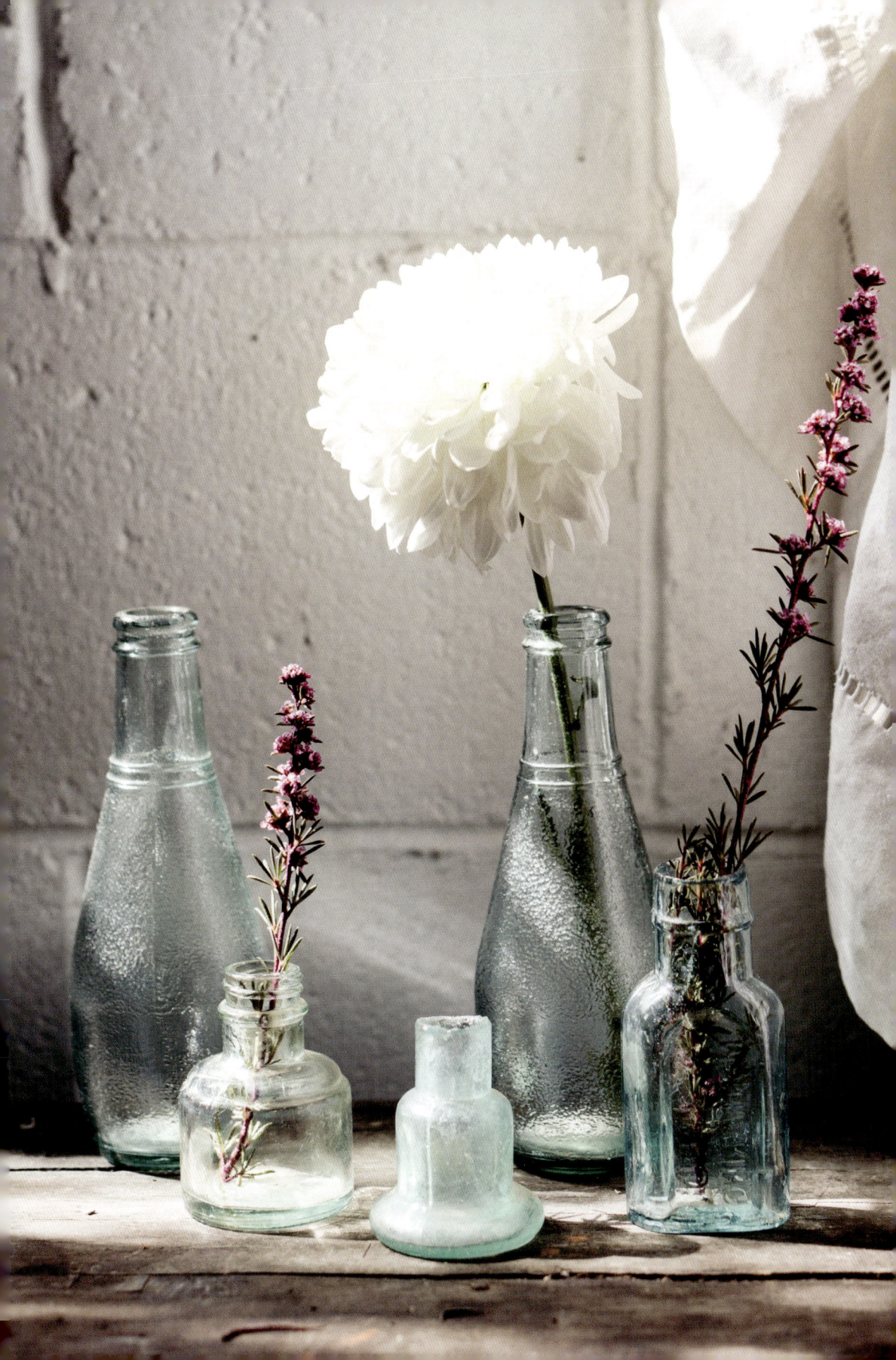

kann mit schlimmsten Symptomen verbunden sein. Wenn Ihre Nebennieren die Botschaft erhalten, dass sie durch echten Stress, übermäßigen Koffeinkonsum oder die Wahrnehmung von Druck und Eile Stresshormone erzeugen müssen, sind sie nicht in der Lage, gleichzeitig auch die nötigen Mengen Sexualhormone herzustellen. Ab dem Eintreten der Menopause (also dem Ausbleiben der Sexualhormone aus den Eierstöcken) bleiben in erster Linie die Hormone aus den Nebennieren, doch dort wurden unter Umständen schon lange keine Sexualhormone mehr erzeugt. Anstatt also von eimerweise Hormonen auf eine kleine Menge zurückzugehen, erfolgt ein Wechsel von reichlich Hormonen auf null. In Kombination mit einer Leber, die aufgrund der vielen Leberbremsen ohnehin überlastet ist, sind das beste Aussichten auf schlaflose Nächte und erschöpfende Hitzewallungen.

Der Übergang in die Postmenopause kann mehrere Jahre dauern und wird als Perimenopause bezeichnet – die klassischen Wechseljahre, in denen die Hormonausschüttung allmählich zurückgeht. Anfangs kann die Periode unregelmäßig auftreten und die prämenstruelle Symptomatik kann sich verändern. Bei manchen Frauen wird die Blutung immer stärker, bei anderen fällt sie leichter und symptomärmer aus. Sobald die Hormone aus den Eierstöcken ganz ausbleiben, sollten die Nebennieren zur Erhaltung einer gesunden Knochendichte und zum Schutz von Herz und Gefäßen weiterhin geringe Mengen Östrogen und Progesteron erzeugen. Ich wiederhole jedoch, dass dies bei vielen Frauen zum Zeitpunkt der Menopause aufgrund der kontinuierlichen Produktion von Stresshormonen schon seit Jahren nicht mehr der Fall ist.

Gesundheit und Funktion der Nebennieren haben entscheidenden Einfluss darauf, wie sehr die Wechseljahre uns zusetzen.

Gesundheit und Funktion der Nebennieren haben demnach entscheidenden Einfluss darauf, wie sehr die Wechseljahre uns zusetzen. Dabei ist auch zu bedenken, wie der Körper reagiert, wenn die Nebennieren nicht in der Lage sind, noch ein weiteres Hormon zu erzeugen.

Der Körper hat stets einen Plan B, und während in der Menopause die Eierstöcke ihre Funktion einstellen und die Nebennieren noch nicht einspringen können, übernimmt das Körperfett die Östrogenherstellung. Wenn die Nebennieren völlig überlastet sind, kann das Körperfett ansteigen, um sozusagen auszuhelfen – ein weiteres Beispiel dafür, dass das Kalorienkonzept als einzige Komponente für den Körperumfang ein Mythos ist.

Erste Priorität hat an diesem Punkt das Stressmanagement. Das Leben mit mehr Ruhe zu erfüllen ist unabhängig von den externen Ansprüchen an uns heutzutage eine unverzichtbare Fähigkeit. Schaffen Sie sich die nötigen Freiräume dafür. Meditation und Yoga sind zwei wichtige Methoden, die die Atmung ins Zentrum der Aufmerksamkeit rücken und den Körper beim Übergang von der Sympathikusdominanz (Kampf oder Flucht) zum ruhigen parasympathischen Nervensystem (Ruhe und Reparatur) unterstützen können. Zwerchfellatmung (Bauchatmung) reduziert die Ausschüttung von Stresshormonen deutlich und entlastet auf diese Weise die Nebennieren.

Entscheidend ist eine ausgewogene, funktionsorientierte Einstellung zu Bewegung. Für das Stoffwechseltempo ist die Kombination von entspannenden Bewegungen wie bei Yoga, Pilates und Qigong mit Krafttraining und leichten Gewichten besonders günstig. Im Verlauf der Menopause schaltet der Stoffwechsel auf Sparflamme und der Körper braucht zehn bis 15 Prozent weniger Energie. Besonders auffällig ist dies, wenn die Muskelmasse schon vorher gering ist. Machen Sie sich diese Tatsache bewusst und konzentrieren Sie sich auf vollwertige, unverarbeitete Lebensmittel ohne Zusatz von Zucker oder Transfettsäuren. Gesundheitsförderliche Fettsäuren stecken in fettem Fisch, Leinsamen, Chiasamen, Walnüssen, Pekannüssen, Nachtkerzenöl, Johanniskernöl oder Borretschöl. Avocados und Macadamianüsse sowie deren Öle sind ebenfalls eine gute Wahl, machen angenehm satt und unterstützen die Regulierung des Blutzuckerspiegels.

Essenzielle Fettsäuren aus den bereits erwähnten Quellen spielen eine entscheidende Rolle bei der Erhaltung gesunder Haare, Haut und Nägel. Nährstoffe wie Magnesium, Kalzium und Vitamin D helfen häufig gegen Hitzewallungen, Schlafstörungen oder Stimmungsschwankungen, ganz besonders aber bei der Erhaltung der Knochendichte. Zink ist ebenfalls äußerst bedeutsam, denn es unterstützt die Synthese der Sexualhormone und die Regulierung des Cholesterinstoffwechsels. Bei nachlassender Hormonproduktion steigt nämlich häufig der Cholesterinspiegel und macht der Leber damit mehr Arbeit.

Ganzheitlich betrachtet scheint jede Frau ein maßgeschneidertes Programm zu benötigen, das Ernährung, Bewegung, Umgang mit Stress, eventuell benötigte spezielle Nährstoffe und gegebenenfalls Heilkräuter einbezieht. Heilkräuter haben den einzigartigen Vorteil, dass sie die körperliche Reaktion eher beeinflussen, als sie zu provozieren. Sie passen sich an das fließende Gleichgewicht im Körperinneren an, indem sie Hormonrezeptoren zu einer bestimmten Reaktion zu bewegen versuchen.

Behalten Sie im Hinterkopf, dass die Hormonproduktion täglich (wenn nicht stündlich) schwankt, je nachdem, was für die Homöostase, das ausbalancierte System, erforderlich ist. Dies gilt ganz besonders in den Wechseljahren. Nach der Menopause schwankt die Hormonproduktion nicht mehr so stark, weshalb man dann anders vorgehen muss.

Das Leben mit mehr Ruhe zu erfüllen ist unabhängig von den externen Ansprüchen an uns heutzutage eine unverzichtbare Fähigkeit.

Um ein individuelles Kräutertonikum mit optimaler Wirkung zusammenzustellen, ist viel zu bedenken. Manche Kräuter unterstützen einander besonders gut und können verschiedene Körpersysteme gleichzeitig beeinflussen. Jede Heilpflanze kann zur Stabilisierung eines anderen Symptoms beitragen. Betrachten Sie die nachfolgenden Ausführungen bitte nicht als »Rezept«, sondern als beispielhafte Erläuterung. Heilkräuter müssen von ausgebildeten Fachkräften individuell zusammengestellt und dosiert werden. Für eine Frau mit Hitzewallungen, Schlafstörungen, gedrückter Stimmung, Antriebslosigkeit und Verlangen nach Alkohol könnte darin beispielsweise enthalten sein:

- Schisandra
  - zur Unterstützung der Leber und zur Eindämmung hormonell bedingter Hitzewallungen
- Rhodiola
  - gegen Stimmungsschwankungen, für mehr Selbstbeherrschung und Energie; unterstützt sehr gut die Nebennieren
- Wilder Yams
  - zur Östrogenmodulation und für körperliche Entspannung
- Johanniskraut
  - zur Stimmungsregulierung bei Verminderung des »Glückshormons« Serotonin, was bei verminderter Östrogenproduktion auftreten kann

Weitere hilfreiche Heilpflanzen sind unter anderem Rehmannia, Traubensilberkerze, Ashwaganda und Mariendistel. Lassen Sie sich stets von einer erfahrenen Phytotherapeutin beraten, die versteht, wo Sie auf Ihrer Reise durch die Wechseljahre stehen, und eine individuelle Kräutermischung für Ihre Bedürfnisse finden kann.

Keinesfalls zu unterschätzen ist im Übrigen die Unterstützung der Leberfunktion, was gerade während des Übergangs in die Menopause gegen Hitzewallungen und Schlafprobleme hilft. Brokkolisprossen und Kurkuma können zu diesem Zeitpunkt sehr wohltuend sein. Gehen Sie achtsam mit Leberbremsen wie Kaffee und Alkohol um und meiden Sie synthetische Chemikalien in Putzmitteln, Kosmetik und Fertigprodukten.

Es gibt zunehmend Hinweise darauf, dass wir über die Umwelt zu vielen Substanzen ausgesetzt sind, die das endokrine System stören. Wann immer möglich sollten Sie gezielt natürliche, biologische Produkte wählen. Und zögern Sie nicht, während der Wechseljahre um Hilfe zu bitten. Es gibt keinen Grund, jetzt zu leiden.

Machen Sie die Übergangszeit lieber zu einer Zeit, in der Sie sich besonders gut um sich selbst kümmern. Achten Sie auf die Rückmeldungen Ihres Körpers, damit Sie die Lebensbereiche anpassen können, in denen Änderungen nötig sind.

Denn letztlich sind die lästigen oder quälenden Symptome der Menopause nur wieder eine Bitte des Körpers, an manchen Stellen eine andere Wahl zu treffen. Die nachfolgende Tabelle kann Ihnen helfen, die Bereiche zu erkennen, auf die Sie sich konzentrieren sollten:

SYMPTOME	KONZENTRATION AUF
Schlaflosigkeit	Leber, Nervensystem, Nebennieren
Hitzewallungen	Darm, Leber, Nebennieren
Dauerhafte Hitze	Darm, Leber
Gedrückte Stimmung	Darm, Nebennieren, Schilddrüse
Fehlende Libido	Nervensystem, Nebennieren
Gewichtszunahme	Darm, Leber, Nervensystem, Nebennieren, Schilddrüse

Sind Sie in den Wechseljahren oder haben Sie die Menopause hinter sich? Geht es Ihnen gut damit? Wenn ja – wunderbar! Wenn nicht – worauf sollten Sie sich Ihrer Meinung nach konzentrieren? Schreiben Sie auf, womit Sie sich gegenwärtig besser unterstützen können.

Bewegung

KRAFT, BEWEGLICHKEIT UND AUSGLEICH

Was meinen Sie: Ist man vor 100 Jahren aus dem Bett gestiegen und dachte: »Super, der perfekte Tag für einen Halbmarathon«? Unwahrscheinlich. Natürlich ist der Mensch für Bewegung geschaffen. Forschung und gesunder Menschenverstand lehren uns, dass ständiges Sitzen der Gesundheit schadet. Menschen brauchen Bewegung. Auf Langstreckenläufen jedoch erzeugen wir große Mengen freie Radikale, und das bedeutet, dass wir auch erhebliche Mengen an Antioxidantien brauchen, um diese Substanzen zu entschärfen. Auch die Beanspruchung der Bänder und Gelenke kann langfristig zum Problem werden. Zudem braucht man zusätzliche Übungen zum Muskelaufbau, weil Langstreckenläufe katabol wirken, also Muskeln angreifen. Das ist der Stoffwechselrate langfristig nicht gerade förderlich. Natürlich will ich niemandem das geliebte Laufen verbieten. Wenn Sie anschließend quicklebendig und glücklich sind, nur zu! Ich weise lediglich darauf hin, dass Laufen keineswegs der ultimative Sport ist, für den ihn zu viele Menschen nach wie vor halten.

Ohne einen gut funktionierenden Körper können uns der Spaß, die Freiheit und die Unabhängigkeit der kleinen Freuden des Lebens entgehen.

Sofern man nicht durch weitere Maßnahmen einen Ausgleich zum Laufen schafft, kann es sogar mehr schaden als nutzen. Probieren Sie stattdessen Intervalltraining mit kurzen, intensiven Laufphasen aus. Vielleicht tut das auch gut?

Und bedenken Sie, dass wir ab dem Alter von 30 Muskeln abbauen, wenn wir nicht aktiv dagegen ansteuern. Also freunden Sie sich am besten mit Krafttraining an. Dazu müssen

Sie keineswegs ins Fitnessstudio gehen, sofern das keinen Ansporn bietet. Yoga arbeitet mit dem eigenen Körpergewicht. Pilates dient ebenfalls dem Kraftaufbau, genau wie Gehen, Gartenarbeit, Arbeit mit Tieren sowie das Tragen von Einkäufen und Kindern. Scheuen Sie sich nicht vor Bewegung, sondern bauen Sie sie in Ihren Alltag ein.

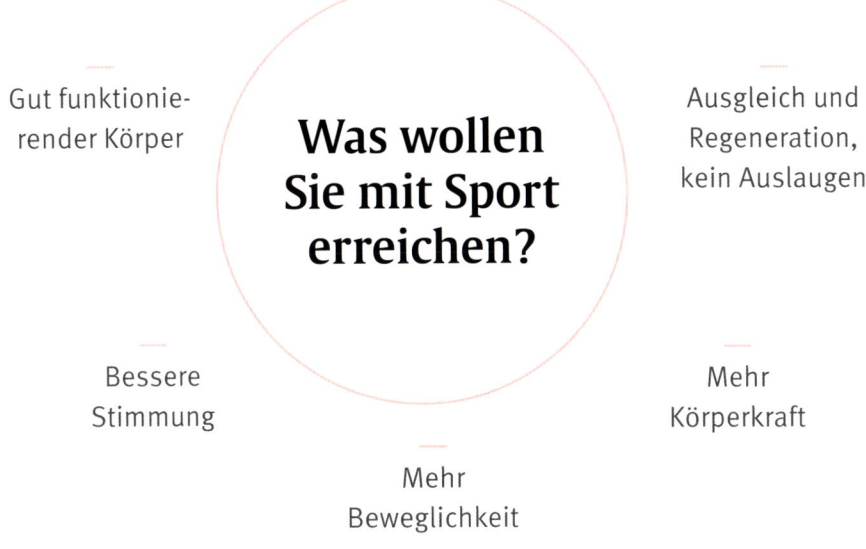

Gut funktionie-
render Körper

Ausgleich und
Regeneration,
kein Auslaugen

**Was wollen
Sie mit Sport
erreichen?**

Bessere
Stimmung

Mehr
Körperkraft

Mehr
Beweglichkeit

WOZU BRAUCHEN SIE IHREN KÖRPER?

Jeder wünscht sich dauerhafte Bewegungsfreiheit und die Fähigkeit, das zu tun, was man möchte oder muss. Ich möchte nicht darum bitten müssen, dass jemand anders mir die Schuhe schnürt. Beim Auto-fahren müssen wir uns drehen können, beim Einkaufen die Taschen tragen und auch die Kinder und Enkel wollen gehoben werden. Ohne einen gut funktionierenden Körper können uns die Freiheit und die Unabhängigkeit der kleinen Freuden des Lebens entgehen.

Wie kann unser Training also für mehr Kraft, Beweglichkeit und Ent-spannung sorgen? Dafür gibt es viele Möglichkeiten wie die Arbeit mit Gewichten, Yoga, Pilates, Tai Chi, Nordic Walking, Schwimmen, Dehn-übungen, Treppenlaufen, ein längerer Fußweg sowie Arbeit im Garten.

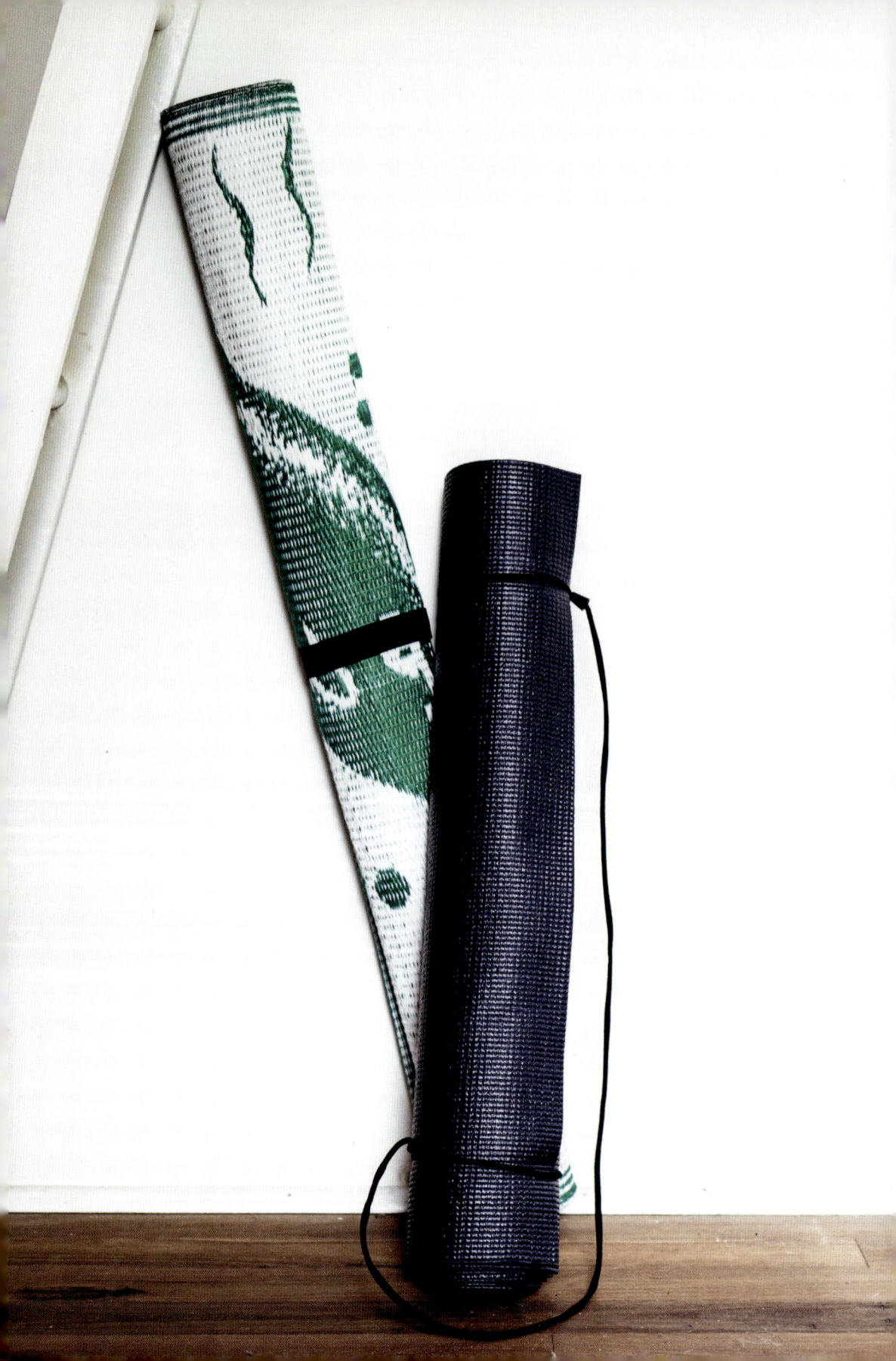

BEWEGUNGSCHANCEN

Welche Bewegungsarten wollen Sie regelmäßig ausüben? Decken Sie damit alle drei Faktoren ab:

Kraft

....

....

....

Beweglichkeit

....

....

Entspannen und Auftanken

....

....

....

Nach dem Training sollte es Ihnen gut gehen, Sie sollten sich stark fühlen und einen klaren Kopf haben. Wählen Sie Sportarten, die jetzt und auf Dauer Ihren Bedürfnissen entgegenkommen und Ihrer Gesundheit guttun.

Sitzfleisch

SITZEN IST DAS NEUE RAUCHEN

Viele Erwachsene sitzen tagsüber zu viel herum, mitunter volle elf Stunden am Tag. Diese Stunden verteilen sich auf die Arbeit am Schreibtisch, das Pendeln zwischen Wohnort und Arbeitsplatz, aber auch Fernsehen oder private Computernutzung. Unabhängig von den Gründen schadet zu viel Sitzen nachweislich der Gesundheit.

Selbst wenn Sie zu dem geringen Anteil derer zählen, die tatsächlich die empfohlenen (mindestens!) 150 Minuten Sport pro Woche bekommen – am besten eine Kombination aus schnellem Gehen, muskelbildendem Krafttraining, Dehnen und atmungsorientierten Entspannungsübungen –, sollten Sie sich im Tagesverlauf immer wieder Bewegung verschaffen. Denn es ist nicht unbedingt Sportmangel, sondern das Sitzen selbst, das eine unerwünschte Wirkung auf einige gesundheitliche Parameter hat. Die reine Sitzzeit sollte zurückgeschraubt werden.

Physiologisch betrachtet haben langes Sitzen und mangelnde körperliche Aktivität ganz bestimmte Folgen. Wahrscheinlich unterscheiden sich die biologischen Prozesse während des Sitzens auf bestimmte Weise von den Abläufen, die im Rahmen der traditionell erforschten Bewegungsphysiologie stattfinden. Die wegweisenden Ergebnisse von Professor Marc Hamilton und seinem Team liefern eindeutige Belege dafür, dass dauerhafte muskuläre Untätigkeit bei ununterbrochenem Sitzen schädliche Folgen haben kann.

Eine These besagt, dass es infolge des Sitzens und damit einhergehend durch das Ausbleiben lokaler kontraktiler Stimulationen zu einer Unterdrückung der Aktivität der Lipoproteinlipase (LPL) in der Skelettmuskulatur kommt. Die Lipoproteinlipase ist für die Verarbeitung der Triglyzeride (freie Blutfette), die Erzeugung des vorteilhaften HDL-Cholesterins sowie für eine reduzierte Glukoseaufnahme verantwortlich. Sie sollten also gut auf Ihr LPL-Level aufpassen!

Empfohlen werden mindestens

150

Minuten

SPORT PRO WOCHE.

Hamiltons Ergebnisse legen nahe, dass Stehen – das mit einer isometrischen Kontraktion der Haltemuskulatur einhergeht – nicht nur elektrische Veränderungen in der Skelettmuskulatur bewirkt, sondern auch LPL-Veränderungen. Wenn wir also zu lange sitzen, geht die Fähigkeit des Körpers, Energie zu verbrennen sowie Energie zu erzeugen und einzusetzen, zurück. Denken Sie darüber nach. Sind Sie nach vier Stunden Sitzmarathon energiegeladen oder eher träge, lethargisch und kurz vor dem Einschlafen? Die meisten würden am liebsten den Kopf auf den Schreibtisch legen.

BEWEGT EUCH!

Alle gesundheitlichen Risiken, die durch überlanges Sitzen entstehen, lassen sich durch regelmäßige Pausen beheben. Häufige Bewegungsimpulse können bestimmte Blutwerte verbessern, die als Risikomarker für Herzgefäßerkrankungen und Typ-2-Diabetes gelten. Zudem tragen kurze Unterbrechungen auch zur Neutralisierung einiger entzündungsfördernder Stoffwechselprodukte bei und senken das Risiko einer Gewichtszunahme durch Entzündungsprozesse.

Untersuchungen zufolge treten bei regelmäßigen, über den Tag verteilten Bewegungspausen auch weniger Nacken- und Schulterschmerzen auf und die Stimmung hellt sich auf. Auch dadurch hat man körperlich und emotional einfach mehr Energie.

Profitieren Sie von diesen Erkenntnissen, indem Sie stündlich drei bis fünf Minuten aufstehen. Notfalls stellen Sie eine Erinnerungsfunktion ein, ob unaufdringlich oder inspirierend. Sie darf Ihnen nur nicht auf die Nerven gehen oder Sie ärgern, weil das die Kampf-oder-Flucht-Reaktion aktiviert. Es gibt auch Apps für solche Zwecke. Alternativ können Sie immer zur vollen Stunde aufstehen und ein paar Mal die Treppe rauf- und runterlaufen oder quer durchs Büro gehen.

Wer die Wahl hat, kann in ein Stehpult investieren oder sich zu Hause oder im Büro eines zurechtbasteln.

Das Wichtigste ist, dass Sie nicht unablässig sitzen. Achten Sie darauf, wie mehr Bewegung sich auf Ihre Energie, die Produktivität und das Wohlbefinden auswirkt.

Am besten
STÜNDLICH
3 bis 5
Minuten
aufstehen.

FÜNF IMPULSE FÜR MEHR BEWEGUNG

1 Immer statt Aufzug oder Rolltreppe die normale Treppe nehmen.

2 Besprechungen können auch im Stehen und Gehen stattfinden. Zeichnen Sie alles mit dem Smartphone auf. Erst am Ende fünf Minuten hinsetzen und alles zusammenfassen.

3 Beim Fernsehen in den Werbepausen aufstehen und im Haus umherlaufen.

4 Auf dem Weg zur Arbeit aktiv bleiben: Radfahren oder Gehen, im Bus lieber stehen als sitzen, eine Station früher aussteigen, um noch ein Stück zu laufen.

5 Mit der Familie lieber aktiv sein als zusammensitzen. Spielen Sie Verstecken oder gehen Sie in den Park, anstatt gemeinsam fernzusehen.

Auch hier gilt: Was wir jeden Tag tun, beeinflusst Gesundheit und Energie – nicht das, was wir manchmal tun. Machen Sie sich bewusst, wie viel Sie sitzen, und streben Sie stündlich drei bis fünf Minuten Bewegung an. Davon profitieren Gesundheit, Vitalität und Konzentrationsfähigkeit.

Meditieren

WIE MEDITATION UNS UNTERSTÜTZEN KANN

In einer Welt voller Termine, Forderungen und der allgemeinen Versuchung, die Tage irgendwie noch zu verlängern, um mehr hineinzupacken, kommt man leicht auf die Idee, für Meditation keine Zeit zu haben. Wer so denkt, ist allerdings genau derjenige, der meditieren sollte. Dass man nur körperlich fit sein kann, wenn man den Körper trainiert, leuchtet unmittelbar ein. Niemand steht eines Morgens auf und schafft 50 Klimmzüge. Für Geist und Seele gilt dasselbe: Sie wollen täglich »trainiert« sein, und Meditation kann dazu einen Beitrag leisten.

Meditation verschafft uns mehr innere Ruhe und Konzentration und unterstützt das Zeitmanagement. Tägliches, kurzes Meditieren verhilft dazu, mit der übrigen Zeit produktiver umzugehen. Schon zehn bis 15 Minuten meditatives Atmen können zur Aktivierung des parasympathischen Nervensystems beitragen, die Stresshormone absenken und uns gelassener stimmen.

Meditation wird seit Jahrhunderten genutzt, um sich von den häufig stressbedingten Gedanken des bewussten Verstands zu lösen. Ich staune über die Vielfalt heutiger Meditationstechniken und -traditionen, doch letztlich verfolgen alle dasselbe Ziel: Körper und Geist zur Ruhe verhelfen und mehr Achtsamkeit erzeugen.

Durch Meditieren gewinnen wir den nötigen Raum, um unseren Verstand besser zu verstehen. Wir können aktiv lernen, wie man Gedanken verändert. Gleichzeitig lernen wir, wie man schwierige Überzeugungen überwindet und authentischer wird. Manche Menschen beginnen aus gesundheitlichen Gründen damit – um den Blutdruck zu senken, besser mit Stress umgehen zu können und ruhiger zu schlafen. Andere entdecken das Meditieren, weil sie belastende Gefühle verändern möchten. Der Sinn und Zweck einer Meditation hängt stets vom Meditierenden ab, doch bei regelmäßigem Prakti-

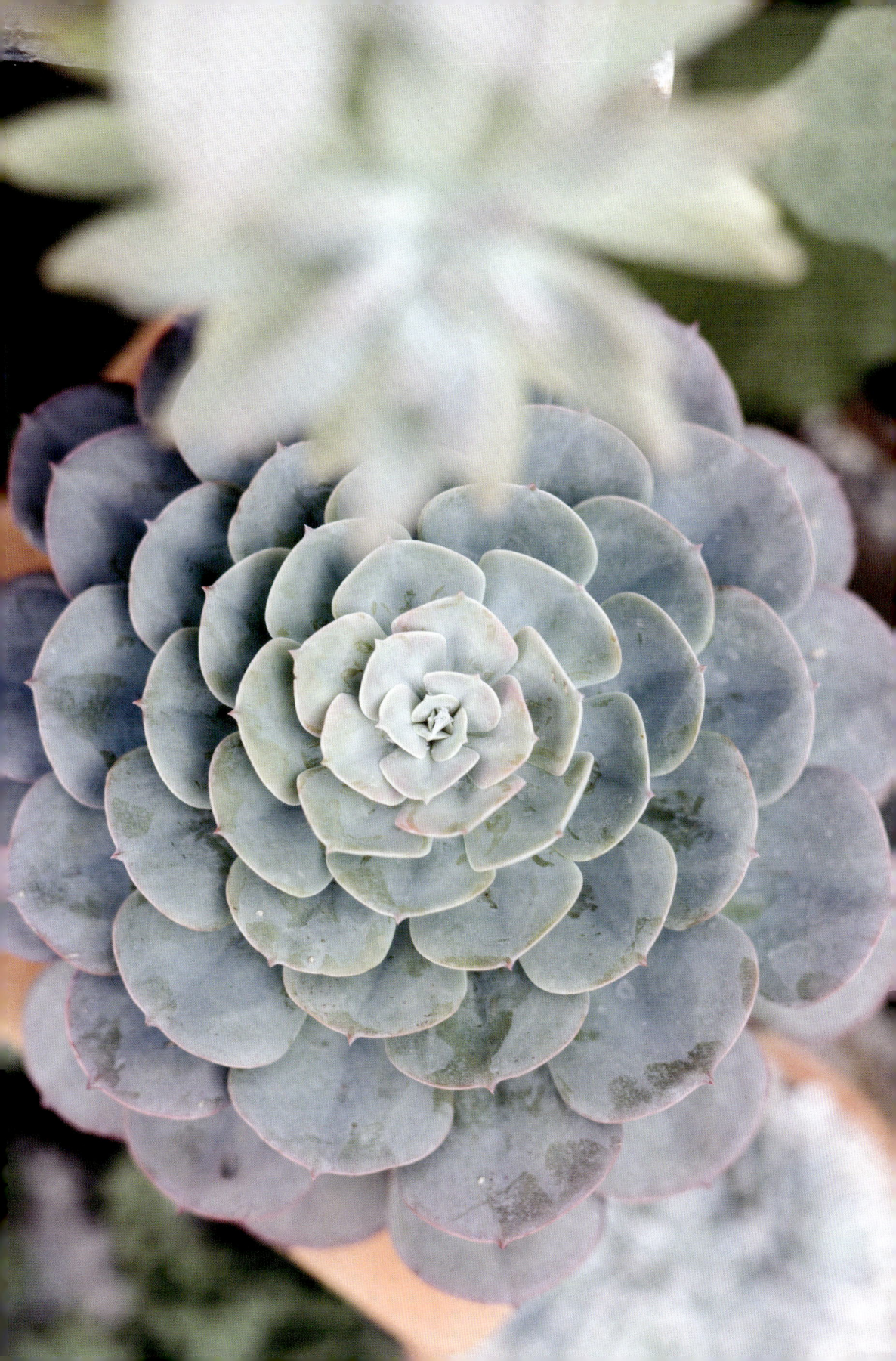

zieren profitiert man auf allen Ebenen: mental, emotional, körperlich und spirituell.

Mich persönlich fasziniert schon lange, wie leichthin Meditieren abgelehnt wird, obwohl man so viel dadurch gewinnen könnte. Wenn der Arzt seinem Patienten rät, zweimal täglich eine Tablette zu nehmen, hält sich praktisch jeder daran. Wenn derselbe Patient hingegen im Gespräch aufgefordert wird, täglich zu meditieren, weil er damit das gewünschte Ergebnis erzielen kann, macht er es, wenn überhaupt, nur hin und wieder. Das sollte uns zu denken geben, zumal die Aussage »Dafür habe ich keine Zeit« gleichbedeutend ist mit »Das hat für mich keine Priorität«. Wer sich dies bewusst macht, freundet sich vielleicht doch noch mit einer Meditationstechnik an.

Regulierung von
stressbedingtem
Bluthochdruck

Mehr geistige
Klarheit

Die
VORTEILE
regelmäßiger
Meditation

Bessere Atmung
(besonders bei
flach atmenden
Personen)

Weniger Stress
und Angst

Bessere Schlaf-
qualität (erholsa-
mer und tiefer)

Fähigkeit, das parasympathische
Nervensystem zu aktivieren

Versuchen Sie, gleich am frühen Morgen zu meditieren. Das ist häufig der friedlichste Zeitpunkt und Sie öffnen sich dabei dem taufrischen Tag. Das ist ein aktiver Prozess, denn es ist gar nicht so leicht, innerlich ruhig zu werden und sich auf nur einen Punkt zu konzentrieren. Wenn der Verstand also abschweift, kehren Sie in aller Ruhe zu Ihrem Atem oder einem Mantra zurück.

Gestalten Sie eine möglichst meditationsfreundliche Umgebung. Vielleicht zünden Sie sogar eine Kerze an. Sie müssen keineswegs den Lotussitz einnehmen, sondern dürfen liegen oder auf einem Stuhl sitzen, so wie es Ihnen guttut.

Ich empfehle zweimal täglich

20 Minuten

meditieren.

Viele Menschen probieren Meditieren irgendwann einmal aus, doch nicht alle bleiben auf Dauer dabei. Lesen Sie Bücher über das Thema oder hören Sie CDs mit entsprechenden Anweisungen, wenn es Ihnen hilft. Falls Sie feststellen, dass Sie auf eigene Faust nicht weiterkommen, können Sie einen Kurs besuchen und sich auf der Suche nach der passenden Methode unterstützen lassen. Ich empfehle zweimal täglich 20 Minuten. Doch wie üblich gibt es kein Patentrezept. Am Ende jedoch werden Körper, Geist und Seele es Ihnen danken! Es ist wie mit dem täglichen Duschen, das Schmutz und Schweiß vom Körper spült.

Auf diese Weise wirkt Meditation auf den Geist.

Richtiges

ATMEN

kann man lernen

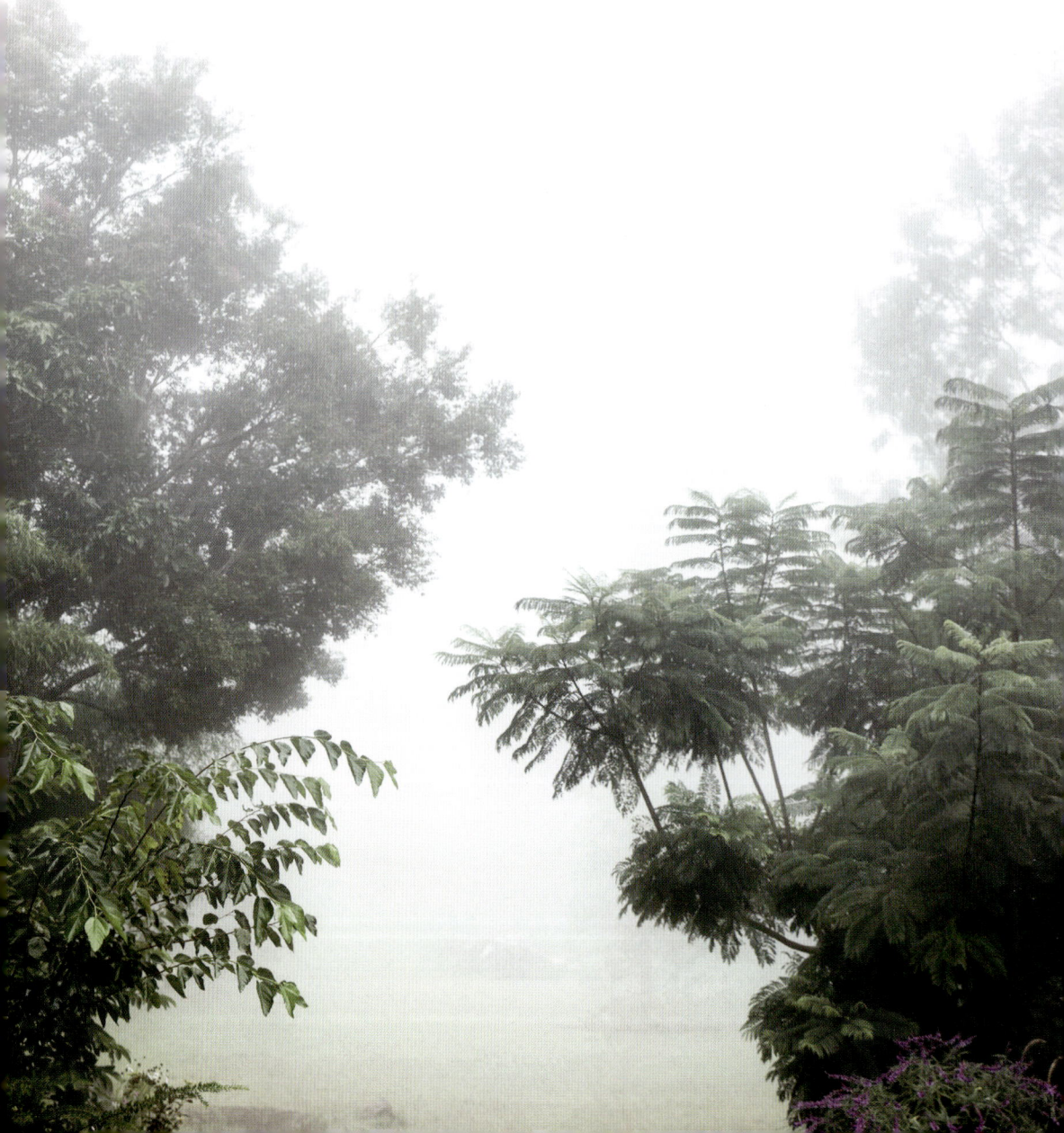

ZWERCHFELLATMUNG

Wie wir atmen, hat erheblichen Einfluss auf die eigene Biochemie, auf die Fähigkeit, aus Körperfett Energie zu gewinnen, und auf die Energie insgesamt. Die Verbindung läuft vor allem über das Nervensystem.

Das Nervensystem besteht aus diversen Teilen, unter anderem dem autonomen Nervensystem (ANS). Dieses wiederum setzt sich aus dem sympathischen Nervensystem (SNS) und dem parasympathischen Nervensystem (PNS) zusammen. Der Sympathikus ist für die Kampf-oder-Flucht-Reaktion zuständig, wohingegen der Parasympathikus Prozesse wie Ruhe und Reparatur reguliert. Viele Menschen leben leider heutzutage unablässig mit einem dominanten Sympathikus. Bis vor Kurzem (im Vergleich zu der langen Zeit, die Menschen diesen Planeten besiedeln) signalisierte Adrenalin als wichtiges Stresshormon in diesem Zusammenhang jeder Körperzelle, dass wir gerade in Lebensgefahr schweben. Heute entsteht Adrenalin über Kaffeegenuss und die Wahrnehmung, unter Druck zu stehen.

Sobald der Körper Lebensgefahr wittert, braucht er einen schnell verbrennenden Treibstoff, um die Gefahrenzone zu verlassen. Er hat nur die Wahl zwischen Glukose und Fett, und was verbrennt schneller? Glukose.

Wenn der Stoffwechsel lieber Zucker als Körperfett verbraucht, sitzen die Kleider bald enger und die Leistungsbereitschaft fährt Achterbahn. Es ist, als würde man reines Benzin abfackeln. Bei effizienter Fettverbrennung hingegen steht den ganzen Tag eine robuste, beständige Energiequelle zur Verfügung, die wie ein Holzfeuer glüht. Um Körperfett zu verbrennen, müssen wir den Parasympathikus aktivieren, denn dazu muss der Körper sich »sicher« fühlen. Und das lässt sich über verlängertes Ausatmen erreichen.

So funktioniert Zwerchfellatmung

Setzen oder legen Sie sich an einen ruhigen Ort.

Legen Sie sanft beide Hände auf den Bauch. Der Blick geht geradeaus oder Sie schließen die Augen.

Atmen Sie langsam durch die Nase ein.

Lassen Sie dabei den Atem in den Bauch strömen, sodass er sich beim Einatmen nach außen wölbt. Spüren Sie, wie der Bauch Ihre Hände sanft nach vorne schiebt.

Stellen Sie sich vor, Sie hätten einen Ballon im Bauch, der sich mit jedem Einatmen aufbläht.

Sie brauchen den Atem nicht anzuhalten. Machen Sie nur eine kurze Pause.

Danach langsam durch die Nase ausatmen. Der Bauch zieht sich dabei in Richtung Wirbelsäule zurück und lässt die Luft aus dem Ballon entweichen.

Kurze Pause.

Wieder langsam einatmen, sodass sich der Bauch wölbt.

Zehn Mal wiederholen.

Anfangs kann sich diese Atemtechnik unangenehm anfühlen. Je mehr Sie üben, desto einfacher wird es, bis Sie ganz automatisch so atmen.

Zwerchfellatmung ist eine wunderbare Unterstützung für das Nervensystem, die Hypophyse und die Nebennieren.

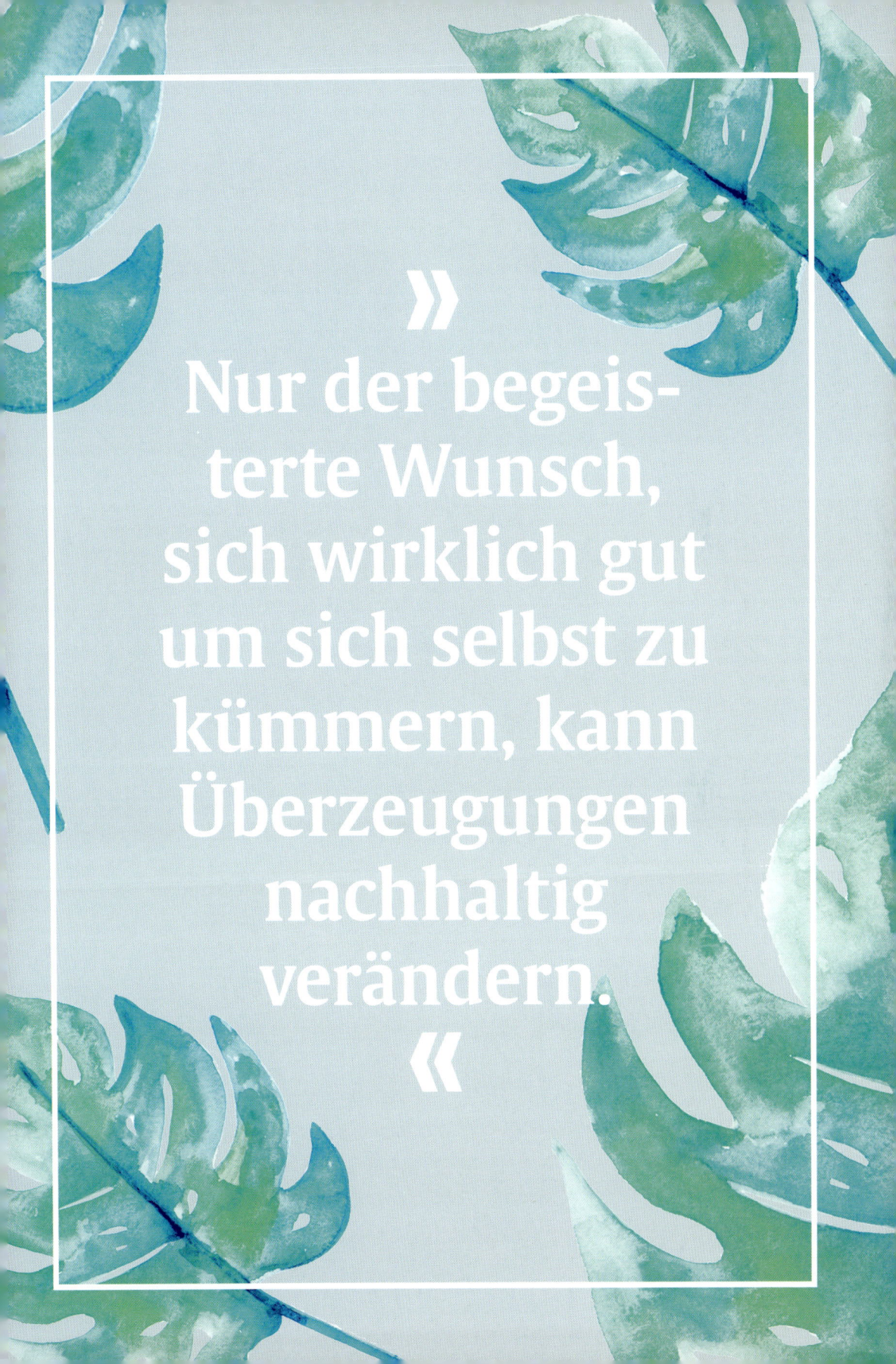

» Nur der begeis-
terte Wunsch,
sich wirklich gut
um sich selbst zu
kümmern, kann
Überzeugungen
nachhaltig
verändern. «

PSY

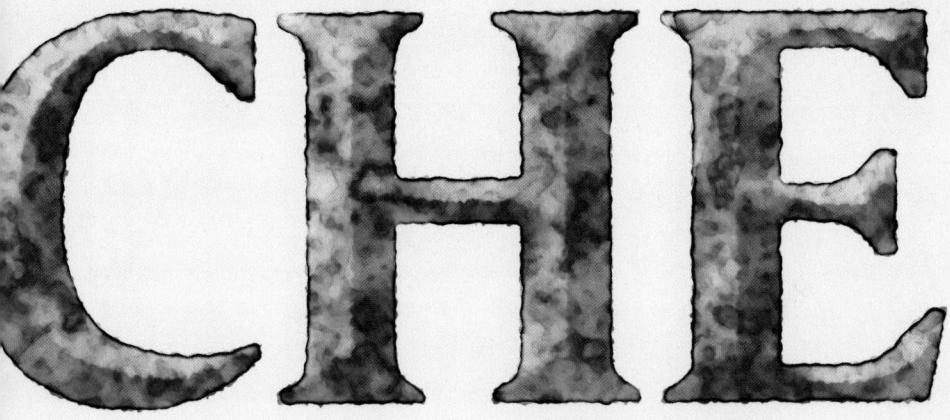

Das Verhalten ist äußerlicher Ausdruck der eigenen Überzeugungen. Leider lernen die meisten Menschen nicht, näher zu beleuchten, was sie von sich selbst halten, was in ihrem Leben geschieht oder welche Entscheidungen sie treffen. Sie verstehen nicht wirklich, warum sie tun, was sie tun, mitunter sogar wider besseres Wissen. Wenn wir begreifen, dass das Gehirn allem, was tagtäglich geschieht, eine Bedeutung zuweist, können wir unser Leben und unsere Entscheidungen Schritt für Schritt immer besser durchschauen.

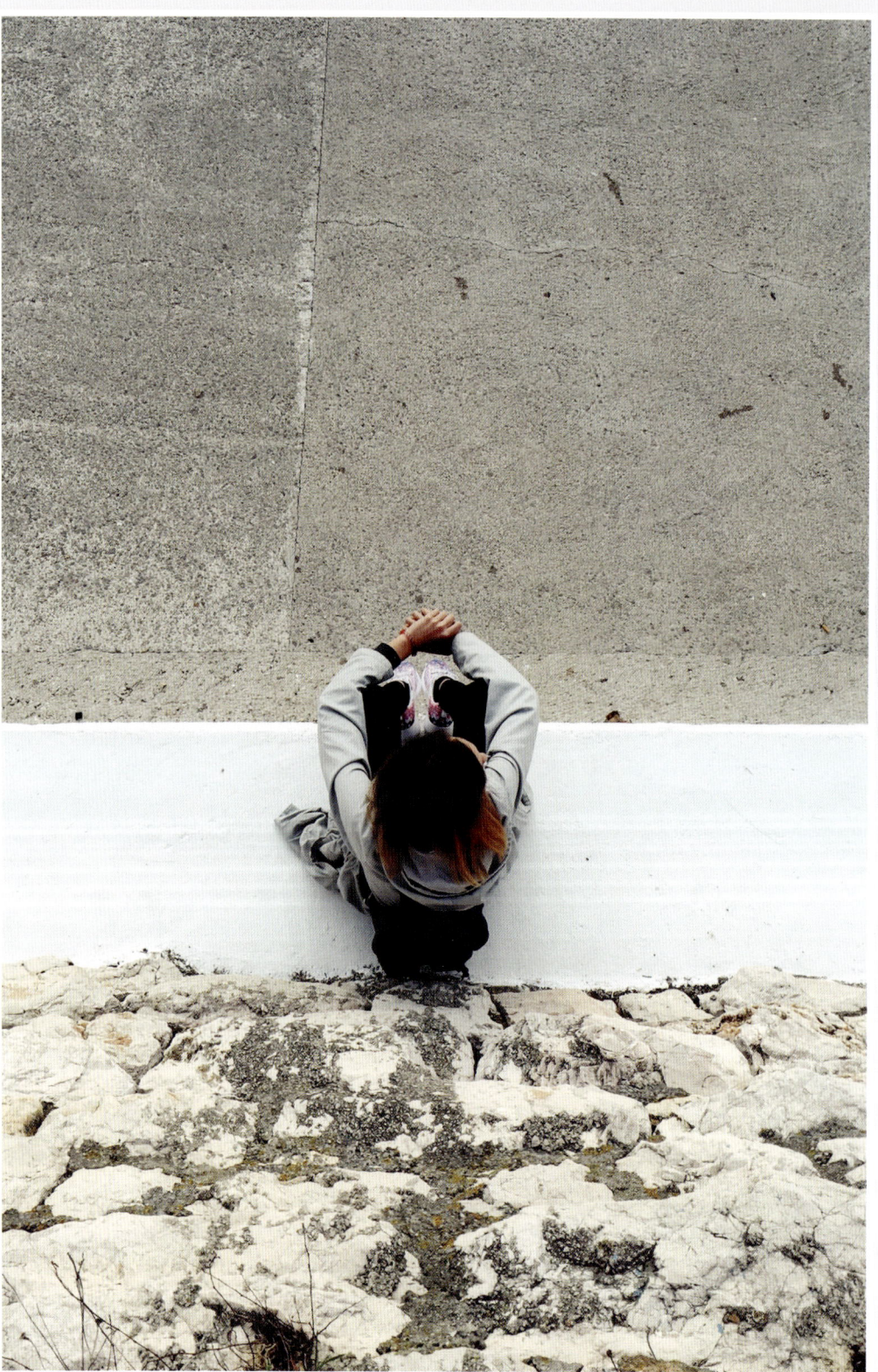

Psyche

Essen als Ersatz

WONACH SEHNEN SIE SICH WIRKLICH?

Wenn Sie nach dem Essen immer noch »hungrig« sind, kann noch mehr Nahrung diese Leere nicht füllen. Zu diesem Zeitpunkt sehnen Sie sich nicht nach Nahrung für den Körper, sondern nach Nahrung für die Seele. Die Kaloriengleichung, die nach wie vor als Königsweg zum gesunden Körpergewicht angesehen wird, bezieht solche Gefühle nicht ein. Sie stuft den Hunger nur als »falsch« ein. Also hat man das Gefühl, einen zu großen Appetit zu haben – Sie werden niemals abnehmen oder Ihren Appetit im Zaum halten können, denn weniger essen und mehr Bewegung gelten gemeinhin als die einzige Strategie, Gewicht abzubauen. Es keimen Gedanken auf wie: »Ich bin ein hoffnungsloser Fall, mit mir stimmt etwas nicht«, und prompt möchte eine Frau mehr essen, um dem Gefühl der Wertlosigkeit zu entrinnen, das ihr zumeist nicht einmal bewusst ist.

An diesem Punkt erweist sich meine »Was will ich wirklich?«-Strategie als sehr erfolgreich. Am Ende dieses Abschnitts finden Sie eine Tabelle zu diesem Thema, die Sie nutzen sollten. Sie können auch in einem Notizbuch entsprechende Spalten anlegen.

Die Überschriften lauten:

- Was will ich?
- Was will ich wirklich?
- Wie werde ich mich fühlen, wenn ich das habe?
- Wie kann ich mir dieses Gefühl auf gesunde Art verschaffen, also ohne meiner Gesundheit zu schaden?

Registrieren, was man wirklich will

Fragen Sie sich, was Sie wollen, und schreiben Sie es auf. Die Antwort könnte »Schokoladenkekse« lauten. Allerdings ist die letzte Mahlzeit noch nicht lange her. Sie sind also nicht körperlich hungrig. Stellen Sie sich daraufhin die nächste Frage: Was wollen

Sie wirklich? Schreiben Sie auch diese Antwort auf. Fragen Sie trotz des spontanen Wunsches nach »Schokoladenkeksen« weiter. Es könnten Antworten kommen wie »eine Umarmung«, »schlanker sein«, »einen Partner« oder »weniger finanzielle Sorgen«.

Allerdings geht es immer noch nicht darum, diese Dinge zu bekommen, denn dahinter stecken mächtige Gefühle. Stellen Sie sich daher nun die nächste Frage: Wie werde ich mich fühlen, wenn ich das habe? Typische Antworten wären zum Beispiel »glücklich«, »anerkannt«, »geliebt«, »erleichtert« oder »erfolgreich«.

Dann folgt die letzte Frage: Wie können Sie sich dieses Gefühl verschaffen, ohne Ihrer Gesundheit zu schaden? Schreiben Sie auch diese Antworten auf. Vielleicht möchten Sie im Haus herumtanzen, lesen, Ihre schlafenden Kinder betrachten, mit einer Freundin telefonieren oder anderen zeigen, wie gern Sie sie haben?

Finden Sie heraus, welches Gefühl Sie tatsächlich empfinden möchten, und tun Sie Dinge, die Ihnen dieses Gefühl weitaus häufiger ermöglichen als bisher. Und dann nehmen Sie wahr, wie Ihr Bedürfnis nach zusätzlicher Nahrung zurückgeht. Diese Strategie lässt sich auch anwenden, wenn man häufig minderwertige Produkte wählt, obwohl man es besser weiß.

Die Frage, welches Gefühl Sie in Wahrheit spüren möchten, und verschiedene Möglichkeiten, dieses auch ohne Essen zu erreichen, können neue Wege eröffnen, mühelos kluge Entscheidungen zu treffen.

Nutzen Sie anfangs Tabellen wie die auf den Folgeseiten.

Wenn Sie nach dem Essen immer noch hungrig sind, kann noch mehr Essen diese Leere nicht füllen. Denn Sie sehnen sich nicht nach Nahrung für den Körper, sondern nach Nahrung für die Seele.

Was wollen Sie wirklich?

1 WAS WILL ICH?

z. B. Schokoladenkekse

2 WAS WILL ICH WIRKLICH?

z. B. eine Umarmung

3 WIE WERDE ICH MICH FÜHLEN, WENN ICH DAS HABE?

z. B. geliebt und geschätzt

4 WIE KANN ICH MIR DIESES GE-FÜHL AUF GESUN-DE ART VERSCHAFFEN?

z. B. einer Freundin per Brief schreiben, wie wichtig sie mir ist

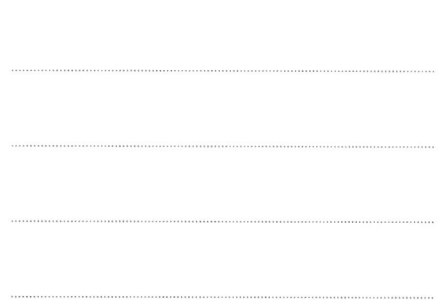

  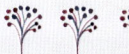

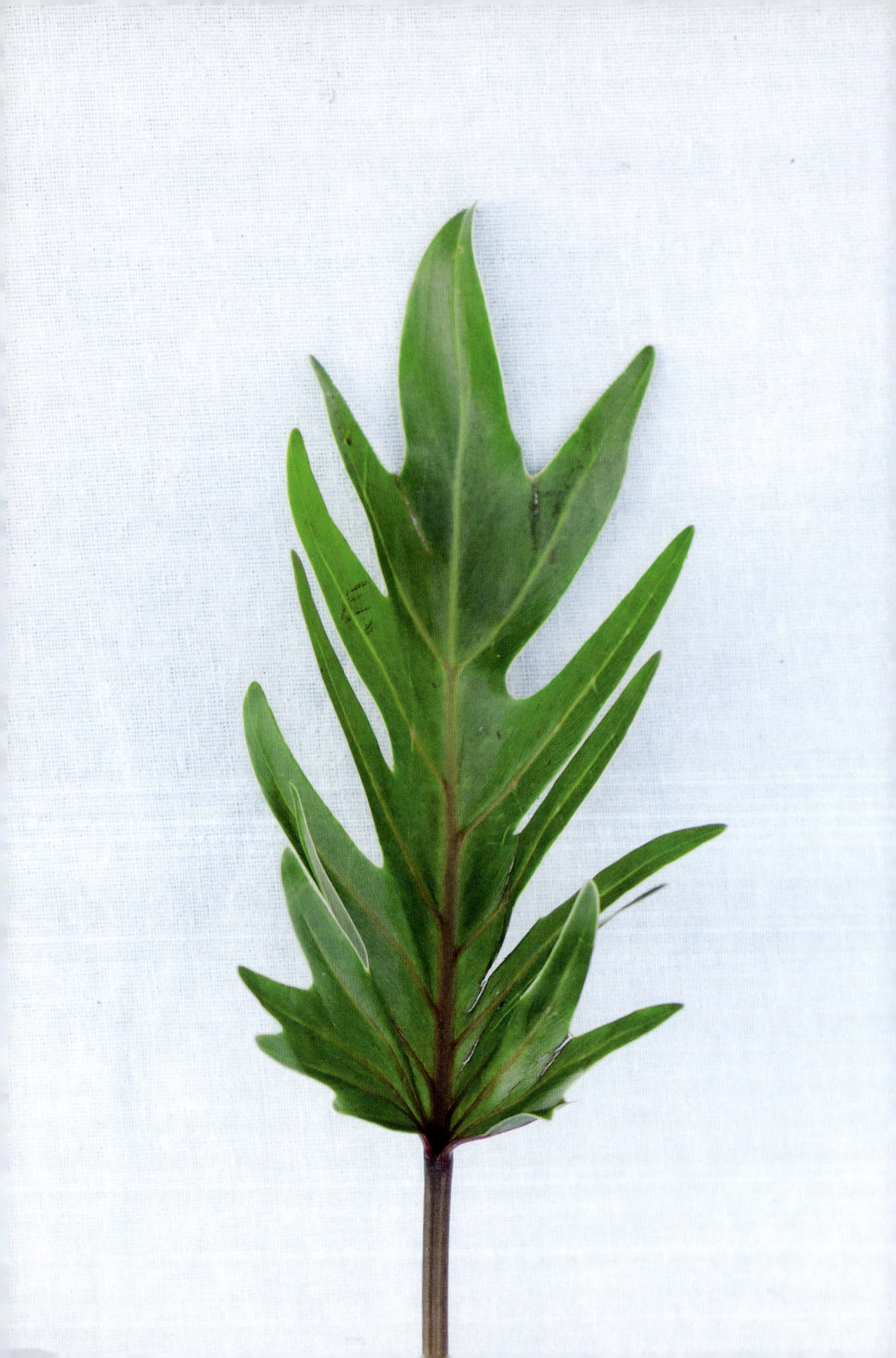

Nicht genug

SELBST GESCHAFFENE »REALITÄTEN«

Die Überzeugung, nicht genug zu sein und nicht genug zu haben, kann dazu führen, dass man sich gegenüber den Menschen, die man liebt, unschön verhält. Sie kann sich als verzweifeltes Verlangen nach mehr ausdrücken, indem man beispielsweise zu viel isst, über seine Verhältnisse lebt oder häufige, kurze intime Begegnungen hat. Das Gefühl, nicht genug zu besitzen, macht leicht blind und gefühllos gegenüber denen, die weniger haben, weil man glaubt, man sei einer von ihnen. Wenn Sie in dem Gefühl des Mangels feststecken, ist die einzige wahrgenommene Aufgabe, alles Erdenkliche zu tun, um »mehr« zu haben. Nicht einmal eine enorme Summe Geld, die einem das Schicksal zukommen lässt, wird dann entsprechend wahrgenommen, sondern es findet sich ein Weg, es verschwinden zu lassen, damit die eigene Umgebung weiter den eigenen Grundüberzeugungen entspricht. Dieses Thema hat die Wissenschaft jahrzehntelang aus allen Blickwinkeln beleuchtet, von der scheinbaren Wirksamkeit von Antifaltencremes bis hin zur Wahrnehmung von Autofarben: Wir glauben nicht, was wir sehen, sondern wir sehen, was wir glauben.

Bevor wir nicht bereit sind, unsere Überzeugungen auszusprechen (weil uns die Umstände dazu zwingen oder weil wir verstört die Scherben unserer alles verzerrenden Brille zusammenkehren oder weil wir einfach nicht mehr durchs Leben hasten und dafür mit unserer Gesundheit bezahlen wollen), entspricht unser Handeln der selbst geschaffenen Version der Realität. Wer glaubt, dass er anderen nicht vertrauen kann, wird überall »Beweise« dafür finden und jeden übersehen, der vertrauenswürdig ist. Lottogewinner verpulvern häufig ihr Geld und sind am Ende pleite, weil sie sich eigentlich für arm halten. Und wir handeln immer gemäß unseren Überzeugungen. Wer seine Überzeugungen nicht entlarvt, glaubt weiterhin, dass die eigene Version der Realität den Tatsachen entspricht, nicht etwa den eigenen Entscheidungen aufgrund unserer Denkmuster. Solche Denkmuster zu erkennen und die daraus erwachsenden Gefühle zu erforschen ist ein spannender Prozess, der das Herz aufgehen lässt.

Es gibt Zeiten, in denen Eile zwingend geboten ist. Auf kurze Dauer ist das für unser körperliches und emotionales Wohl unproblematisch. Wenn man jedoch Tag für Tag und Jahr um Jahr in diesem Zustand verweilt, kann die Gesundheit massiv darunter leiden. Bei der Arbeit mit Frauen, die mich wegen gesundheitlicher Probleme aufsuchen, erkenne ich häufig, dass ständige Eile hinter ihren Beschwerden steckt. Anfangs streiten sie ihren Stress ab (obwohl er aus dem Blutbild hervorgeht). Sie sagen, ihr Leben sei eben so, oder sie willigen ein, einen Gang zurückzuschalten, tun es aber nicht. Sie ändern nichts an ihrem Leben. Doch keine Diät der Welt, keine Ergänzungsmittel und kein noch so gutes Sportprogramm kann etwas ausrichten, solange der Sympathikus nicht zur Ruhe kommt. Damit der Parasympathikus übernehmen und für Ruhe und Verdauung sorgen kann, muss man verstehen, was die Sympathikusdominanz im Körper anrichtet. Erst muss klar sein, warum eine Veränderung erforderlich ist. Und dann kann eine Frau ihr Innenleben erforschen, um festzustellen, warum sie sich ständig so getrieben fühlt.

In unserem Inneren wirken uralte hormonelle Kreisläufe, die davon ausgehen, unser Überleben besser steuern zu können als der bewusste Verstand. Der Körper ist ein ausgezeichneter Lehrmeister, der gern dabei behilflich ist, seine Botschaften zu entschlüsseln. Mitunter sind bestimmte Verhaltensweisen, überschüssiges Körperfett oder eine ungerechtfertigt panische Wahrnehmung des Lebens lediglich Kommunikationsversuche des Körpers, die daran erinnern wollen, dass ein erschöpfter Anteil in uns ausruhen und ein ruhender Anteil erwachen möchte. In uns Frauen schlummert häufig das Wissen, wie kostbar wir sind und dass wir allerbeste Fürsorge verdienen, größtmögliche Güte und optimale Nahrung für Körper, Geist und Seele. All dies können wir selbst uns jeden Tag zukommen lassen.

Die Mütter unter meinen Leserinnen, die ständig mit Schuldgefühlen zu kämpfen haben, möchte ich an eines erinnern: Sie sind die beste Mutter, die Ihr Kind je haben wird. Sie sind sein Barometer und Kompass für diese Welt. Und jedes Kind hält die eigene Mutter für absolut wunderbar.

» **Wir glauben nicht, was wir sehen, sondern wir sehen, was wir glauben.** «

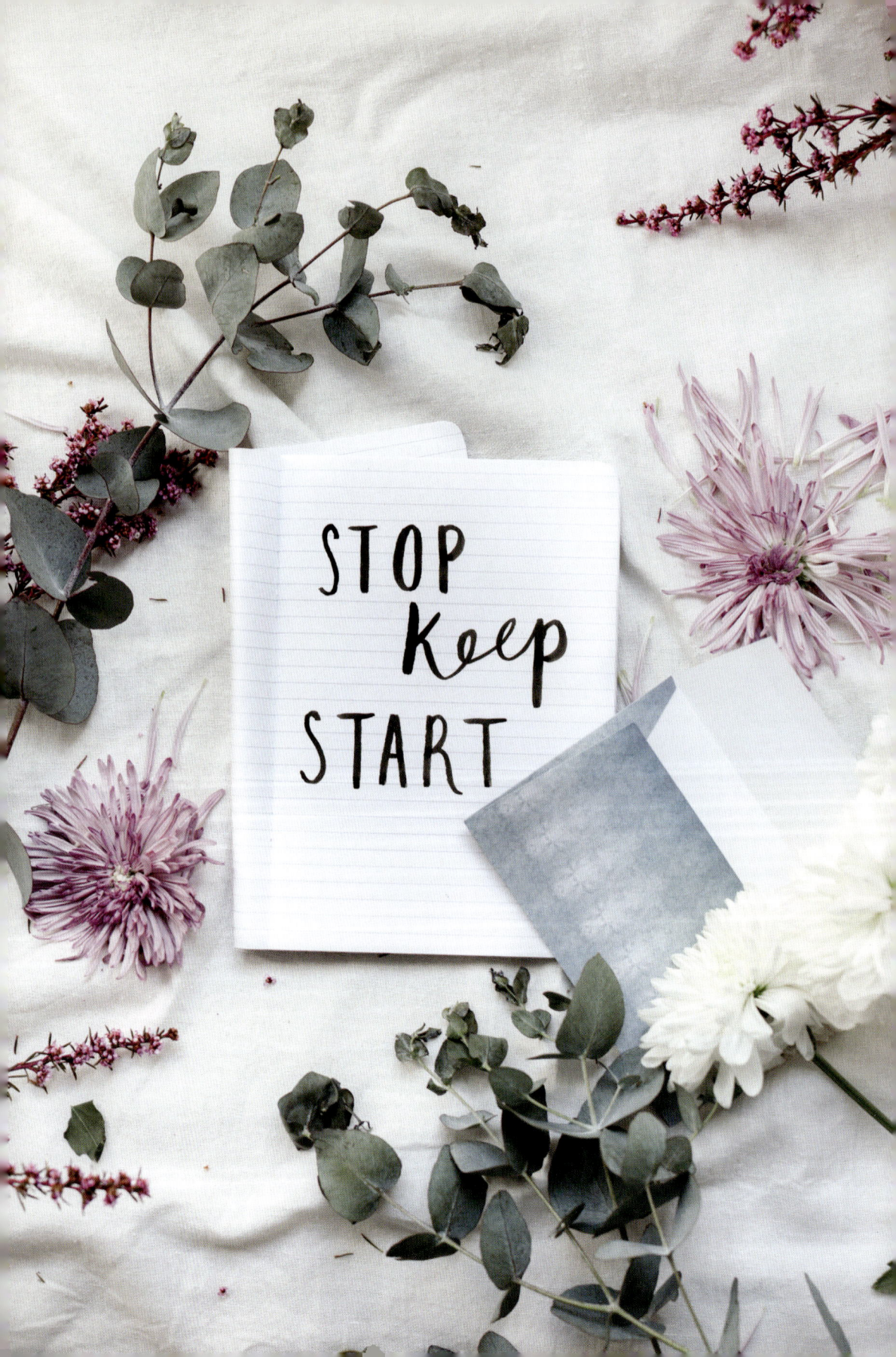

24 Stunden:

WAS GEHT? UND WAS NICHT?

Sie haben das Gefühl, dass eine Fülle an Aufgaben Ihren Stresspegel erhöht? Dann könnte die Methode »Aufhören – Dranbleiben
– Loslegen« zur Lösung beitragen.

Dabei erstellen Sie drei Spalten und nehmen je einen dieser Begriffe
als Überschrift. Beantworten Sie nun folgende Fragen:

Was kann ich sein lassen?

Womit kann ich weitermachen?

Womit kann ich anfangen?

AUFHÖREN	WEITER SO	LOSLEGEN

Halten Sie sich zunächst an die Vorschläge auf diesen Seiten.

Das kann dann so aussehen:

Aufhören:
Ich lasse mich nicht mehr auf Tratsche-reien ein. Das laugt nur aus.

Weiter so:
Ich gönne mir weiterhin jeden Morgen ein nahr-haftes Frühstück.

Loslegen:
Die nächsten zwei Wochen gehe ich an vier von sieben Tagen ein Stück zu Fuß. Und ich fange morgen früh um sechs damit an.

Mit derart überschaubaren Zielen werden Veränderungen umsetzbar und machen Spaß. Ein Artikel von Danielle LaPorte brachte mich einst auf eine Idee: Ich befragte ganz unterschiedliche Menschen, was von dem, das sie irgendwann gelassen, angefangen oder weitergemacht hatten, sie wirklich in irgendeiner Form vorangebracht und ihnen vor allem zu mehr Energie verholfen habe.

Die nachfolgenden Antworten haben mir besonders gefallen, weshalb ich sie wörtlich zitiere:

- Gleich morgens erst einmal ein Glas warmes Wasser mit Zitrone trinken. Das hat sowohl meiner Verdauung als auch der Haut gutgetan.
- Verdunkelungsvorhänge fürs Schlafzimmer angeschafft und alles rausgeräumt, was blinkt oder blitzt. Mein zirkadianer Rhythmus war hoch zufrieden!
- Einmal in der Woche gehe ich mit einer Freundin raus in den Wald. So komme ich in die Natur. Manchmal reden wir, manchmal schweigen wir. Seit ich das jede Woche mache, geht es mir deutlich besser. Dabei dachte ich früher, für so etwas hätte ich keine Zeit.

- Zweimal pro Woche ein »Stille durch Bewegung«-Kurs (eine Form des restorativen Yoga). Das hat mein Leben auf den Kopf gestellt. Und das ist keine inhaltsleere Floskel.
- Ein Computerkurs. Ich bin 74 und ich konnte nicht an dem teilhaben, was meine Familie auf Facebook macht. Jetzt fühle ich mich ihnen näher, weil ich ihre Fotos sehen und ihnen Nachrichten schreiben kann.
- Glutenfreie Ernährung
- Das Arbeitszimmer liebevoll wie ein echtes Büro eingerichtet, nicht wie ein Provisorium. Ich bin besser organisiert, weniger gestresst und freue mich darauf, dort etwas zu tun.

- Allen Mut zusammengenommen und meiner Chefin gestanden, dass ich nicht gerne ein Team leite und es daher auch nicht gut kann. Zum Glück konnte sie mir eine andere Aufgabe ohne Leitungsfunktion zuweisen. Ich fühle mich seitdem wie neugeboren!
- Jeden Morgen um fünf Uhr aufstehen, damit ich eine Stunde für mich habe.
- Meinen Kindern regelmäßig zehn Minuten beim Schlafen zusehen (ca. eine Stunde nach dem Zubettgehen). Wenn ich sie so friedlich schlafen sehe, komme ich selbst zur Ruhe, ehe ich alles mache, was an diesem Abend noch zu tun ist. Dann habe ich eine ganz andere Einstellung dazu.
- Weiter regelmäßig um fünf Uhr aufstehen und meditieren. Ich danke für mein Leben, lese (lerne) und sehe jeden Morgen die Sonne aufgehen. Das hat mein Leben verändert und dieses Ritual möchte ich nicht mehr missen. Zu schade, dass ich das erst mit 46 begriffen habe!
- Alle sechs Monate den Kleiderschrank durchforsten. Ich bringe alles, was ich nicht mehr trage, zu dem Laden einer Wohltätigkeitsorganisation, damit es für einen guten Zweck verkauft oder gespendet werden kann.
- Nicht sofort auf jede Nachricht antworten, nur weil sie da ist. Ganz so eilig ist es selten. Mein Leben fühlt sich jetzt freier an.
- Ein Stimm- und Sprechtraining hat meine Atmung verändert. Und seit ich anders atme, haben sich auch meine Haltung, meine Präsenz und damit auch meine Wirkung auf andere erheblich verändert. Ich bin glücklicher.
- Jeden Tag meditieren. Ausnahmslos.
- Ich habe mich bewusst rar gemacht [diese Person war im Bereich Gesundheit und Heilung sehr bekannt], um mehr Ruhe und Raum in mein Leben zu bringen. Wenn etwas verhindern könnte, dass ich zu Hause bin, wenn meine Tochter aus der Schule kommt, sage ich: Nein, danke.

- Mein Sohn hat eine psychische Störung. Er liebt Musik. Also kauften wir eine Gitarre und kontaktierten so lange Gitarrenlehrer, bis wir einen fanden, der sagte: »Vergesst die Tonleitern. Welchen Song möchtest du heute lernen?« Das hat unser Leben unglaublich positiv verändert.
- Ich bin rechtzeitig vor Mitternacht ins Bett gegangen, um die Gefahrenzone zwischen halb zwölf und zwölf zu umschiffen, die mir noch einmal einen Kick gibt. Ich habe mir abgewöhnt durchzuhalten, um noch mehr E-Mails zu bearbeiten oder noch eine Aufgabe zu erledigen. Ich mache alles aus! Wenn ich vor Mitternacht im Bett bin, schlafe ich sofort ein. Falls ich den Warnschuss verpasse und aufbleibe, werde ich noch einmal hellwach und finde schlechter in den Schlaf. Alles, was ich ab halb zwölf noch tun sollte, kann auch bis zum Morgen warten. Was ich dann noch mache (ob Beruf oder Hausarbeit), ist nicht wichtiger als mein Schlaf. Niemand stirbt, nur weil ich nicht kurz vor Mitternacht noch einen Stoß E-Mails angehe.

Sie haben freie Hand

HIER IST RAUM FÜR IHRE ANTWORTEN:

Was kann ich LASSEN?

Womit kann ich WEITERMACHEN?

Womit kann ich ANFANGEN?

Die Ergebnisse können verblüffende Auswirkungen auf Ihre Gesundheit und Tatkraft haben.

Die richtige Frage stellen

MANCHMAL LIEGT DIE ANTWORT AUF DER HAND

Bei der richtigen Fragestellung liegt die Antwort meist auf der Hand. Das Gehirn findet für jede Frage eine Antwort. Ist jedoch die Frage schlecht formuliert, bleibt auch die Antwort unbefriedigend.

Ein Beispiel dafür ist die häufige Frage: »Warum passiert mir so etwas immer wieder?« Ein normales Gehirn präsentiert dafür eine ziemlich beleidigende Antwort, die lediglich Ihre Befürchtungen widerspiegelt, dass Sie so, wie Sie sind, nicht gut genug sind. Formulieren Sie die Frage jedoch geringfügig um (»Wofür passiert mir das gerade?«), so prüft Ihr Gehirn augenblicklich, auf welche Weise die momentane Situation Ihnen weiterhelfen kann.

Ein Fragekonzept, das meiner Beobachtung nach häufig weiterhilft, zielt auf die »eigentliche Frage« ab: Die Frage, die wir uns meist unbewusst stellen, ehe wir in jedweder Form handeln oder eine Entscheidung treffen. Also immer. Diese Frage bestimmt alles, was wir im Leben regelmäßig wahrnehmen und erleben. Normalerweise entsteht sie in der frühen Kindheit. Wir haben uns nicht bewusst dafür entschieden, sondern sie erwuchs aus einer schwierigen Situation, die wir bewältigen mussten.

Zur Verdeutlichung gebe ich Ihnen ein typisches Beispiel. Vermutlich ist Ihnen das Grundprinzip geläufig, dass wir genau das wahrnehmen und fühlen, worauf wir uns fokussieren, und davon immer mehr bekommen. Der Filter, den wir in der jeweiligen Situation einsetzen, bestimmt, wie wir diese Situation erleben. Stellen wir uns hierfür einen Menschen vor, der mehrere Beziehungen hatte, die aus seiner Sicht »gescheitert« sind. Diese aus der Vergangenheit erwachsene Sichtweise kann bei einer neuen Beziehung nun die Frage aufwerfen: »Wird diese Beziehung ebenfalls scheitern?« Dies kann zur selbsterfüllenden Prophezeiung werden, weil dieser Mensch beim neuen Partner vor allem auf das achten wird, was schiefgehen könnte, nicht so sehr auf das, was gut gehen könnte, oder darauf, wie man eventuelle Schwierigkeiten in der Beziehung beheben könnte.

Die eigentliche Frage ist kontextübergreifend, kommt also nicht nur in einem Lebensbereich zum Tragen (wie hier bei der Beziehung), und zeigt sich am eindrucksvollsten in Stresssituationen. Im oben geschilderten Beispiel wäre zu vermuten, dass diese Person ihren Filter »gescheitert« auch in anderen Situationen verwendet. Die Kernfrage ihres Lebens könnte also lauten: »Werde ich scheitern?« Auch wenn diverse weitere Faktoren ebenfalls eine Rolle spielen, hat diese zentrale Frage zweifellos Einfluss darauf, auf welche Weise man vorgeht, wenn sich eine Chance auftut, die neuen Stress mit sich bringt, beispielsweise eine Beförderung. Ein abenteuerlustiger, veränderungsbereiter Mensch wird eine solche Chance trotz der Angst vor dem Scheitern annehmen. Wer mehr Wert auf Sicherheit und Beständigkeit legt, verharrt lieber in seiner Komfortzone und wird ein Angebot, bei dem er sich seiner Furcht stellen müsste, vermutlich eher ablehnen. Verstehen Sie nun, wie mächtig dieser Faktor ist? Für eine solche Person wäre ein Scheitern wie Sterben.

Was wäre eine bessere Frage, die sich dieser Mensch stellen könnte, um mehr von dem zu erreichen, was er sich wünscht, oder um bei seinen Entscheidungen nicht mehr von Angst geleitet zu werden? Die besten Fragen sind normalerweise lösungsorientiert und beginnen daher mit »Wie« oder »Was«. Was fällt Ihnen ein, wenn Sie sich fragen: »Wie kann ich Erfolg haben?« oder »Was kann ich tun, damit das klappt?« Und dann vergleichen Sie die Ergebnisse mit geschlossenen »Ja/Nein«-Fragen oder rechtfertigungsfördernden »Warum«-Fragen wie zum Beispiel »Werde ich dabei scheitern?« oder »Warum scheitere ich immer wieder?«.

Ein weiteres Beispiel für eine grundlegende Frage, die ich immer wieder höre, lautet: »Wie kann ich dafür sorgen, dass ich niemals jemanden enttäusche?« Hören Sie die Grundannahme heraus, dass diese Person davon ausgeht, jemanden zu enttäuschen? Kann man andere überhaupt enttäuschen? Nein. Die Reaktion anderer Menschen auf uns basiert auf dem, was diese Personen bisher erlebt haben. Über die eigene Reaktion entscheidet jeder selbst. Damit jemand von einer Person enttäuscht ist, muss er Erwartungen haben und diese Erwartungen beruhen auf ihm selbst, nicht auf seinem Gegenüber. Wer andere keinesfalls enttäuschen möchte, fühlt sich im Leben ständig schuldig. Solche Menschen wissen normalerweise nicht, was sie wollen. Die Frage »Was brauchst du?« beantworten sie häufig wie folgt: »Dass meine Freunde und meine Familie gesund und glücklich sind.« Sie konzentrieren sich ganz darauf, was andere brauchen, nicht auf die eigenen Bedürfnisse. Das sind sehr nette Menschen! Sie sind aber auch ungeheuer furchtsam. Sobald jemand mehr Stärke ausstrahlt als sie selbst, werden sie unsicher. Auch mit Entscheidungen tun sie sich schwer, weil sie nicht wissen, was sie wollen. Im Grunde ihres Herzens wissen sie es durchaus, doch dazu haben sie keinen Zugang. Jede Situation ist für sie von Schuld erfüllt, die aus der Überzeugung erwächst, dass sie andere enttäuschen. Deshalb erstarren und verstummen sie.

Solche Menschen sollten sich lieber eine Frage stellen, die davon ausgeht, dass sie von Liebe umgeben sind, zum Beispiel: »Wie kann ich in dieser Situation noch mehr Liebe und Wertschätzung vermitteln?« Die Antwort darauf wird ganz anders lauten als bei der ursprünglichen Frage.

Auf eine andere Frage erhalten Sie eine andere Antwort. Unsere Lebensqualität hängt in hohem Maße davon ab, welche Fragen wir uns stellen.

Mit den folgenden Tipps können Sie Ihrer wahren Frage leichter auf die Schliche kommen und diese im Zweifelsfall durch eine hilfreichere Frage ersetzen.

Wichtig ist, dass Sie diesen Prozess flexibel und offen angehen. Es geht nicht darum, die eine »perfekte« Frage zu finden, sondern um die Wahrnehmung destruktiver Schablonen, damit Sie diese durch konstruktivere Denkmuster ersetzen können. So tasten Sie sich an Ihre wahren Wünsche heran.

Denken Sie an einen bestimmten Zeitpunkt in Ihrem Leben, an dem
Sie in einer Sackgasse steckten. Worauf haben Sie sich konzentriert?
Welche zentrale Frage haben Sie sich damals möglicherweise gestellt?

Denken Sie jetzt an eine bestimmte Situation im Beruf, in der Sie
nicht weiterkamen. Worauf haben Sie sich konzentriert? Und welche
zentrale Frage haben Sie sich hier möglicherweise gestellt?

Suchen Sie nach einem gemeinsamen Nenner für diese beiden Fragen
und dann nach einer offeneren, lösungsorientierten Fragestellung mit
»Wie« oder »Was«, die Ihnen mehr geholfen hätte. Achten Sie darauf,
dass diese neue Frage ganz selbstverständlich davon ausgehen
sollte, dass etwas, das Ihnen wichtig ist (zum Beispiel Liebe, Anerkennung oder Erfolg), vorhanden ist. Ein Beispiel wäre: »Wie kann ich
in dieser Situation noch mehr Liebe und Wertschätzung vermitteln?«

Wenn Sie künftig wieder einmal in einer ausweglosen Situation stecken, treten Sie kurz zurück und nehmen Sie bewusst wahr, worauf Sie sich gerade konzentrieren. Prüfen Sie, welche Frage Sie sich insgeheim vielleicht stellen, und richten Sie Ihr Erleben durch Ihre neu entwickelte Fragestellung (oder jede andere lösungsorientierte Frage, die Ihnen gerade einfällt) neu aus. Wiederholen Sie dieses Vorgehen immer wieder, bis es zur Gewohnheit wird.

Sie werden feststellen, dass die alte Hauptfrage stärker in den Vordergrund drängt, je stressiger die Lage ist. Haben Sie Geduld mit sich und begegnen Sie solchen Szenarien mit Neugier, anstatt sich und andere zu verurteilen. Sie können nie in die Haut eines anderen schlüpfen, und niemand versteht wirklich, wie Sie sich in Ihrer Haut fühlen. Ich kann bezeugen, wie bessere Fragestellungen buchstäblich den Lebensweg ändern können.

Und jetzt sind Sie dran. Wie lautet Ihre Grundfrage? Und welche neue, hilfreichere Frage können Sie jetzt stellen?

Der Unterschied
zwischen dem, wie Sie
sind, und dem, wie Sie sein
wollen, besteht in Ihrem Handeln,
das aus Ihren Gedanken erwächst, die
wiederum aus Ihrer Wahrnehmung entstehen,
wie die Dinge sind und wie Sie selbst sind und
die ihrerseits auf Ihren Überzeugungen
beruht.

Wer die Überzeugung ändert,
verändert sein Handeln.

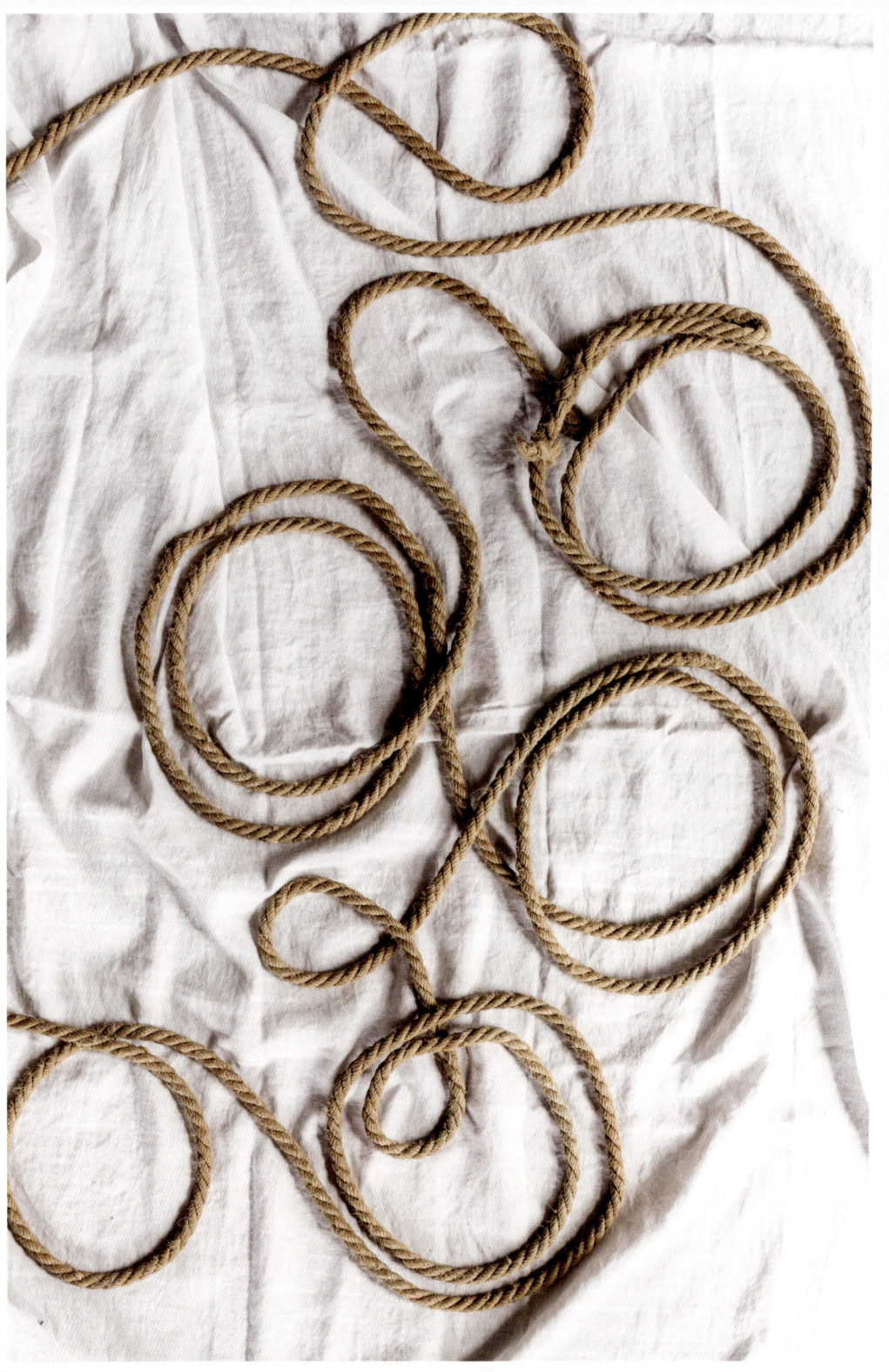

Psyche

Offene Baustellen

AUFGABEN VOLLSTÄNDIG ABSCHLIESSEN

Offene Baustellen zählen zu den Themen, über die ich regelmäßig schreibe und zu denen immer wieder Diskussionen aufkommen. In Analogie zur Bildschirmarbeit könnte man auch von »offenen Fenstern« sprechen. Wir alle kennen diese Situation: Je mehr Programme geöffnet sind und je mehr Prozesse wir dem Laptop oder Smartphone gleichzeitig abverlangen, desto langsamer wird es und desto schneller sind die Akkus leer. 27 offene Fenster mit Dokumenten, Tabellen und Präsentationen, Internetseiten, Bildbearbeitung, Videos, Musik und Updates – manchmal kommt sich unser Gehirn genauso vor. Je mehr ungelöste Punkte sich dort ansammeln, desto mehr sind Verstand und Unterbewusstsein am Rotieren. Das zehrt an der Energie.

Wie oft am Tag, in der Woche, im Monat, im Jahr oder gar im Leben stellt sich eine neue Aufgabe, die niemals gelöst oder abgeschlossen wird? Wie viele E-Mails lesen Sie, auf die Sie nicht sofort antworten, die Sie aber weiterhin beschäftigen und als offene Frage hängen bleiben? Das ist so, als würden Sie Tag für Tag mit soundsovielen offenen Fenstern herumlaufen, die Ihnen das Gefühl vermitteln, das alles im Leben nicht bewältigen zu können. So kommt man nie wirklich zur Ruhe, nicht einmal, wenn man sich aktiv darum bemüht. Und obendrein verurteilen wir uns dafür. Unbewusst reden wir uns ein, eine Versagerin zu sein, weil wir nicht noch mehr schaffen. Oder dass wir faul sind, ein hoffnungsloser Fall, eine Schwindlerin. Solche abfälligen Urteile nehmen wir zumeist nicht einmal wahr.

Es ist ziemlich unwahrscheinlich, dass derartige Selbstbeschimpfungen uns beflügeln und in die Lage versetzen, alles zu erledigen, was wir vorhaben. Vielmehr nehmen uns gemeine Selbstgespräche den Wind aus den Segeln, bis wir Tag für Tag nur noch sehen, dass wir recht hatten – wir können nicht genug erledigen, müssen Dinge aufschieben und schon beginnen die Vorwürfe erneut (falls sie je geschwiegen hatten). Das raubt noch mehr Energie, und zwar erheblich.

Man könnte all diese offenen Baustellen natürlich als Chancen betrachten, sein Leben voll auszuschöpfen. Die meisten Menschen sehen darin jedoch nur einen unendlich erschöpfenden Stapel an Aufgaben, die sie am liebsten jemand anderem übertragen würden.

Die Lösung? Zeitplanung!

Erledigen Sie genau das, was Sie zugesagt haben. Wenn Sie in der entsprechenden Position sind, delegieren Sie. Oprah Winfrey fasste es (sinngemäß) einst in klare Worte: »Wir müssen tun, was getan werden muss, bis wir tun könnten, was wir tun möchten.« Nehmen Sie dies an! Solange wir gegen den Ist-Zustand (also die Realität, so wie sie nun einmal ist) ankämpfen, leiden wir. Setzen Sie daher nur so viel auf die Tagesordnung, wie Sie heute abschließen können, um einige offene Punkte zu klären.

Behalten Sie aufgeschobene Aufgaben im Auge. Sie können an der Gesundheit nagen und Energie blockieren, ohne dass man es bewusst merkt.

Während der Arbeit an meinem Buch »Exhausted to Energized« habe ich viele unterschiedliche Menschen interviewt und ergänzend sehr viel gelesen. Mit dem Konzept der offenen Baustellen im Hinterkopf wollte ich herausfinden, wie die besonders umtriebigen Menschen dieser Welt sich ihre Zeit einteilen und derart viel erledigt bekommen.

Immer wieder kamen wir daher auf das Thema Zeitmanagement zu sprechen. Eine verdichtete Version der Ergebnisse finden Sie auf der folgenden Seite.

Beenden Sie einige offene Baustellen. Viele stark beschäftigte Menschen nutzen dazu diese vier Schritte:

1
Alle offenen Punkte wahrnehmen und aufschreiben. Also alles, was in Ihrem Kopf herumschwirrt und wofür Sie nach einer Lösung suchen.

2
Den Baustellen einfache Überschriften geben, die die Wichtigkeit und Dringlichkeit jeder einzelnen Aufgabe ausdrücken, und thematisch in Kategorien einteilen.

3
Zeiträume festlegen, in denen Sie sich mit der jeweiligen Aufgabe befassen, Entscheidungen fällen und sie ausführen.

4
Wenn die Aufgabe oder Idee noch nicht spruchreif ist, wissen Sie wenigstens, dass sie festgehalten wurde und zu gegebener Zeit erledigt werden wird.

Der »Nein«-Muskel

MÜSSEN SIE IHN TRAINIEREN?

Alles, wozu Sie »Ja« gesagt haben, hält Sie auf Trab.

Viele Menschen haben mit dem »Nein«-Sagen kein Problem, anderen fällt das furchtbar schwer.

Müssen Sie Ihren »Nein«-Muskel regelmäßiger trainieren? Weil alles, wovon Sie nicht hellauf begeistert sind, eigentlich ein klares »Nein« verdient hätte? Wer die Bestätigung anderer sucht, kann schlechter »Nein« sagen und erschöpft sich mitunter in dem Versuch, stärker zu wirken, als er sich fühlt. Solchen Menschen fällt eine abschlägige Antwort oft leichter, wenn sie sich darauf konzentrieren, wie ihr Gegenüber davon profitiert: persönliches Wachstum, die Chance, andere Ressourcen zu erschließen, Flexibilität, ein erweitertes Weltbild, eine ehrlichere Freundschaft und viele mehr.

Stark beschäftigte Menschen weichen gern aus und sagen sich: »Ich habe keine Zeit.« Sagen Sie lieber: »Das hat momentan einfach keine Priorität für mich.« Wie fühlt sich das an? Mit dieser Formulierung finden Sie eher heraus, wozu Sie tatsächlich »Ja« sagen wollen und wo Ihre Prioritäten liegen. Viele Menschen entwickeln schon dadurch mehr Gefühl für eigene Freiräume und innere Ruhe. So können Sie Ihre persönliche Energie besser pflegen und es geht Ihnen insgesamt besser.

Bitte denken Sie nach: In welchen Lebensbereichen oder zu wem können Sie nur schwer »Nein« sagen?

Und jetzt fragen Sie sich: »Was wird passieren, wenn ich ›Nein‹ sage? Wovor habe ich Angst?« Überlegen Sie, worum es dabei wirklich geht.

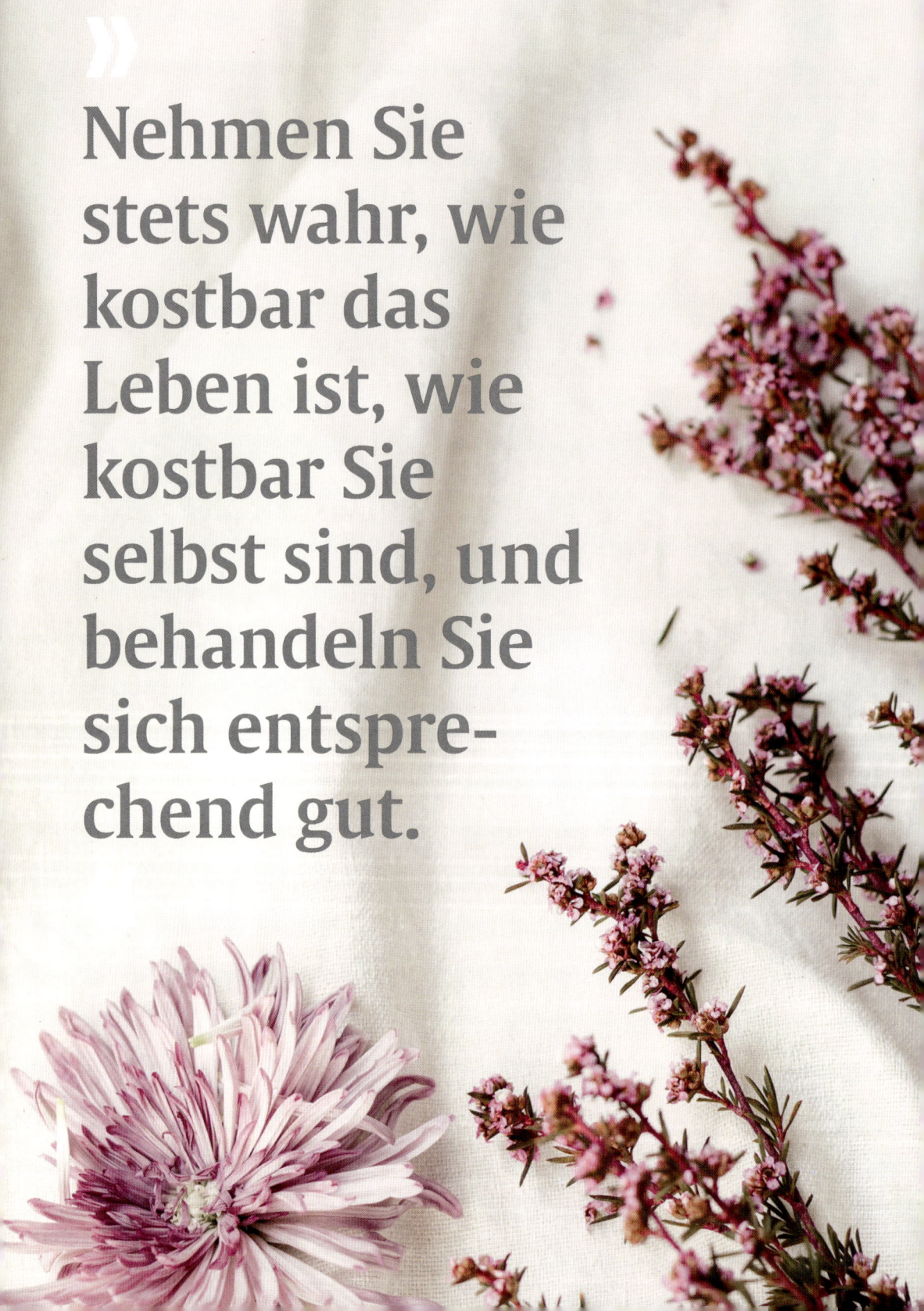

» Nehmen Sie stets wahr, wie kostbar das Leben ist, wie kostbar Sie selbst sind, und behandeln Sie sich entsprechend gut.

Reine Interpretation
WIE EINE ESSSTÖRUNG ENTSTEHEN KANN

Ich habe bereits mit zahlreichen Patientinnen zusammengearbeitet, deren Essverhalten in der einen oder anderen Form gestört war. Lassen Sie mich daher anhand einer Geschichte einen normalen psychologischen Prozess erläutern, der sich auf vielerlei Weise Ausdruck verschaffen und das Leben massiv beeinflussen kann. Stellen Sie sich bitte ein Blatt vor, auf das ich einen großen Kreis zeichne. In diesen Kreis schreibe ich das, was passiert ist. Daneben male ich einen zweiten Kreis, in dem ich die Bedeutung eintrage. Menschen tun nämlich Folgendes: Wir lassen das, was geschehen ist, mit der Bedeutung verschmelzen, die wir dem Geschehen zuweisen, und dann leben wir so, als wäre die Bedeutung das eigentliche Geschehen gewesen.

In meiner Geschichte geht es um eine Familie. Eines Tages ruft der Vater kurz vor Feierabend zu Hause an und schlägt vor, zum Abendessen gemeinsam auszugehen. Die Mutter sagt den beiden Töchtern Bescheid und fordert sie auf, sich etwas Passendes anzuziehen. Als die 14-jährige Tochter im bauchfreien Top auftaucht, sagt die Mutter: »Zieh dir bitte etwas anderes an.« Einige Tage später hört die Mutter, wie ihre Tochter mit einer Freundin telefoniert und dabei sagt: »Meine Mama findet mich fett.« Nach dem Telefonat fragt die Mutter ihre Tochter, warum sie das erzählt hätte, worauf die Tochter antwortet: »Weil du das neulich gesagt hast.« Die Mutter beteuert, das habe sie ganz sicher nicht gesagt, so etwas würde sie niemals sagen, vor allem weil sie genau das Gegenteil denkt. Am Ende hakt sie nach: »Wann habe ich das deiner Meinung nach gesagt?« Die 14-jährige erwidert: »Neulich, als ich mich umziehen sollte, bevor wir mit Papa essen waren.«

In den Kreis mit der Frage »Was ist passiert?« schreibe ich jetzt: »Mama forderte mich auf, mich umzuziehen.« In den Kreis mit dem Wert »Bedeutung« schreibe ich: »Mama findet mich fett.« Hätte die

Mutter die Bemerkung beim Telefonieren nicht aufgeschnappt, so hätte ihre Tochter diese Überzeugung (dass ihre Mutter sie für zu dick hält) in die Zukunft mitgenommen. Für wie lange? Wer weiß? Aus solchen Bemerkungen können Essstörungen entstehen – nicht aus Bosheit oder weil irgendjemand etwas falsch gemacht hätte. Es reicht, dass unser Gehirn bereitwillig das tatsächlich Geschehen mit der Bedeutung verknüpft, die wir diesem Vorfall zuweisen. Das ist kein bewusster Prozess. Das Nervensystem trifft seine Entscheidung in Sekundenbruchteilen. Und ab diesem Zeitpunkt achtet man auf alles, was diese neue Überzeugung bestätigt – ebenfalls völlig unbewusst. Und diese Wahrnehmung wirkt sich auf jede Entscheidung aus, die wir ab diesem Moment treffen. Deshalb müssen wir die Interpretation von dem loslösen, was tatsächlich passiert ist.

Ich spreche regelmäßig über das Thema »Nicht genug sein«. Wer dieses verheddertes Knäuel entwirren will, muss sich eigene Muster bewusstmachen und den Wunsch haben, andere zu entwickeln: mit neuen Strategien, mit mehr Selbstfürsorge und Wertschätzung für das eigene Leben. Wir urteilen ständig über uns selbst und über andere. Registrieren Sie Ihre Urteile und finden Sie den Grund dafür. Fragen nach dem „Warum?" eröffnen enorme Spielräume.

Wenn Sie in Ihrem tiefsten Inneren wissen, dass Sie zu wenig essen, so überlegen Sie zugewandt und neugierig, nach wessen Liebe und Aufmerksamkeit Sie sich verzweifelt sehnen. Stellen Sie sich die Frage: Was würde mein Herz von mir wollen? Hungern? Nein! Was würde ich tun, wenn ich mutig wäre? Reden, um Hilfe bitten, mich in den Arm nehmen lassen. Es geht nicht ums Essen und auch nicht um den Verzicht darauf. Es geht darum, wie Sie sich Ihrer Meinung nach fühlen, wenn Sie nicht genug essen. Doch wenn Sie sich dieses Gefühl verschaffen, nach dem Sie sich sehnen, indem Sie sich selbst Nahrung verweigern, dann schaden Sie Ihrer Gesundheit und beeinflussen auch Ihre Mitmenschen. Es ist an der Zeit, die gewünschten Gefühle auf eine Weise zu erlangen, die Ihrer Gesundheit nicht schadet. Und sobald Sie Ihren Weg finden, können andere Ihnen von sich aus nacheifern.

BEDEUTUNGEN ZUSCHREIBEN

Aus der Frage »Was ist passiert?«
erwächst prompt die »eigene Interpretation«. Nehmen Sie wahr, wie
viel wichtiger die »eigene Interpretation« einem im Vergleich zum
ursprünglichen Geschehen erscheint.
Anschließend vermengen wir beides
und weisen ihm eine »Bedeutung«
zu. Anhand dieser Bedeutung finden
wir künftig überall »Beweise« dafür.
Und dabei übersehen wir alle Beispiele, die uns zeigen, dass unsere
Geschichte gar nicht stimmt.

WAS IST
PASSIERT?

EIGENE
INTERPRETATION

SELBST ZUGEWIE-
SENE BEDEUTUNG

Ein Brief

LIEBES SCHÖNES MÄDCHEN

Finde dich nicht mit dem Trugschluss ab, du seist nicht schön. Warte nicht ewige Zeiten, ehe du tief in deinem Herzen spürst, was du immer gewusst hast – dass du schön bist. Lebe dein Leben jetzt, hellwach und erfüllt von diesem Wissen. Wie lautet dein Wort? Was steht quer über dein Herz geschrieben? Welche Gabe vermittelst du, wann immer du richtig zum Zug kommst? Ist es »Liebenswürdigkeit« oder »Humor«? Bist du ein »Engel«, ein »Wunder«, die »Wortführerin« oder die »Optimistin«? Unterschätze niemals deine Kraft, deine Besonderheit und das Geschenk, das du für diese Welt bist.

Gib nie deinen Glauben auf, den Glauben an deine persönliche Ausstrahlung, auch wenn du meinst, es wäre anderen lieber, dass du nicht ganz so hell strahlst. Niemand gibt den Glauben an die Sonne auf, nur weil die Nacht anbricht. Und man gibt den Glauben an den Mond nicht auf, nur weil er von Wolken verhüllt ist. Es mag Tage geben, in denen du dich kein bisschen schön findest, an denen du ein hartes Urteil über dich fällst. Aber gib nie den Glauben an deine Schönheit auf, selbst wenn du sie vielleicht momentan nicht erkennst, weil du falsche Entscheidungen getroffen hast. Du musst für dein Verhalten Verantwortung übernehmen, aber du bist nicht dein Verhalten. Gute Entscheidungen fallen uns schwer, wenn wir wahrnehmen (ich sage ausdrücklich »wahrnehmen«), dass wir Liebe oder Akzeptanz verloren haben oder verlieren könnten. Oder wenn wir denken, wir hätten versagt. Doch es gibt kein Versagen.

Sei wie die Sonne, die ihr Licht über die Welt verströmt. Schönheit ist ein Licht im Herzen und das erhellt nicht nur dein eigenes bezauberndes Gesicht. Denn wenn wir unser eigenes Licht leuchten lassen, gestehen andere sich dasselbe zu. Öffne deine Augen für die Wunder dieser Welt. Mach sie weit auf in dem Wissen, dass in deinem Herzen ein Wunder steckt, und bestaune das Wunder, das du bist.

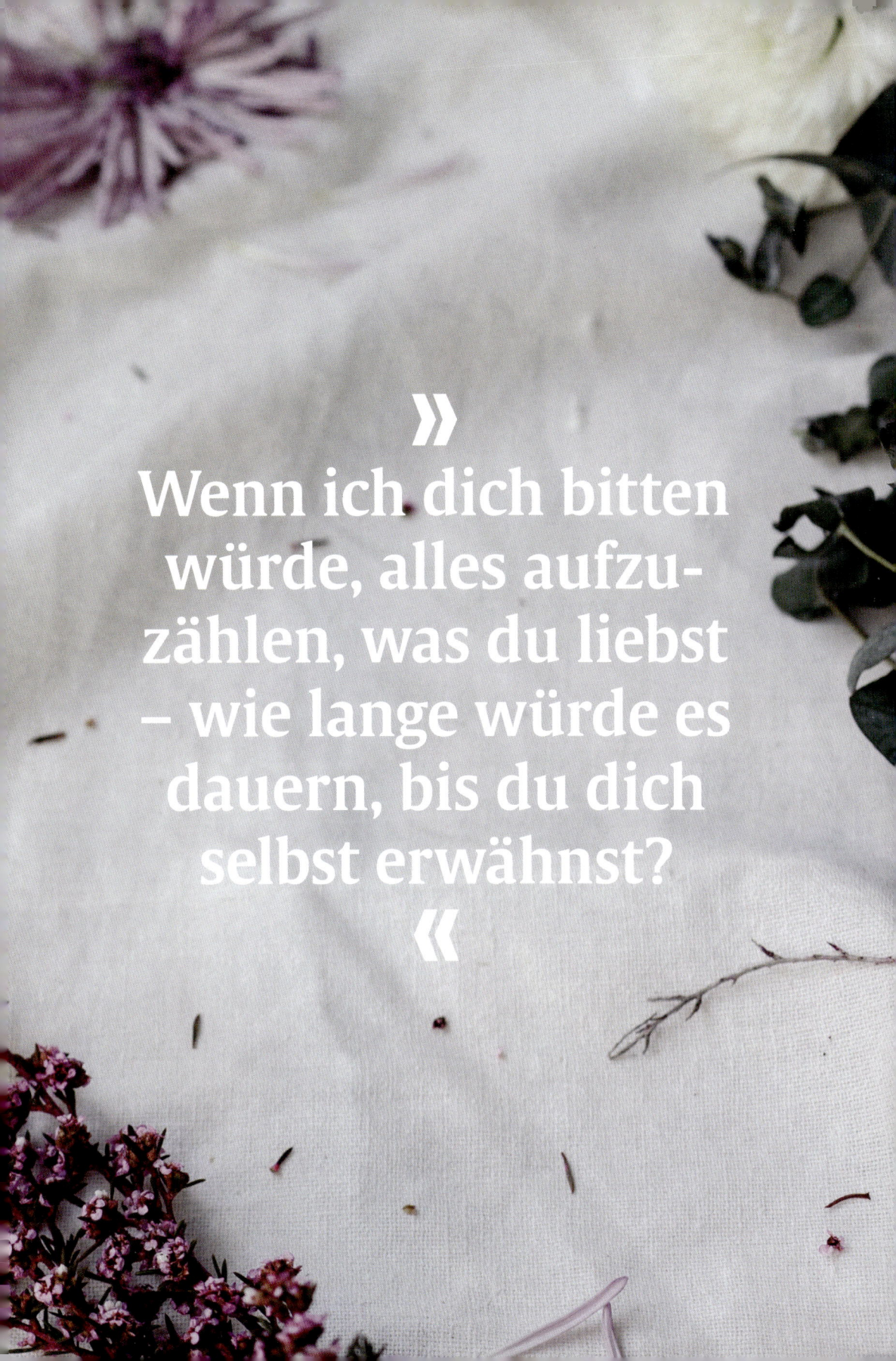

»
Wenn ich dich bitten würde, alles aufzu-zählen, was du liebst – wie lange würde es dauern, bis du dich selbst erwähnst?
«

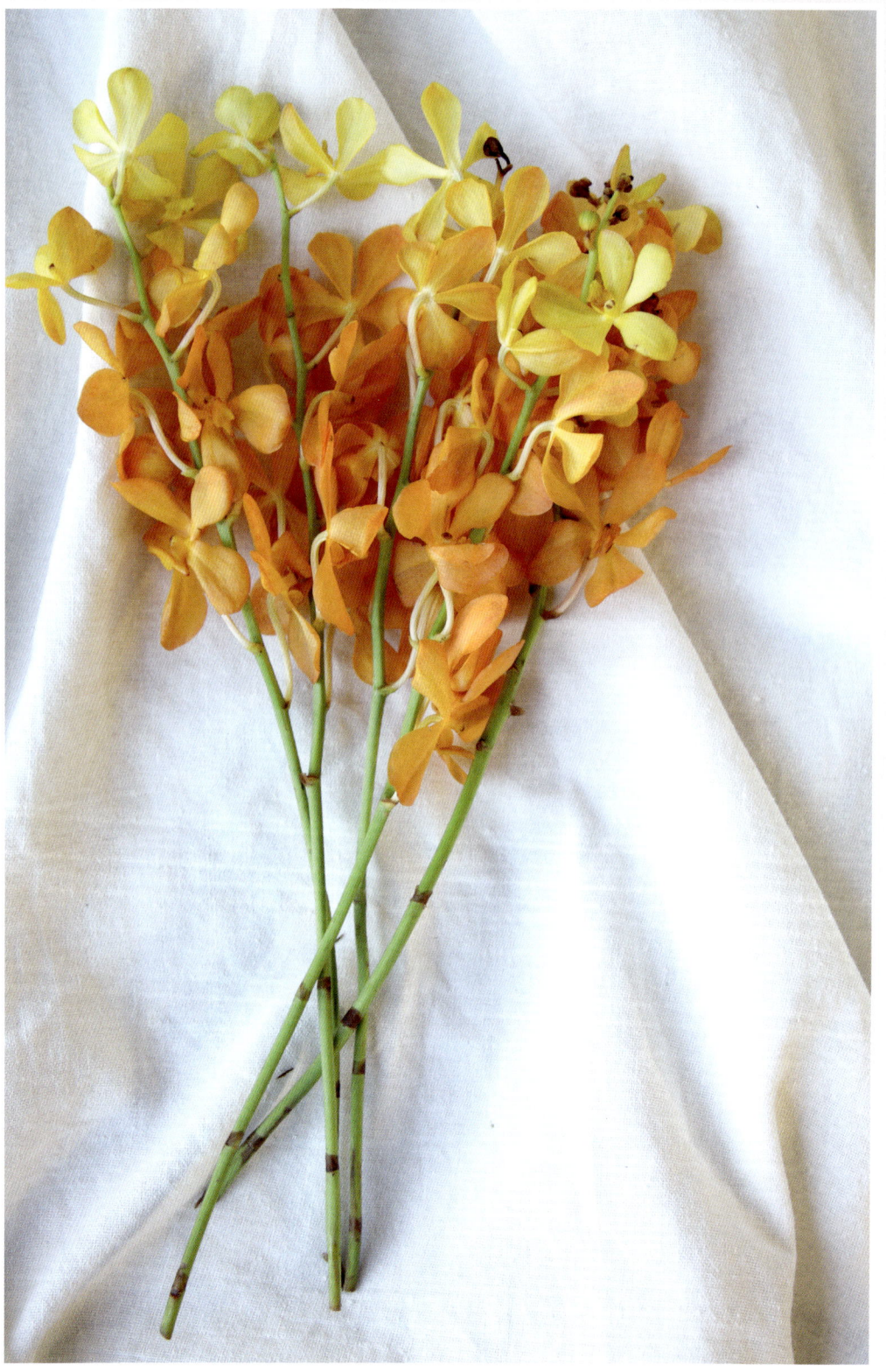

Psyche
256

Ein aus tiefster Überzeugung gesprochenes ›Nein‹ ist besser als ein ›Ja‹, das nur gesagt wurde, um zu gefallen oder – schlimmer – um Ärger zu vermeiden.

Mahatma Gandhi

Der eigene Beitrag

HELFEN SIE ANDEREN, DANN HELFEN SIE SICH SELBST

Wenn man das Gefühl hat, ein unendlich schweres Gewicht auf den Schultern zu tragen, ist ein Beitrag für andere vermutlich das Letzte, woran man denkt. Dennoch ist genau dies häufig der Ausweg. Im Unglück konzentrieren wir uns fast immer ganz auf uns selbst – sobald wir aber zum Leben anderer beitragen, verschiebt sich der Fokus. Der Fokus wiederum bestimmt, was wir fühlen. Zudem bekommt der, der gibt, so viel zurück. Das Glück des Gebens ist doppelter Gewinn, für den Geber wie für den Empfänger.

Die folgenden Ideen können Sie vielleicht gelegentlich umsetzen oder gar regelmäßig in Ihr Leben integrieren.

Sammeln Sie herumfliegende Abfälle auf.

Schreiben Sie jemandem, den Sie länger nicht gesehen haben, einen Brief oder eine Karte.

Kochen Sie gelegentlich für jemanden mit, der diese Unterstützung zu schätzen weiß (ein älterer Nachbar oder eine junge Familie), und bringen Sie das Essen vorbei.

Spenden hilft! Ob allein ein kleiner Beitrag oder in der Gruppe (Freundes- oder Kollegenkreis) eine größere Menge Geld – viele Menschen sind darauf angewiesen.

Schenken Sie einem Obdachlosen etwas Geld, ein heißes Getränk oder einen warmen Pullover.

Engagieren Sie sich ehrenamtlich bei einer Organisation, die Bedürftigen hilft, oder als Mitarbeiter in einem Tierheim.

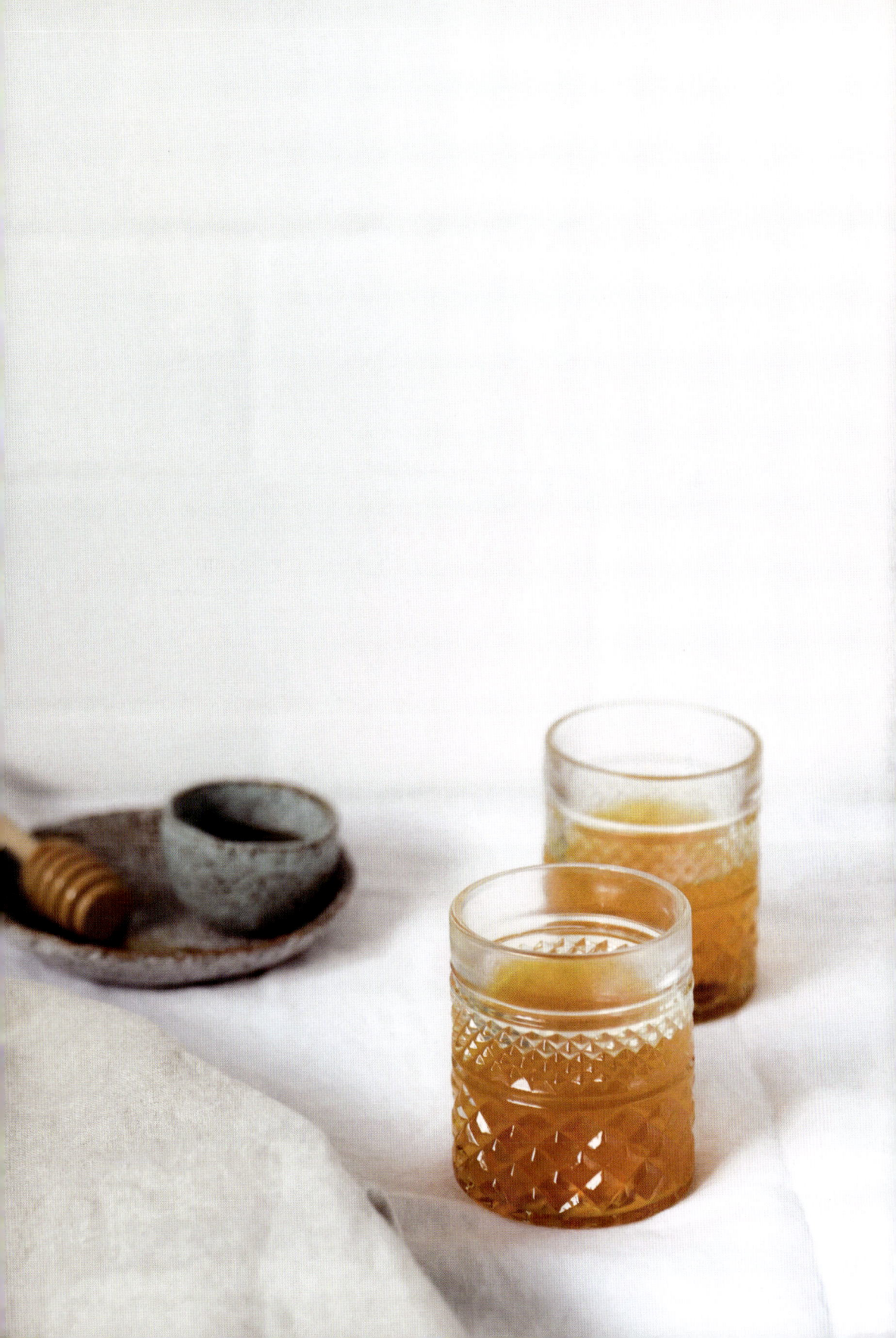

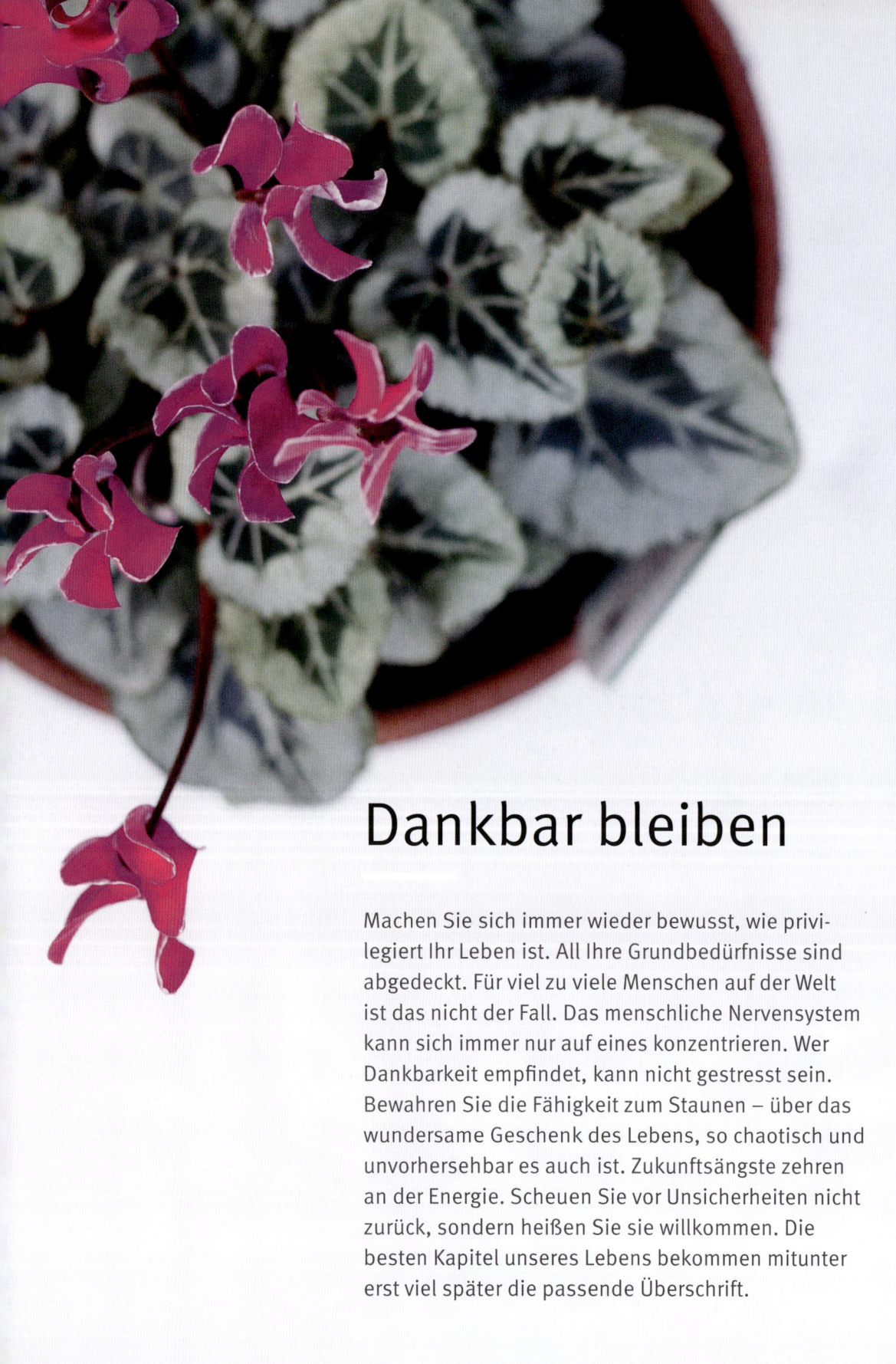

Dankbar bleiben

Machen Sie sich immer wieder bewusst, wie privilegiert Ihr Leben ist. All Ihre Grundbedürfnisse sind abgedeckt. Für viel zu viele Menschen auf der Welt ist das nicht der Fall. Das menschliche Nervensystem kann sich immer nur auf eines konzentrieren. Wer Dankbarkeit empfindet, kann nicht gestresst sein. Bewahren Sie die Fähigkeit zum Staunen – über das wundersame Geschenk des Lebens, so chaotisch und unvorhersehbar es auch ist. Zukunftsängste zehren an der Energie. Scheuen Sie vor Unsicherheiten nicht zurück, sondern heißen Sie sie willkommen. Die besten Kapitel unseres Lebens bekommen mitunter erst viel später die passende Überschrift.

» Scheuen Sie vor Unsicherheiten nicht zurück. Die besten Kapitel unseres Lebens erhalten oft erst viel später die passende Über-schrift.

Gestehen Sie sich zu, was Sie bereits haben

Selbst wenn Sie es jeden Tag vor Augen haben: Was Sie sich nicht zugestehen – indem Sie es wahrnehmen, es in sich aufnehmen und sich bewusst daran erfreuen –, wird Ihnen nie gehören.

Es wird niemals Teil all des Guten, aus dem Sie leben, und das, die Essenz dieses Guten, ist eine Grundlage unserer Gesundheit und Energie.

Wenn Sie sich einen herrlichen Sonnenuntergang, den kühlen Abendwind nach einem heißen Tag oder einen majestätischen Anblick verwehren, was verbieten Sie sich noch alles?

Warum genießen Sie nicht einfach, was Sie bereits haben?

Ich habe gelesen, dass Sterbende die Frage, was sie am meisten vermissen werden, ganz einfach beantworten: »Die Kleinigkeiten. Der Geruch der Luft kurz vor dem Regen. Meinen Hund streicheln. Das Gesicht meines Mannes. Eine frisch aufgeschnittene Zitrone. Den Nachthimmel.«

Das alles haben wir jetzt. Gestehen Sie sich zu, was Sie bereits haben. Diese Freuden sind jederzeit zu finden und sie sind ein unersetzbarer Brunnen der Energie.

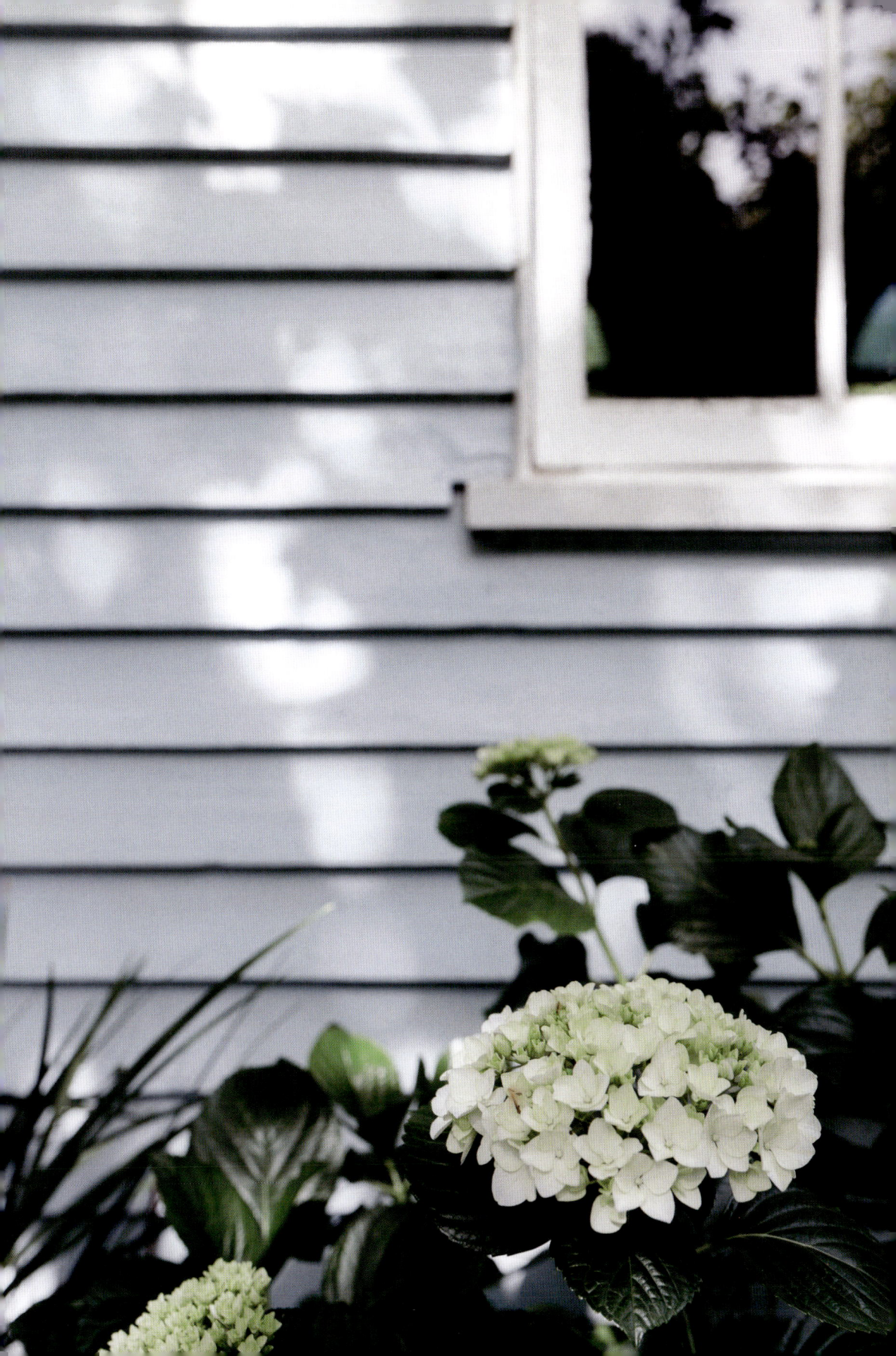

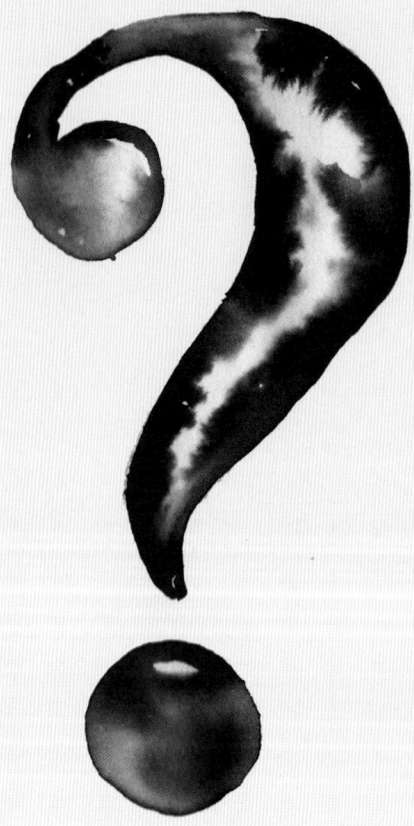

Aufgeben, was nicht guttut

MIT BEDACHT

In der Psychologie wird dysfunktionales Verhalten bei Kindern auf nicht abgedeckte Bedürfnisse zurückgeführt. Ich kenne so viele Mädchen und Jungen, die sich in ihrem verzweifelten Verlangen, ein tiefes emotionales Bedürfnis zu stillen, viel zu wenig oder zu viel essen, stehlen, sich ritzen, lügen, mobben, sich in die Opferrolle drängen lassen oder andere Auswege suchen.

Was auf diese Kinder zutrifft, gilt häufig auch für Erwachsene, denn viele Menschen sind im Laufe ihres Lebens emotional irgendwann stecken geblieben und nach einem einschneidenden Ereignis nicht mehr weiter gereift. Solche Geschichten höre ich jeden Tag. Als Erwachsene können wir durchaus unsere Rolle in der Gesellschaft ausfüllen, doch wenn hinter verschlossenen Türen ein Auslöser kommt – eine Bemerkung oder ein Vorfall, auf den wir emotional stark reagieren –, dann greifen wir auf Verhaltensweisen zurück, die wir in dem Alter unserer emotionalen Verletzung entwickelt haben. Selbstschädigender Umgang mit Nahrung beruht häufig darauf, dass man bestimmte emotionale Schmerzen von einst nicht noch einmal erleben möchte. Allerdings durchschauen die Betroffenen ihr Verhalten normalerweise nicht.

Solange man nur versucht, anderen klarzumachen, in welcher Form sie ihr Ernährungsverhalten ändern sollten (mehr essen, weniger essen, bessere Lebensmittelqualität, weniger künstliche Produkte), ohne auf die Ursache einzugehen, bleiben ihre Gefühle unbearbeitet. Sie können keine »Diät« einhalten – die von demjenigen, der diese Anweisung erhält, als Entbehrung oder gar Hungern betrachtet wird –, denn sie verwenden Nahrung, um ihren Schmerz zu betäuben. Zudem sind aus Entbehrung und Hunger noch nie nachhaltige Veränderungen erwachsen. Veränderung beginnt immer mit Güte. Und das Wort »immer« verwende ich in diesem Satz keineswegs unüberlegt.

Wenn Sie jemandem die Methode wegnehmen, mit der er fünf oder 50 Jahre seine Schwierigkeiten bewältigt hat, ohne ihm dafür Ersatz anzubieten oder dem Problem auf den Grund zu gehen, wird er die Lösung wieder im Essen suchen oder einen anderen Weg finden – eine andere Abhängigkeit oder einen Zwang –, um seinen Schmerz zu bezähmen. Und dann fühlen solche Menschen sich erst recht als Versager – immer noch nicht gut genug, ein hoffnungsloser Fall, armselig, zu willensschwach. Häufig dient Essen schon im Kindes- oder Jugendalter als »Schmerzmittel«. Bei anderen Menschen beginnt dieser Mechanismus erst während oder nach einer schwierigen Beziehung im Erwachsenenalter. Die Gefühle sind dann so verschüttet, dass der Mensch nicht mehr erkennt, dass sein Essverhalten ihn vor unerwünschten Emotionen schützen soll.

Wenn es bei Nahrung nur um strenge Regeln und Zahlen geht, sind Menschen, die aus emotionalen Gründen essen, nicht mehr zu einem nährenden Essverhalten in der Lage. Zu viele Menschen gehen das Thema Ernährung rein rational an. Natürlich brauchen wir Ernährungsbildung! Doch ich kenne durchaus extrem übergewichtige Menschen, die alles über Lebensmittel und Ernährung wissen. Die Packung Schokoladenkekse nach dem Abendessen verputzen solche Leute nicht aus mangelndem Wissen heraus. Die Schuld liegt bei der Biochemie oder bei den Emotionen. Oder bei beidem. Wenn Ernährungsberater diesen Punkt nicht ansprechen, wird sich die zerstörerische Einstellung zum Essen nicht ändern.

Meiner Ansicht nach möchten die weitaus meisten Menschen, dass es ihnen gut geht. Sie wollen gesund sein, sie wollen sich in ihrem Körper wohlfühlen und sie möchten viel Energie haben. Denn realistisch betrachtet fällt uns alles schwerer, wenn wir erschöpft sind. Doch die meisten Menschen wissen nicht, warum sie handeln, wie sie handeln. Nicht einmal, wenn sie bestens über gesundheitsförderliches Verhalten Bescheid wissen. Neben den emotionalen Bedürfnissen, die Essen – wissentlich oder unwissentlich – für Millionen Menschen stillt, spielen auch die Faktoren »Toxizität« (die zuvor beschriebenen Auswirkungen des modernen Lebens auf die Leber), Stress, Östrogen, Schilddrüsenhormone, Atmung, Darmbakterien und vermutlich noch viele weitere bisher unentdeckte Aspekte eine wichtige Rolle für unser Wohlergehen.

Falls Sie also damit ringen, etwas zu ändern, von dem Sie eigentlich sehr genau wissen, dass es sich ändern sollte (zu viel essen, freiwillig hungern, zu viel minderwertiges Zeug, zu viel Alkohol, zu viel Kaffee, zu viel Fernsehen, zu wenig Bewegung), dann betrachten Sie es nicht als etwas, das Sie aufgeben müssen, sondern sehen Sie, was es Ihnen gibt, was Sie dadurch gewinnen. Sobald Ihnen dies klar ist, können Sie alternative Verhaltensweisen finden, die Ihnen diese Gefühle ermöglichen, ohne Ihrer Gesundheit zu schaden. Wir lassen uns nicht von »etwas« beherrschen, sondern von unseren Emotionen. Bestimmte Substanzen oder Handlungen sollen uns ein bestimmtes Gefühl vermitteln. Identifizieren Sie das Gefühl und dann suchen Sie es anderswo.

Denken Sie nicht darüber nach, was Sie aufgeben, sondern was Sie davon haben.

Nutzen Sie die Tabelle »Was wollen Sie wirklich?« (Seite 226), um sich selbst auf die Schliche zu kommen.

Ängste
eingestehen

———

Wenn Sie glauben, dass Dauerstress an Ihrer Energie zehrt, sollten Sie gut darüber nachdenken. In der Tat kann Stress – besonders chronischer Stress – unglaublich viel Energie rauben. Das eigentliche Wort für Stress ist jedoch Angst. Alles, wirklich alles, was Sie stresst, sind Dinge, vor denen Sie sich fürchten.

Also enthüllen Sie Schicht für Schicht Ihre Stressfaktoren – zum Beispiel Zuspätkommen – und prüfen Sie, was dahintersteckt. Was fürchten Sie tatsächlich? Zu versagen, als Faulpelz dazustehen, nicht gemocht zu werden, andere zu enttäuschen …?

Die meisten Menschen stoßen nach der geduldigen Entfernung aller Schichten auf die Furcht, nicht oder nicht mehr geliebt zu werden. Am Ende läuft absolut alles darauf hinaus, dass wir Zurückweisung vermeiden und geliebt werden wollen. Anders kann ich es nicht in Worte fassen. Spontan glaubt man, das Gegenteil von Stress sei Entspannung oder Gelassenheit.

Ich sage, es ist Vertrauen.

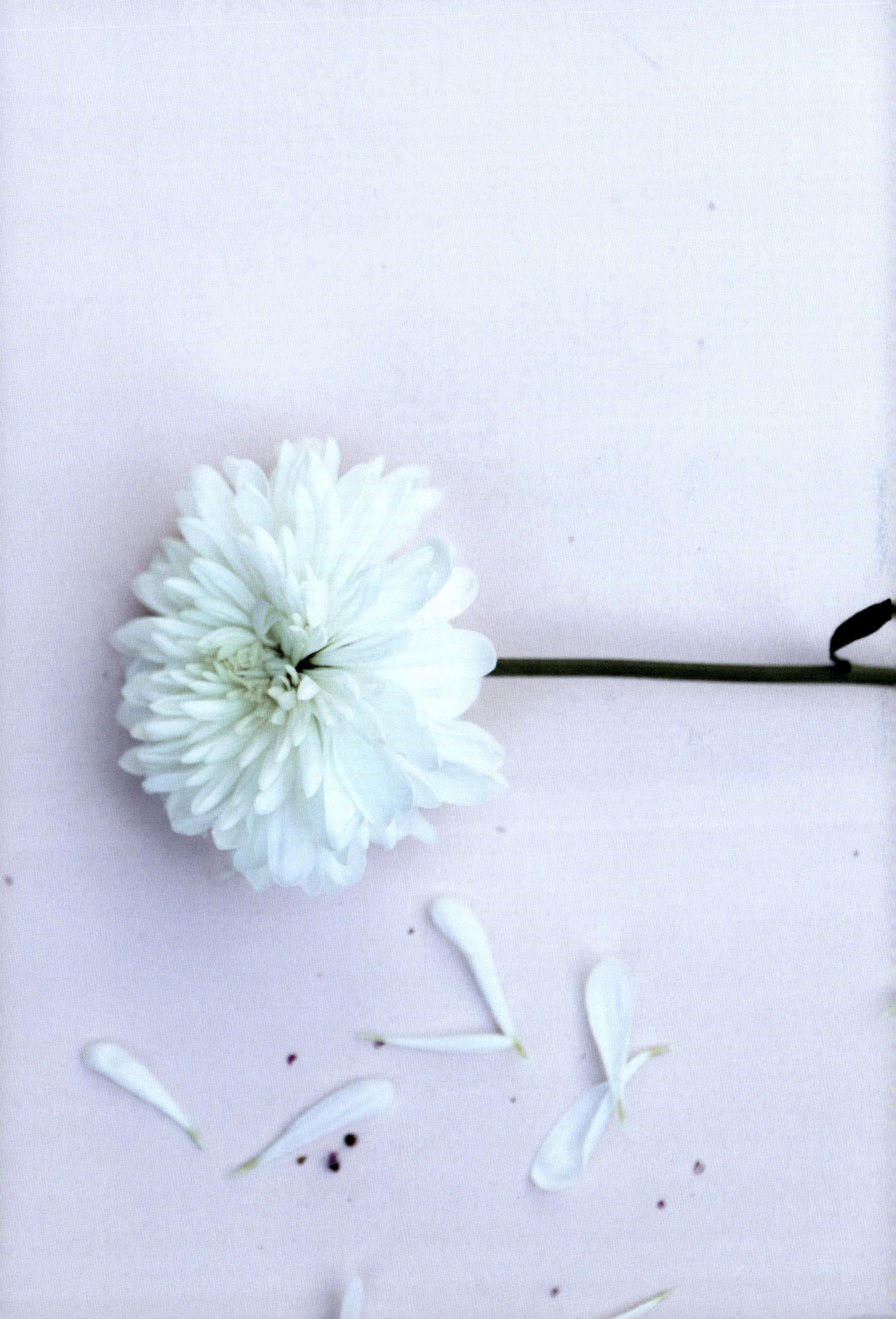

Innere Ruhe

DIESE METHODEN HELFEN

Offenbar spielt es keine Rolle, ob wir zwei oder 200 Aufgaben zu erledigen haben. Beides kann uns massiv unter (Zeit-)Druck setzen. Die meisten Frauen haben selten das Gefühl, alles im Griff zu haben und die Lage souverän zu beherrschen. Dabei ist der Wunsch, das Leben minutiös zu kontrollieren, mitunter ein Teil des Problems.

Sehen Sie sich einfach um: Viele Menschen kommen nur schwer zur Ruhe. Wir fühlen uns häufig derart überfordert, gestresst und gehetzt, dass die körperliche und psychische Gesundheit darunter leidet. Dafür gibt es zahlreiche Gründe, wie das moderne Lebenstempo, die schwierige Vereinbarkeit von Vollzeitjob und Kindererziehung oder die Herausforderungen einer eigenen Firma (um nur einige Dinge zu nennen). Manchmal ist der Stress jedoch hausgemacht. Denn zu all dem, was uns so beschäftigt, haben wir einmal »Ja« gesagt.

Viele Frauen neigen dazu, für alle Menschen alles sein zu wollen. Nein zu sagen fällt uns nicht leicht. Doch das, was diese Hetzerei dem Körper vermittelt, verändert auf vielerlei Weise die weibliche Gesundheit, indem es prämenstruelle Beschwerden oder ein Reizdarmsyndrom verschlimmert, indem wir geliebte Menschen oder Kollegen anfauchen oder wenn wir das Gefühl entwickeln, die täglichen Anforderungen einfach nicht mehr zu bewältigen, geschweige denn, unsere Ziele zu erreichen.

Wenn aber alles so eilig ist, wie kommt man zur Ruhe? Hier können kleine Schritte viel bewirken und zu mehr Gelassenheit, Glück und Wohlbefinden verhelfen.

Mit den folgenden Tipps kommen Sie leichter zur Ruhe. Probieren Sie es aus.

Koffeinkonsum überprüfen

Da die Kaffeekultur in unserer Gesellschaft einen hohen Stellen-
wert genießt, ist es kein Wunder, dass die tägliche Dosis Koffein
für viele Menschen quasi zur Sucht geworden ist. Häufig wird dabei
übersehen, welchen Einfluss übermäßige Koffeinmengen auf unser
ohnehin schon überreiztes Nervensystem haben. Koffein kurbelt
die Ausschüttung des Stresshormons Adrenalin an (darum hat man
anfangs oft das Gefühl, wacher und tatkräftiger zu sein). Die Kehrseite der Medaille sind vielfach verstärkte Ängste und eine Dauer-
spirale der biochemischen Auswirkungen von Stress, mit denen wir
ohnehin zu kämpfen haben. Grüner Tee ist ein wunderbarer beleben-
der Ersatz und kann helfen, den Koffeinkonsum zurückzuschrauben.
Die enthaltene Aminosäure Theanin schenkt Energie, stimmt aber
zugleich gelassen. Mit seinen vielen Antioxidantien ist Grüntee eine
koffeinarme Alternative zu Kaffee, die der Gesundheit sehr guttut.

Mittagsschlaf halten

Der Mittagsschlaf ist heutzutage aus der Mode gekommen – als
wäre das etwas für Schwächlinge. Zudem haben wir dazu nun wirklich keine Zeit … Dabei ist ein kurzes Schläfchen zwischendurch zum
schnellen Auftanken weitaus sinnvoller als die nächste Tasse Kaffee.
Mit 15 Minuten Kurzschlaf kann das Nervensystem sich neu justieren
und man wacht erfrischt auf. Am Arbeitsplatz ist das vielleicht nicht
möglich, aber am Wochenende dürfen Sie sich diesen Luxus ruhig
gönnen. Bei der Erforschung von Bevölkerungsgruppen, die auffällig
lange lebten und dabei gesund blieben, zeigte sich, dass sie alle
den regelmäßigen Kurzschlaf pflegten.

Jede Woche ein internetfreier Tag

Ein Leben ohne summende Smartphones und aufpoppende E-Mails
ist kaum noch vorstellbar. Es ist jedoch möglich! Gestehen Sie sich
(vorzugsweise am Wochenende) einen internetfreien Tag pro Woche
zu, damit das Nervensystem zur Ruhe kommen kann. Setzen Sie
diesen Tag bewusst ein. Zusätzlich können Sie auch abends stren-
ger mit Smartphone, Notebook oder Tablet umgehen.

Die To-do-Liste prüfen und Aufgaben abgeben

Wie viele Punkte auf Ihrer Aufgabenliste müssen Sie wirklich persönlich erledigen? Wie viele können Sie an Kollegen, Familienmitglieder oder Freunde abgeben? Wie viele sind überhaupt notwendig und wie viele davon direkt? Eine Überprüfung der To-do-Liste, bei der wir neue Prioritäten setzen und Aufgaben bewusst terminieren, sorgt Tag für Tag für mehr Gelassenheit.

Sagen Sie (freundlich) Nein

Wenn Ihnen das Nein-Sagen besonders schwerfällt, schreiben Sie eine Liste: Was beflügelt Sie? Was laugt Sie aus? Wenn die Liste mit auslaugenden Punkten länger ist, schrauben Sie eine dieser Aktivitäten oder Verpflichtungen zurück. Wenn das nicht möglich ist, bitten Sie Freunde, Familienangehörige oder Kollegen um Hilfe. Sich Unterstützung zu holen zeugt von Stärke, Mut und Ehrlichkeit.

Die Beine hochlegen

Legen Sie sich auf den Rücken und lehnen Sie die Beine an die Wand. Diese Haltung unterstützt die Zwerchfellatmung. Bleiben Sie fünf bis zehn Minuten in dieser Position liegen, entspannen Sie und konzentrieren Sie sich nur auf Ihre Atmung. Bei Bedarf können Sie ein gefaltetes Handtuch unter die Lendenwirbelsäule oder das Gesäß legen. Entspannungsmusik kann dazu sehr angenehm sein. Zwerchfellatmung aktiviert den Teil des Nervensystems, der beruhigende Gefühle erzeugt.

Ruhe durch Bewegung

Ihr Leben besteht vollständig aus Stress? Manche Menschen können den Stress durch intensiven Sport »ausschwitzen«. Das klappt jedoch nicht bei jedem, und langfristig kann anspruchsvolles Training im Körper Prozesse in Gang setzen, die Entzündungen Vorschub leisten. Auf diese Weise altern wir von innen heraus. Wer ständig unter Strom steht, vernachlässigt oder meidet oft Aktivitäten, die zu mehr innerer Ruhe führen könnten. Vielleicht können Sie mit einer Freundin einen Meditations- oder Yogakurs belegen.

Um die Stressreaktion im Griff zu haben, sollte man täglich eine atmungsorientierte Bewegungsform wie Meditation, Yoga, Tai Chi, Pilates oder auch nur zehn bis 15 Minuten langsame Bauchatmung praktizieren. Das ist kein Luxus, sondern für die Gesundheit unverzichtbar.

Auf den Körper hören

Sie möchten am liebsten alles absagen, sich auf die Couch kuscheln und ein Buch lesen? Dann tun Sie's! Und genießen Sie die Pause. Viel zu häufig ignorieren wir unsere Intuition und damit die eigenen Bedürfnisse, weil wir uns verpflichtet fühlen, beim ursprünglichen Plan zu bleiben. Achten Sie bewusst darauf, Ihrer inneren Stimme zu folgen, dann wird es Ihnen deutlich besser gehen.

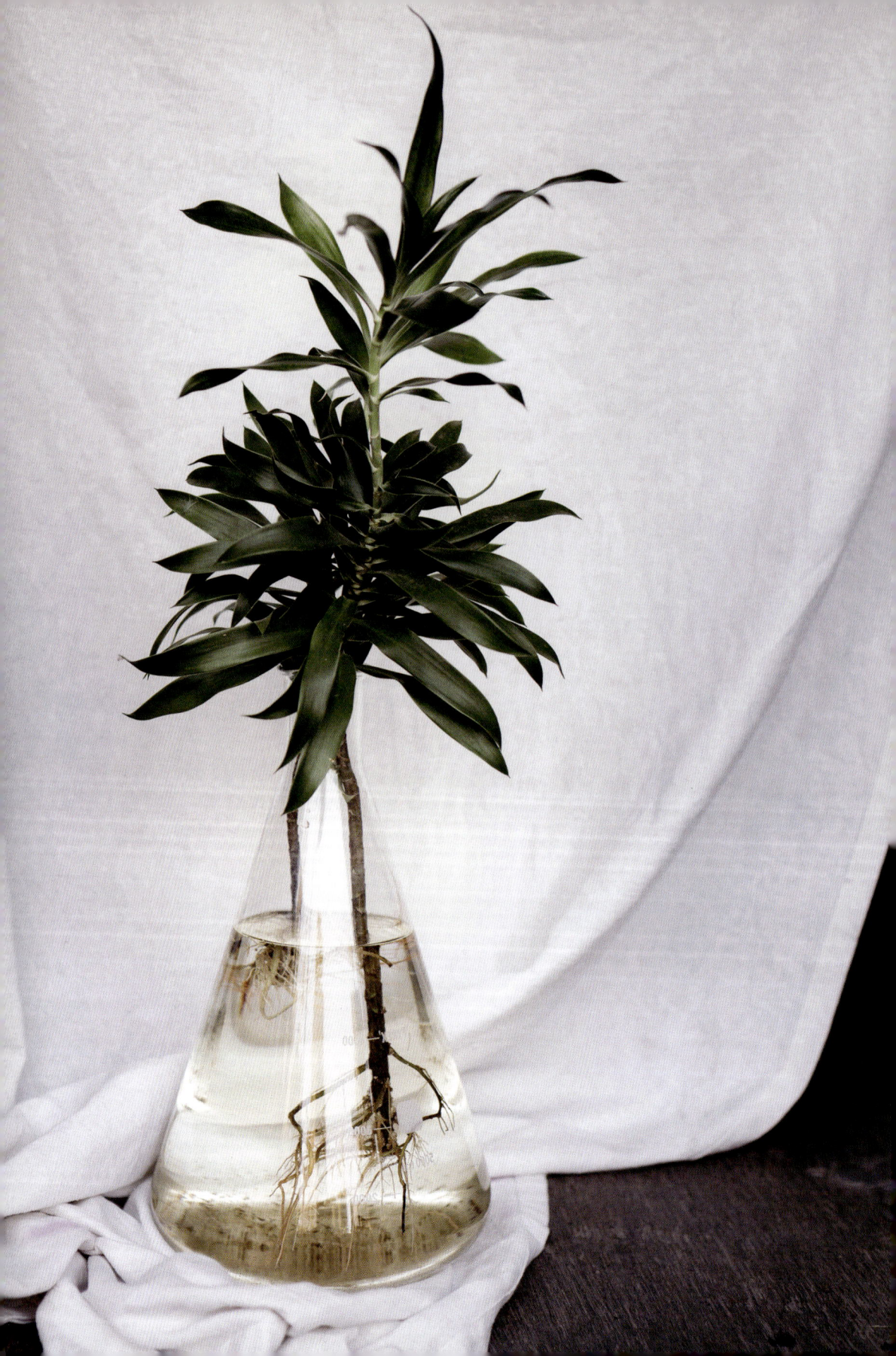

Neues ausprobieren

VERÄNDERUNG IN KLEINEN SCHRITTEN

Um gesünder zu werden oder mehr Elan zu haben, müssen Sie das eine oder andere (oder diverse Punkte) verändern. Auf jeden Fall können Sie nicht so weitermachen wie bisher, denn dann geht es Ihnen weiterhin so wie jetzt. Finden Sie sich nicht frustriert mit Ihrer Erschöpfung oder Ihren Hautunreinheiten ab, sondern betrachten Sie die Symptome oder Körperteile, die Ihnen Kummer bereiten, als Boten, die Sie bitten, auf andere Weise zu essen, zu trinken, zu denken, zu atmen, wahrzunehmen oder sich zu bewegen.

Diese Botschaften sind ein Geschenk. Denken Sie an einen Bereich, der Sie ärgert. Schreiben Sie ihn auf:

(zum Beispiel: »Die Pickel im Gesicht«)

Und jetzt denken Sie in Ruhe über Ihr Frustthema nach und gehen Sie dabei der Reihe nach alle nachfolgenden Punkte durch. So kommen Sie der eigentlichen Botschaft Ihres Körpers gezielter auf die Spur und können diesen Punkt verändern.

ESSEN

Denken Sie daran, was und wie Sie in letzter Zeit gegessen haben. Hat es das oben genannte Frustthema besser oder schlechter gemacht? Könnten Sie sich sinnvoller ernähren? Welche Lebensmittel könnten Ihnen helfen, Ihr Problem loszuwerden? Halten Sie Ihre Gedanken hier fest.

TRINKEN

Kann es sein, dass Ihr Trinkverhalten Ihrer Gesundheit schadet? Weist Ihr Frustthema vielleicht darauf hin, dass Sie anders trinken müssen – etwas anderes, zu anderen Zeiten oder einfach insgesamt mehr oder von etwas weniger? Schreiben Sie Ihre Überlegungen auf.

DENKEN

Unsere Gedanken haben enorm viel Macht. Können Sie vielleicht umdenken? Wie würde sich das auf Ihre gegenwärtige Situation auswirken?

ATMEN

Wann haben Sie zum letzten Mal bewusst auf Ihren Atem geachtet? Könnte es sein, dass Ihre Atmung Einfluss auf Ihr Frustthema hat? Schreiben Sie Ihre Gedanken auf.

SELBSTBILD

Was denken Sie wirklich über sich selbst? Wovon sind Sie in Bezug
auf das gegenwärtige Frustthema in Ihrem tiefsten Inneren überzeugt? Sind Sie der Meinung, dass Sie Gesundheit und Elan wirklich
verdient haben?

WAHRNEHMUNG

Wie nehmen Sie Ihr Frustthema zurzeit wahr? Ist es ein »Makel«
oder ein »Schwachpunkt« oder sehen Sie darin eine Botschaft Ihres
Körpers, dass Sie bitte andere Entscheidungen treffen sollten? Seien
Sie ehrlich.

Wenn ich es nicht mache ...

MACHT ES KEINER

Wie oft haben Sie das schon gesagt? Normalerweise geht es bei solchen Sätzen um häusliche Pflichten. Eine solche Bemerkung kann anzeigen, dass Beziehungen sich verändert haben und die Frau ihre Rolle inzwischen anders sieht als früher.

Wenn man über 20 Jahre lang Menschen berät, hört man viele Geschichten. Die Details sind so individuell wie die Menschen selbst, doch viele Muster wiederholen sich. So wie dieses:

In einer intimen Beziehung (egal ob heterosexuell oder gleichgeschlechtlich) gibt es normalerweise eine Person mit einem stärkeren femininen Anteil und eine Person mit einem stärkeren maskulinen Anteil. Die maskuline Energie ist zielgerichtet, fokussiert, handlungsorientiert – und darin liegt eine enorme Kraft. Sie bietet der feminineren Person einen Rückhalt, den diese sehr zu schätzen weiß, weil er ihr Entspannung ermöglicht. Das Feminine ist frei, veränderlich, fließend. Das unverfälscht Weibliche fließt wie der Ozean mit großer Macht, aber nicht in nur eine Richtung. Maskuline Energie baut Kanäle, Dämme und Schiffe, um von Punkt A nach Punkt B zu gelangen. Feminine Energie bewegt sich in viele Richtungen gleichzeitig. Das Maskuline wählt ein klares Ziel und bricht dorthin auf – wie ein Schiff mit festem Kurs –, während die feminine Energie im Grunde ungerichtet, aber ungeheuer groß ist – ewig im Wandel, schön und zerstörerisch zugleich. Wann immer eine Frau sich zwingt (oder von anderen dazu getrieben wird), mehr wie ein Schiff als wie der Ozean zu sein, negiert sie ihre weibliche Energie. Wann immer ihr Mann von ihr erwartet, ihre Stimmung und Lebenssituation zu analysieren, damit man diese »in Ordnung bringen« kann, denkt er auf männliche Weise. Eine Frau kann das tun (vielleicht sogar besser als ein Mann), aber das macht sie nicht glücklich.

Eine glückliche Frau ruht entspannt in ihrem Körper und in ihrem Herzen. Sie ist stark, unvorhersehbar, tiefsinnig, ruhig und gelassen, gegebenenfalls auch wild und destruktiv, aber immer voller Leben, weil sie von der immensen Kraft ihres ozeanischen Herzens angetrieben wird. Frauen werden nicht »frei«, indem sie sich selbst analysieren. Sie werden frei, wenn sie sich der Liebe hingeben. Nicht der Liebe eines anderen Menschen, sondern ihrer eigenen. Das feminine Element muss Beziehungen mit Liebe erfüllen, ob in der Partnerschaft, in der Familie oder in der Freundschaft. Die maskuline Priorität liegt auf Zweck und Richtung. Viele Männer und Frauen haben heutzutage die Verbindung zu dem verloren, was sie wollen und was sie glücklich stimmt, oder sie glauben, sie könnten es nicht bekommen oder hätten es nicht verdient. Sie wollen mehr Liebe? Dann erfüllen Sie jede Situation, in die Sie geraten, mit mehr Liebe. Es klingt absurd, doch wir müssen das teilen, wovon wir mehr wollen.

Wenn Sie also wieder einmal sagen (oder denken): »Wenn ich es nicht mache, macht es keiner«, dann drücken Sie bewusst auf die »Pausetaste« und überlegen Sie, was gerade vor sich geht. Wie waren Sie zu Beginn Ihrer Beziehung? Frei und flexibel oder stur und zielgerichtet? Je maskuliner der Mann, desto freier und fließender kann die Frau sich entfalten. Wie war er anfangs? Hat er seine Zusagen eingehalten? Wahrscheinlich. Und wie ist es jetzt? Beruht das Gefühl »Wenn ich es nicht mache, macht es keiner« womöglich darauf, dass er nicht mehr zu seinem Wort steht und Dinge nicht mehr zu Ende bringt? Je weniger Rückhalt er bietet, desto starrer und handlungsorientierter werden Sie.

Wenn Sie das Feminine am Nordpol verorten und das Maskuline am Südpol, so ist dies eine Polarität. Wenn nun der eine sich dem anderen annähert und von seinem ursprünglichen Pol fortbewegt, wird der andere dies ebenfalls tun, um die Polarität zu erhalten.

Anders ausgedrückt: Je mehr feminine Züge der maskuline Teil der Beziehung übernimmt, desto mehr maskuline Züge eignet der feminine Teil sich an und umgekehrt. Allerdings gefällt diese Verschiebung keinem von beiden besonders gut. Der Mann hat das Gefühl, er könne »nie gewinnen« – er kommt sich vor, als könne er es ihr nie recht machen. Also spielt er Computerspiele oder sieht Fußball, um sich dieses Gefühl zu verschaffen. Und sie macht einfach weiter und erledigt mehr als ihren fairen Anteil, obwohl sie sich darüber insgeheim (oder mitunter auch offen) ärgert. Irgendwann ärgert sie sich dann über ihn. An diesem Punkt geht es keinem von beiden mehr richtig gut, denn Körper und Seele sind angespannt. Hinzu kommt, dass beide einander zunehmend im Licht der bisherigen Erfahrungen sehen und entsprechend handeln. Sie erwarten bestimmte Reaktionen (»enttäuscht werden«), die dann auch eintreten.

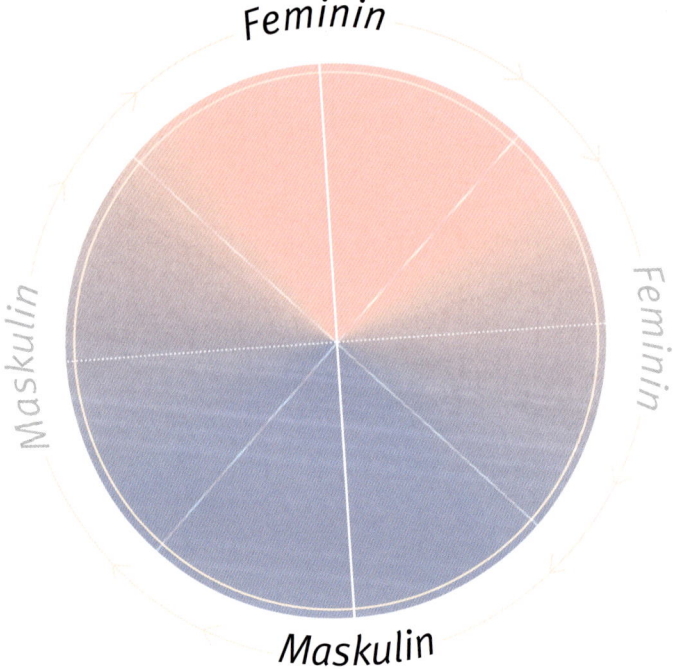

Wie können Sie diese verzwickte Situation lösen? Sprechen Sie Ihre Gefühle und Gedanken ehrlich an. Akzeptieren Sie, dass Sie dabei hart und unbarmherzig klingen (falls es so weit kommt), aber gestehen Sie ihm denselben Freiraum zu: Erlauben Sie ihm das Gefühl der Unentschlossenheit und dass er Dinge vor sich herschiebt. Wenn Sie bei der Arbeit maskuline Eigenschaften nutzen müssen, trägt eine halbe Stunde Übergangszeit dazu bei, dass Sie zu Hause wieder ganz Frau sein können. Meditative Bewegung und weibliche Rituale können Sie dabei unterstützen. Hören Sie Musik oder ziehen Sie sich zu Hause um. Wer mag, zündet eine Kerze an. Wenn Sie Kinder haben, könnten Sie Ihren Partner bitten, eine halbe Stunde mit ihnen zu spielen, während Sie zur Ruhe kommen. Anfangs findet er das vielleicht ungerecht, weil auch er den ganzen Tag gearbeitet hat. Sie werden sich jedoch danach derart anders fühlen und verhalten, dass er bald zu schätzen wissen wird, wie sehr alle Beteiligten davon profitieren.

Darum müssen Sie sich auch zurückhalten. Lassen Sie ihn machen! Wenn ich Frauen diesen Vorschlag mache, höre ich meistens: »Aber er macht es einfach nicht.« Das wissen Sie erst, wenn Sie ernsthaft versuchen, die Polarität zurückzudrehen. Glauben Sie ernsthaft, dass er sich zu schätzen weiß, wenn er nichts beiträgt? Die meisten Männer beziehen einen Großteil ihres Selbstwertgefühls aus ihren Handlungen. Aktivität tut ihnen gut.

Pauschale Lösungen gibt es nie und auch keine leichten Antworten. Ein wichtiger erster Schritt ist, dass beide erkennen, dass diese Umkehrung vorliegt. Sprechen Sie aus, was Sie brauchen, hören Sie Ihrem Partner aufmerksam zu, was er braucht, und arbeiten Sie an Veränderungen, mit denen Sie beide besser zeigen können, wie Sie wirklich sind.

Ihrer Gesundheit und Ihrem Lebensglück zuliebe.

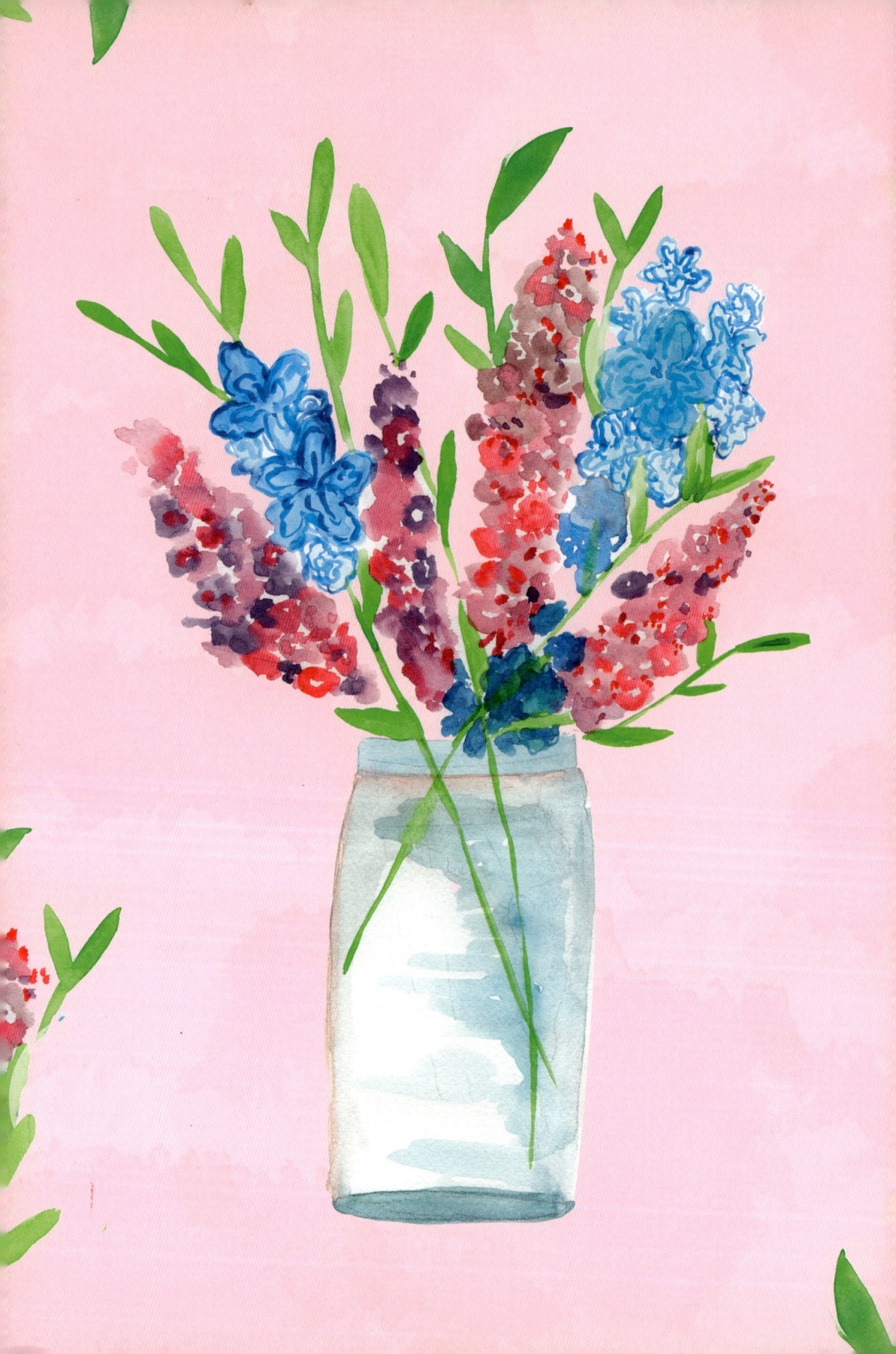

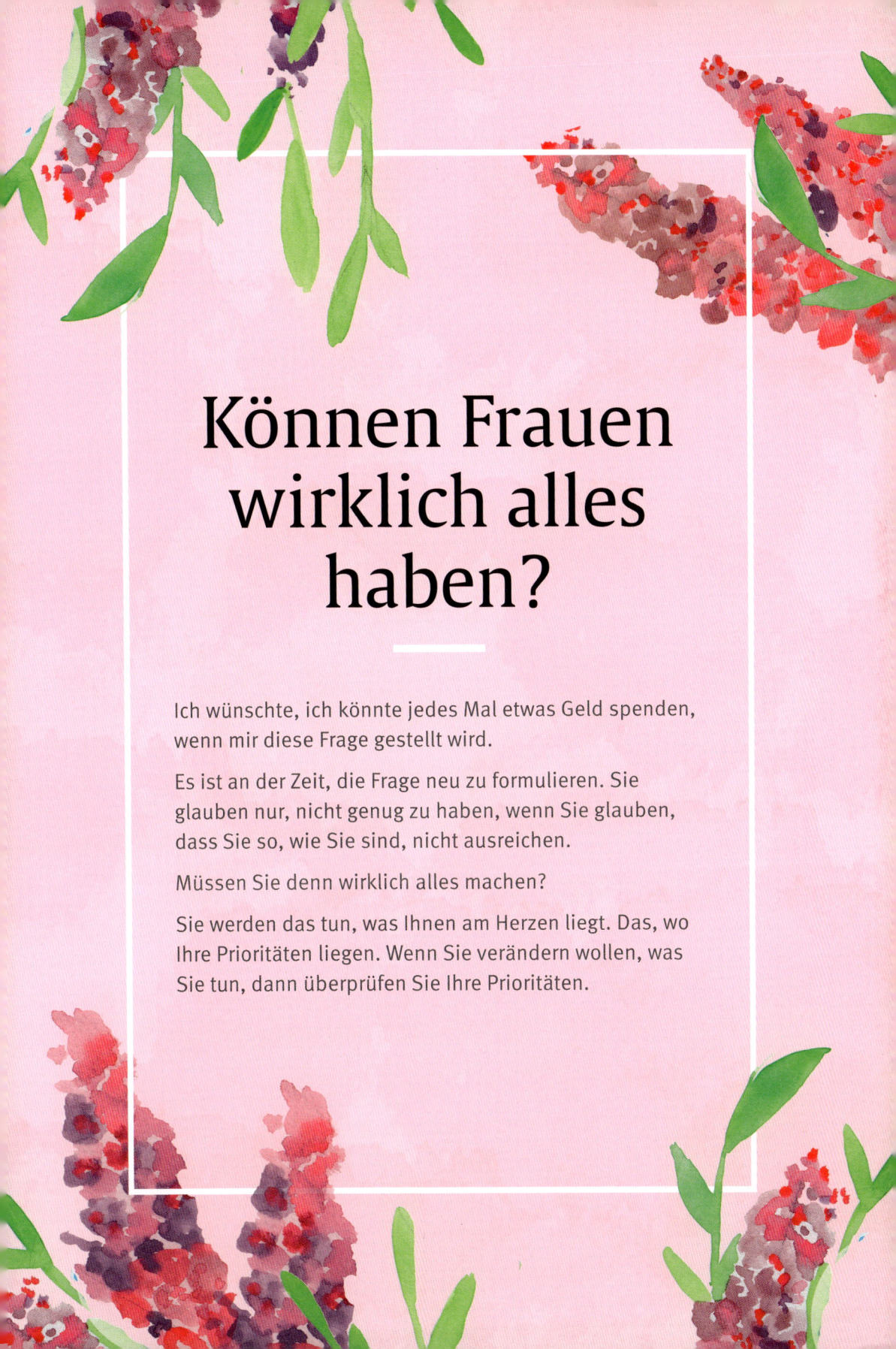

Können Frauen wirklich alles haben?

Ich wünschte, ich könnte jedes Mal etwas Geld spenden, wenn mir diese Frage gestellt wird.

Es ist an der Zeit, die Frage neu zu formulieren. Sie glauben nur, nicht genug zu haben, wenn Sie glauben, dass Sie so, wie Sie sind, nicht ausreichen.

Müssen Sie denn wirklich alles machen?

Sie werden das tun, was Ihnen am Herzen liegt. Das, wo Ihre Prioritäten liegen. Wenn Sie verändern wollen, was Sie tun, dann überprüfen Sie Ihre Prioritäten.

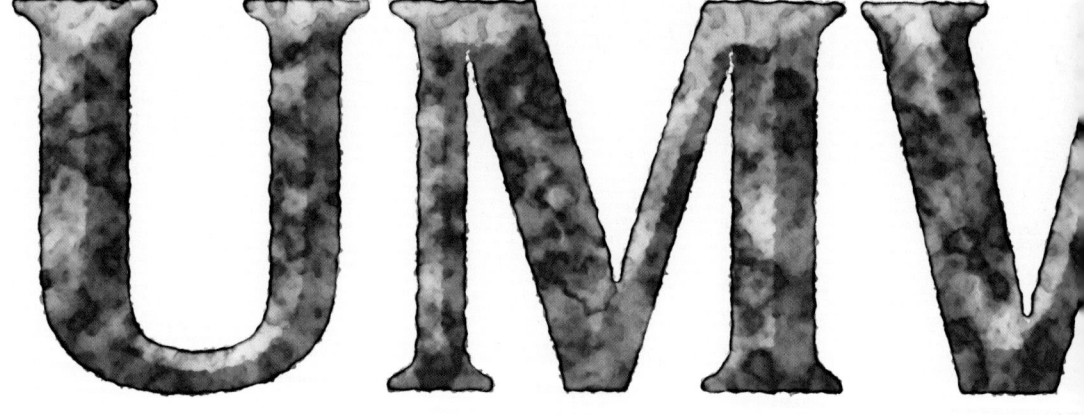

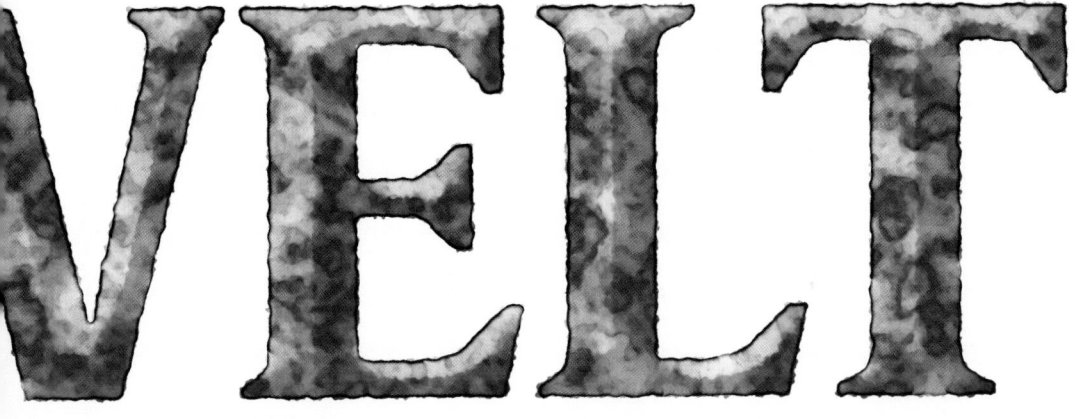

VELT

Behalten Sie immer das große Ganze im Hinterkopf. Alles, was wir sagen oder tun, hat eine Wirkung. Jede getroffene Wahl ist eine Stimme für bestimmte Eigenschaften der Welt, die wir uns wünschen. Achten Sie auf die Wellen, die Ihre Handlungen und Worte erzeugen. Verkörpern Sie mit Ihrem Lebensstil die Veränderung, die Sie sich von der Welt wünschen.

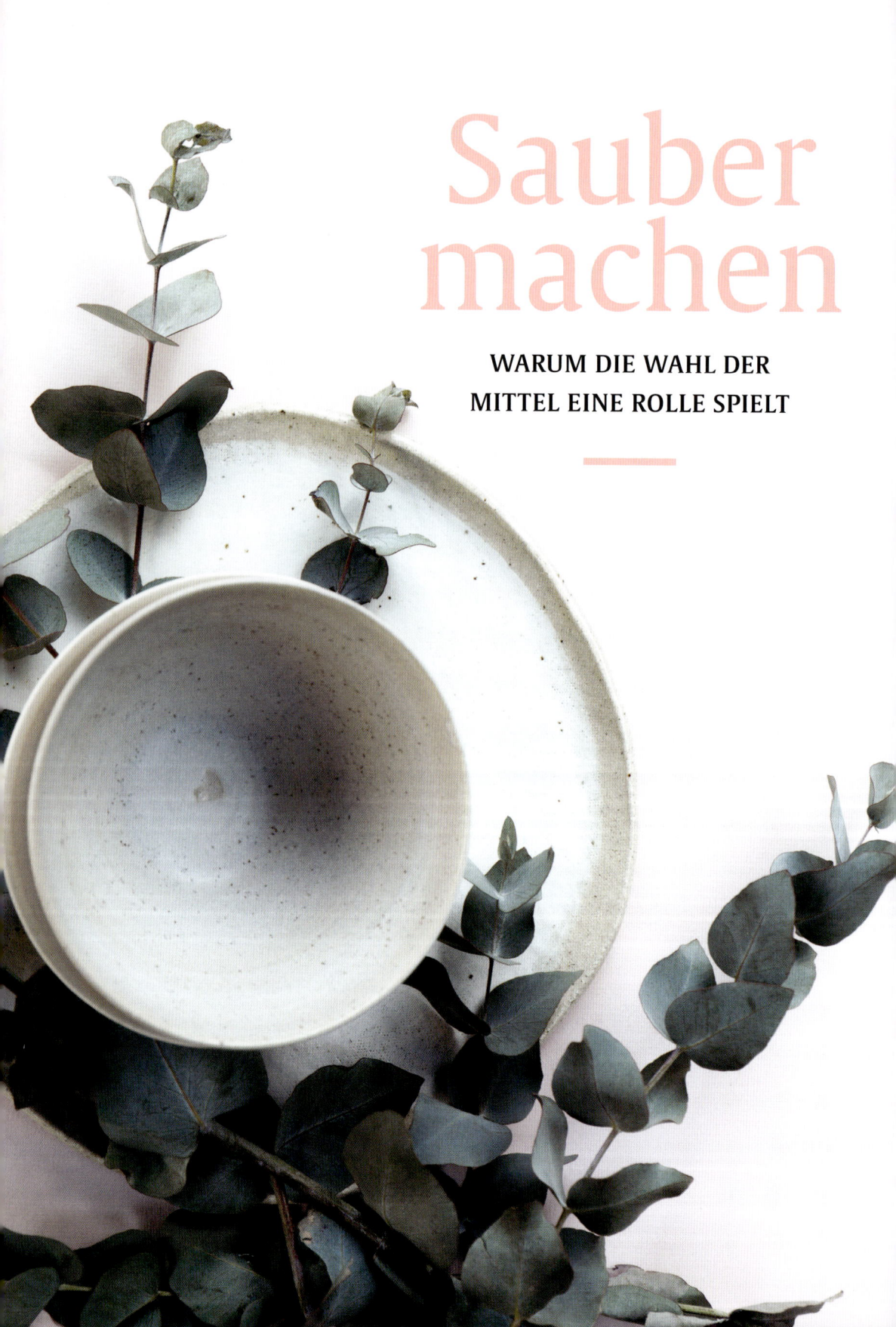

Sauber machen

WARUM DIE WAHL DER MITTEL EINE ROLLE SPIELT

Womit wir das Haus putzen, ist keineswegs gleichgültig, denn einerseits können die Inhaltsstoffe das endokrine System beeinträchtigen und die Leber zusätzlich belasten, andererseits gelangt das Abwasser am Ende in die Flüsse, ins Meer und auch in die Erde.

So dringt die Chemie in die Nahrungskette vor und kann in Zukunft über das, was wir essen und trinken, vom Körper aufgenommen werden – noch mehr Faktoren, die das Hormonsystem und die Leber belasten.

Wussten Sie, dass ein durchschnittlicher Haushalt Tausende synthetischer Chemikalien birgt, von denen nur ein kleiner Prozentsatz gründlich auf Unschädlichkeit getestet wurde? Langzeitstudien zur Unbedenklichkeit existieren kaum, denn die meisten Substanzen gibt es dazu noch gar nicht lange genug. Das ist verrückt, wenn man bedenkt, wie häufig wir diesen chemischen Stoffen ausgesetzt sind und wie wenig wir über ihre Wirkung auf Gesundheit und Umwelt wissen. Von den bisher untersuchten Substanzen werden mindestens 150 gängige Haushaltschemikalien mit Krebs, psychischen Störungen, Allergien, Magen-Darm-Erkrankungen und diversen Gesundheitsproblemen in Verbindung gebracht.

Viele Putzmittel enthalten Lösungsmittel, Ammoniak, Formaldehyde, Phthalate und Ethanolamin. Da es brauchbare natürliche Alternativen gibt, muss man sich ein makelloses Zuhause keineswegs mit potenziell (oder bekanntermaßen) riskanten Giften erputzen.

Viele Firmen produzieren längst wirksame ökologische, natürliche Reinigungsmittel. Diese Produkte sind meist genauso wirkungsvoll wie chemische Putzmittel. Sie können Fett lösen, Flecken aufhellen oder Schimmelsporen abtöten, sind aber gesundheitlich unbedenklich. Ich kann nur inständig dazu ermuntern, auch Ihren Putzschrank zu überprüfen und gegebenenfalls neu zu bestücken – für Ihre persönliche Gesundheit und die Gesundheit unseres Planeten.

Zeitmanagement

DARAUF KOMMT ES AN!

Wie erhalten und unterstützen Experten ihres Fachs ihre Tatkraft? Um dies genauer zu verstehen, habe ich Interviews geführt und viel gelesen. Die Ergebnisse fasse ich an dieser Stelle zusammen.

Vor vielen Jahren lernte ich eine Zeitmanagement-Strategie, für die ich alle meine Aufgaben in ein Notizbuch (oder später eine App) eintragen und je nach Priorität klassifizieren sollte: A1, A2, A3, B1, B2, C1 und so weiter. Bis zu einem gewissen Grad ist das hilfreich. Aber glauben Sie ernsthaft, dass gerade die Menschen, die besonders effizient sein müssen und bei deren Tagesprogramm uns anderen der Kopf platzen würde, solche Systeme einsetzen? Kevin Kruse – ein Autor, der sich mit Themen wie Führung, Zeitmanagement und Produktivität beschäftigt – befragte in Interviews über 200 Milliardäre, Olympiasieger, Spitzenabsolventen und Unternehmer nach ihren besten Tipps zum Zeitmanagement. Eine To-do-Liste erwähnte niemand.

Die klassische To-do-Liste hat drei große Nachteile. Erstens nimmt sie keine Rücksicht auf den Zeitfaktor. Wer viel zu tun hat, nimmt sich gern zuerst das vor, was in wenigen Minuten erledigt ist. Dadurch schiebt man die großen Batzen vor sich her. Natürlich möchten Sie Dinge abhaken, damit Sie das zufriedene Gefühl haben, Sie hätten etwas geschafft. Aber haben Sie dann wirklich das Wichtigste erledigt?

Kruse zitiert Ergebnisse des Unternehmens iDoneThis, denen zufolge 41 Prozent aller Punkte auf To-do-Listen nie abgeschlossen werden. Bei der Arbeit an meinem Buch »Das Rushing-Woman-Syndrom« habe ich festgestellt, dass dies die Mehrheit der Frauen belastet (die Männer wahrscheinlich auch, aber die habe ich nicht befragt). Wenn eine To-do-Liste, auf der nicht alle Punkte abgehakt sind, Ihnen zu schaffen macht, werden hundertprozentig Stress-

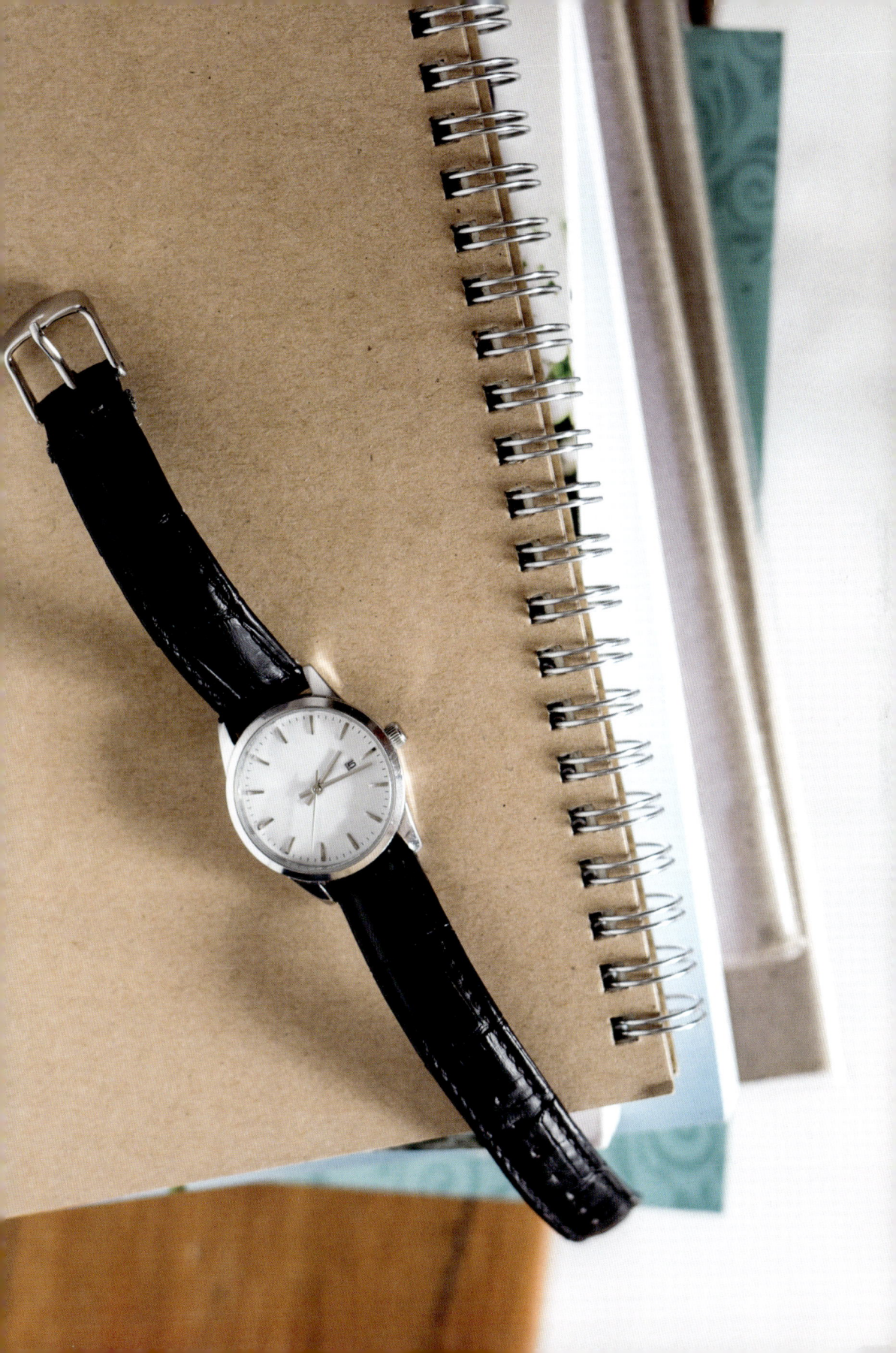

hormone ausgeschüttet. Und inzwischen wissen Sie, wie rasant dies Krankheit und Erschöpfung nach sich zieht.

Zweitens unterscheidet eine To-do-Liste nicht, welche Aufgaben am dringlichsten und wichtigsten sind. Auch hier wieder ist der erste Impuls, das Dringliche abzuwehren und das Wichtige zu ignorieren. Wie viele Menschen schieben beispielsweise medizinische Vorsorgeuntersuchungen vor sich her, obwohl diese extrem wichtig sind? Oder einen Spaziergang, obwohl doch jeder weiß, wie entscheidend Bewegung zu Gesundheit und Elan beiträgt? Wenn man Bewegung in Pillenform verschreiben könnte, würde jeder zugreifen! Zwischen einer Darmspiegelung und einem Spaziergang besteht natürlich ein Unterschied, aber beides ist unverzichtbar und wird doch gern auf die lange Bank geschoben.

Drittens erzeugen To-do-Listen mehr Stress. Laut dem in der Psychologie bekannten »Zeigarnik-Effekt« tragen unerledigte Aufgaben zu unkontrollierbaren, aufdringlichen Gedanken bei. Kein Wunder, dass so viele Menschen sich tagsüber überfordert fühlen und nachts dann nicht schlafen können!

Sieht man sich die Forschung zum Zeitmanagement näher an, einschließlich der Ergebnisse von Kruse, so zeigt sich wie ein roter Faden: Besonders produktive Menschen arbeiten keine Listen ab. Sie leben und arbeiten gemäß ihrem Kalender.

Wer im Tagesverlauf diverse Aufgaben erledigen muss, auf die auch andere Leute sich verlassen, schafft dies nur durch Prioritäten und muss seinen Zeitplan mitunter minutiös durchorganisieren.

Auf die Frage nach dem Geheimnis ihrer Produktivität antworteten viele Leute so: »Was nicht in meinem Kalender steht, wird nicht erledigt. Ich mache nur das, was da steht. Für Meetings, Materialsichtung, Schreiben und andere wichtige Aufgaben setze ich jeweils eine Viertelstunde an. Ich spreche praktisch mit jedem, der mich sehen will, aber für solche ›Sprechstunden‹ reserviere ich maximal eine Stunde pro Woche.« Eine andere Antwort lautete: »Ich schreibe einfach alle meine täglichen Aufgaben in meinen Terminplaner.

Fertig. 30 Minuten Social Media – eingetragen. 45 Minuten E-Mails bearbeiten – eingetragen. Austausch mit dem Team – eingetragen.«

Vieles, was ich gelesen habe, läuft auf ein offensichtliches Fazit hinaus: Was nicht im Kalender steht, wird nicht gemacht. Wenn Sie also zu den Menschen gehören, bei denen Gesundheit und Elan unter Überforderung und schlechtem Zeitmanagement leiden, dem ständigen Gefühl, dass der Tag nicht genug Stunden hat, habe ich für Sie ein paar Tipps zusammengetragen. Diese Punkte werden nicht jedem zusagen, denn ein exakter Zeitplan wird mitunter als lästige Kreativitätsbremse empfunden, und man hat das Gefühl, nicht mehr spontan und flexibel reagieren zu können. Das kann ich gut nachvollziehen. Doch um sich mehr Freiräume zu erobern, könnten Sie wenigstens drei von sieben Tagen straffer durchorganisieren. Vielleicht ergibt sich dadurch mehr kreativer Freiraum, als Sie denken.

Viele Menschen, die sich anfangs gegen Planung wehren, weil sie diese für Kreativitätskiller halten, stellen plötzlich fest, dass sie dadurch kreativer, innovativer und präsenter werden. Wie oft denken Sie beim Spielen mit den Kindern an unerledigte Aufgaben? Wenn die Zeit zum Spielen jedoch ebenso eingeplant ist wie die Zeit für das wichtige Telefonat, können Sie beim Spielen ganz bei der Sache bleiben.

Fazit:
Was nicht im
Kalender steht,
wird nicht
gemacht.

Mit einem klaren täglichen Zeitplan können viele die To-do-Listen verwerfen, bekommen mehr erledigt, der energiezehrende Stress nimmt ab und das Gefühl, alles im Griff zu haben, nimmt zu.

Lesen Sie auch die nachfolgenden Tipps von leidenschaftlichen Unternehmern, deren Einsatz unsere Welt verwandelt:

- Die Zeitmanagement-Forschung zeigt, dass man für Standard-aufgaben jeweils eine Viertelstunde einplanen sollte. Die meisten Systeme reservieren für neue Ereignisse automatisch eine halbe oder ganze Stunde. Hochproduktive Menschen ver-wenden auf jede Aufgabe nicht mehr Zeit als notwendig. Wenn Sie jeweils nur 15 Minuten pro Ablauf einplanen, können Sie insgesamt mehr erledigen.
- Legen Sie vorab Zeiträume für die dringlichsten Aufgaben fest. Lassen Sie nicht zu, dass Ihr Kalender sich wie von selbst füllt, indem Sie zu jeder Bitte Ja sagen. Prüfen Sie zunächst Ihre privaten und beruflichen Prioritäten und reservieren Sie dafür feste Zeitblöcke, an denen nicht gerüttelt wird. Vielleicht wollen Sie jeden Morgen zwei Stunden an einer wichtigen Präsenta-tion arbeiten oder Sie möchten täglich 20 Minuten meditieren. Planen Sie auch Zeit für Sport, zum Ausgehen oder für andere Freizeitaktivitäten ein.
- Das Grundprinzip des Zeitmanagements lautet: Alles hat seine Zeit. Lesen (und beantworten) Sie Ihre E-Mails nicht laufend, sondern nur drei Mal am Tag. Schreiben Sie nicht »Sarah anrufen« auf die To-do-Liste, sondern legen Sie dafür einen Zeit-punkt im Kalender fest oder reservieren Sie nachmittags einen festen Zeitraum für Rückrufe.

Was im Kalender steht, wird dann auch erledigt. Probieren Sie es aus: Sind Sie weniger gestresst und produktiver, wenn Sie Ihre To-do-Liste zerreißen und mit dem Kalender arbeiten?

Betrachten Sie diese Vorgehensweise als gesundheitsfördernde Maßnahme, die Ihnen neuen Schwung verschafft.

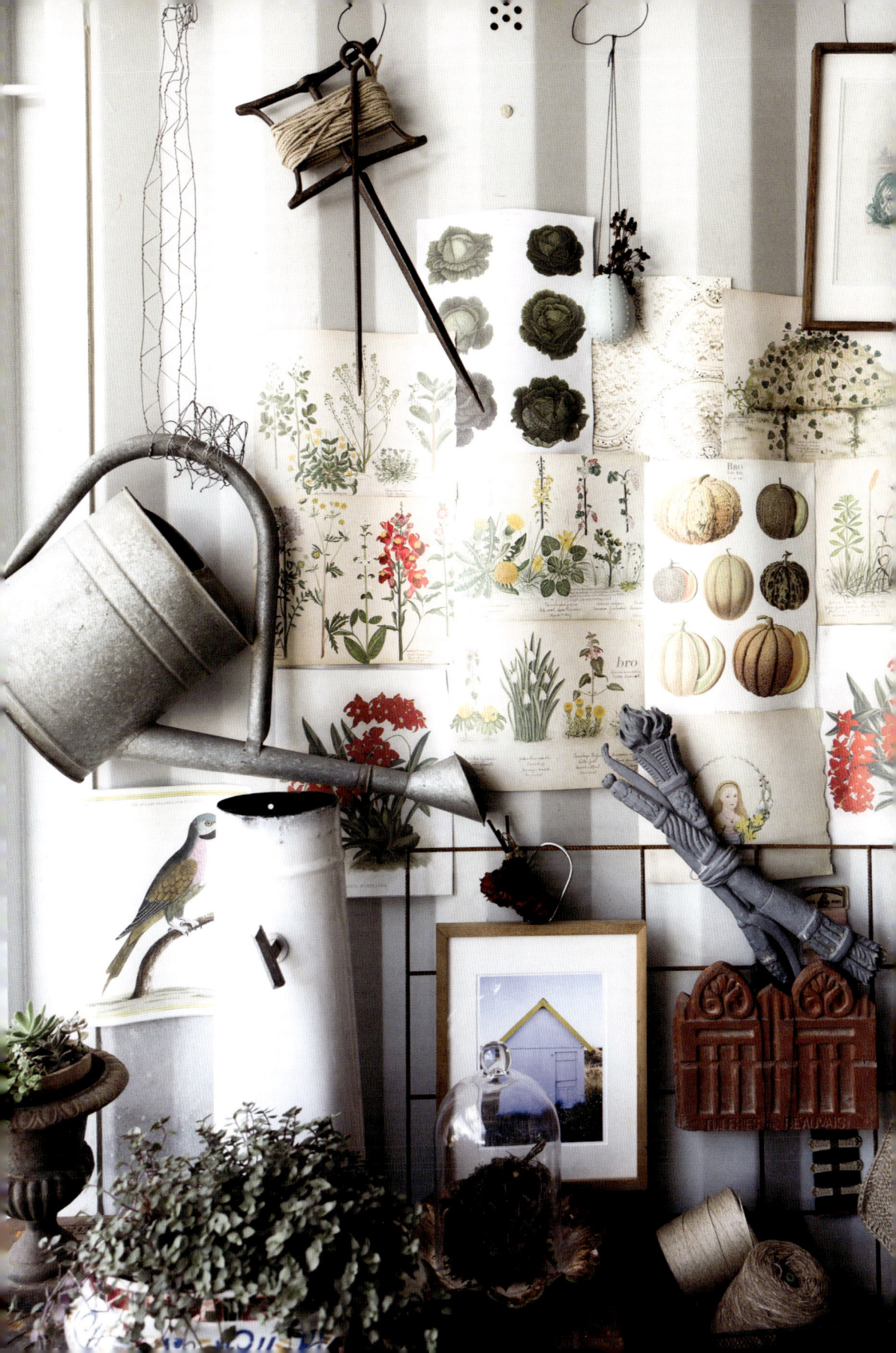

Überall Bildschirme

WAS MACHT DAS MIT UNS?

Licht kann die körpereigenen Signale stören, die uns abends müde machen und einschlafen lassen. Das Aufkommen von Geräten mit Hintergrundbeleuchtung und die viele Zeit, die wir vor Bildschirmen verbringen, ist eindeutig eine massive Veränderung für uns Menschen.

2013 sahen Menschen in der westlichen Welt durchschnittlich drei Stunden pro Tag fern. Hochgerechnet auf eine Lebensspanne von 75 Jahren sitzen wir demnach neun Jahre unseres Lebens vor dem Fernseher. Bitte denken Sie darüber nach. Neun Jahre eines kostbaren Lebens. Erscheint das nicht zu viel? Zumal der subjektive Eindruck, dass längere Zeiten vor dem Bildschirm müde stimmen, von der Wissenschaft klar bestätigt wird.

Ein zweites Problem bei der intensiven Nutzung von Bildschirmen und insbesondere Geräten mit Hintergrundbeleuchtung ist das damit verbundene blaue Licht. Es ist eindeutig belegt, dass blaues Licht, das von diversen elektronischen Geräten ausgeht, Schlafdauer und Schlafqualität beeinträchtigt. Dunkelheit ist für den Körper ein natürlicher Hinweis, dass jetzt Zeit zum Schlafen ist. Dieses Signal umgehen viele Menschen, indem sie nach Sonnenuntergang noch stundenlang auf helle Bildschirme starren.

Blaues Licht teilt dem Gehirn mit, dass noch nicht Schlafenszeit ist. Rund 30.000 Zellen im Auge reagieren auf die Wellenlänge im blauen Bereich. Die Zellen schicken dann ein Signal in den Nucleus suprachiasmaticus im Gehirn, das diesen auffordert, die Melatoninproduktion abzustellen. Melatonin ist jedoch das Hormon, das den Schlaf einleitet.

In den letzten 50 Jahren konnte nachgewiesen werden, dass der Rückgang der durchschnittlichen Schlafdauer und -qualität nach-

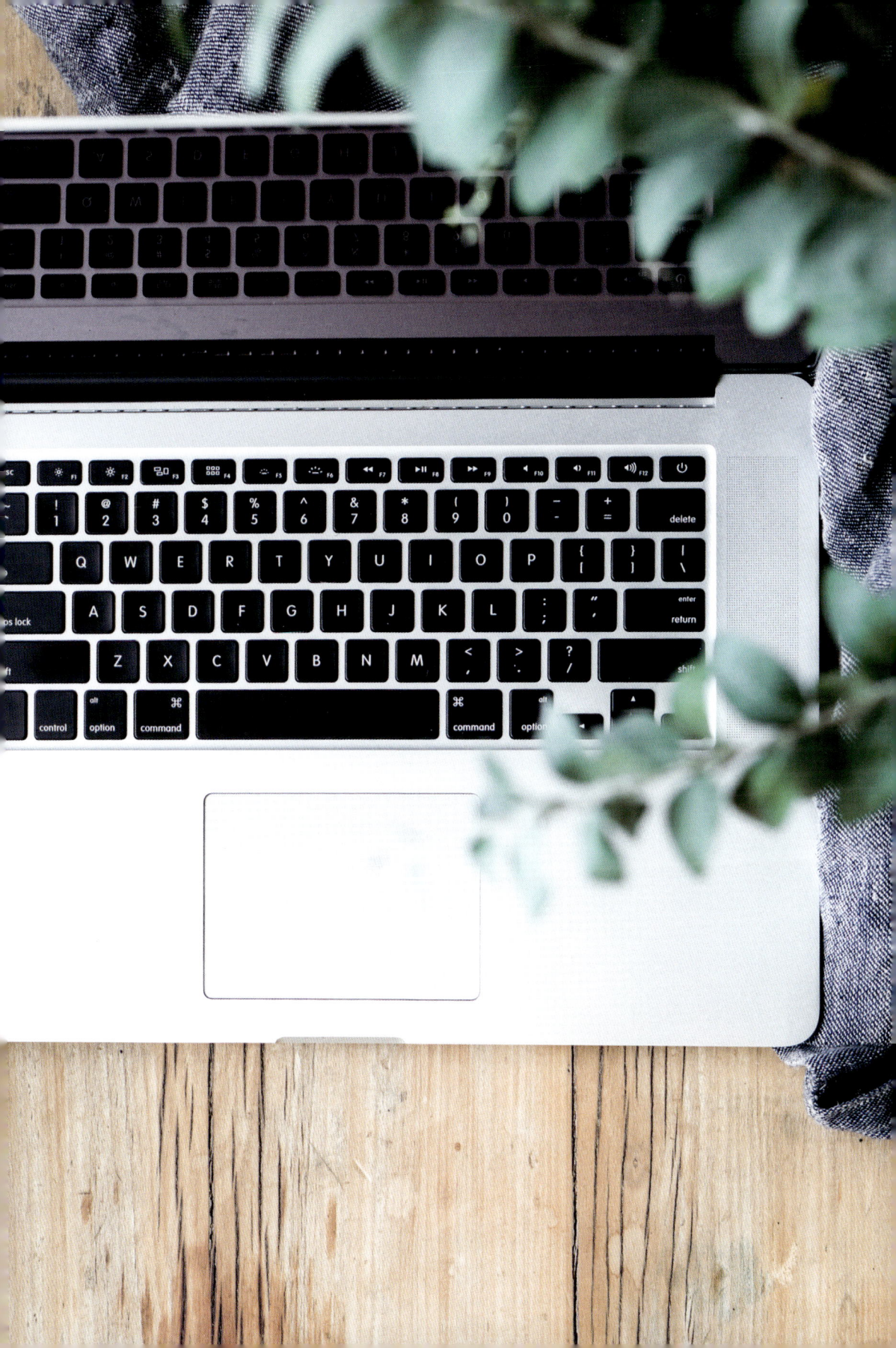

teilige Auswirkungen auf die Gesundheit insgesamt hat. Für eine dieser Studien teilte die Universität Harvard die Teilnehmer in zwei Gruppen auf: Die eine Hälfte sollte fünf Abende in Folge jeweils vier Stunden ein gedrucktes Buch lesen, die andere Hälfte las genauso lange auf einem E-Reader mit Hintergrundbeleuchtung. Bei den Teilnehmern, die den E-Reader benutzten, war der Melatoninspiegel im Blut erniedrigt. Sie brauchten im Durchschnitt länger zum Einschlafen und wiesen deutlich weniger Tiefschlafphasen (REM-Schlaf, Rapid Eye Movement) auf als die Vergleichsgruppe, die gedruckte Bücher las.

Dementsprechend waren die Teilnehmer mit dem E-Reader eigenen Angaben zufolge morgens müder, obwohl sie genauso lange geschlafen hatten wie die Vergleichsgruppenteilnehmer.

Über den Schlaf hinaus steht zu viel blaues Licht in Zusammenhang mit Kopfschmerzen, überanstrengten Augen und nachlassender Sehfähigkeit. Thesen zufolge könnte eine zu lange Exposition die Netzhaut schädigen und zur altersbedingten Makuladegeneration beitragen, die zum Verlust des Sehvermögens führen kann.

Dunkelheit ist für den Körper ein natürlicher Hinweis, dass Zeit zum Schlafen ist. Blaues Licht teilt dem Gehirn mit, dass noch keine Schlafenszeit ist.

Wir müssen die möglichen Folgen einer übertrieben langen Einwirkung von blauem Licht kennen, damit wir kluge Entscheidungen treffen können. Bei bestehenden Schlafproblemen gilt das ganz besonders, denn wenn man nicht erfrischt erwacht, folgt ein Rattenschwanz an Konsequenzen in Bezug auf die Nahrungsauswahl, den Koffeinkonsum und unsere Reaktionen auf andere.

Welche der folgenden Strategien für erholsamen Schlaf und gesunde Augen könnten Sie umsetzen?

1

In den zwei Stunden vor dem Zubettgehen kein Gerät mit Hintergrundbeleuchtung nutzen.

2

Zwei Stunden vor der gewünschten Schlafenszeit die Umgebungsbeleuchtung herunterdimmen.

3

Beim Lesen längerer Artikel auf einem Gerät mit Hintergrundbeleuchtung alle paar Minuten aufblicken und auf einen Punkt in der Ferne konzentrieren. So bleiben die Augenmuskeln nicht zu lange auf eine kurze Distanz eingestellt.

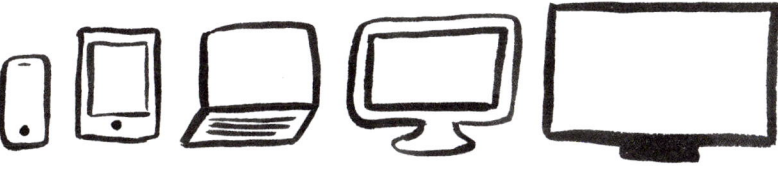

WIE WIRKT SICH IHRE BILDSCHIRMNUTZUNG AUF SIE AUS?

Wenn ich andere Menschen bei nachhaltigen Veränderungen in ihrem Leben unterstützen möchte, bemühe ich mich zunächst, die Gefühle oder Erfahrungen zu erfassen, die das störende Verhalten (das häufig mit Essen zu tun hat) ihnen vermittelt. Manchmal geht es um »Entspannung«, manchmal um »Ablenkung von Problemen«, manchmal um »Spaß«. Solange ich Ihnen nur vorschlage, dass Sie etwas ändern (in diesem Fall die Zeit vor dem Fernseher), aber nicht herausfinde, welches Gefühl Sie bisher vor dem Bildschirm empfinden, und Sie auch nicht bei der Suche nach Alternativen unterstütze, die dasselbe Gefühl erzeugen, kehren Sie voraussichtlich zu dem ursprünglichen Verhalten zurück.

Untersuchungen zufolge ist Fernsehen keineswegs so entspannend, wie man glaubt. Natürlich kann es in gewisser Hinsicht beruhigen, aber das gilt nur während einer Sendung, die man richtig genießt. Nach dem Ende der Show hingegen geben die Zuschauer an, dass sie ausgepowert und schlapp sind und nicht mehr sonderlich aufmerksam.

In einer neueren Studie heißt es, die Teilnehmer gäben gewöhnlich an, dass Fernsehen irgendwie »ihre Energie absorbiert oder weggesaugt« habe. Nach dem Fernsehen hatten die Teilnehmer größere Konzentrationsschwierigkeiten als vorher – ein Problem, das nach Lesen selten geäußert wurde. Nach Wettkampfsport oder der Beschäftigung mit ihren Hobbys habe ihre Laune sich verbessert, doch nach dem Fernsehen sei die Stimmung gleich geblieben oder habe sich verschlechtert, so die Teilnehmer der Studie.

Hinzu kommt die Erkenntnis, dass Menschen, die viel fernsehen, tendenziell ängstlicher und weniger glücklich sind als solche, die seltener fernsehen.

Stellen Sie Ihren Fernseher deshalb bitte nicht gleich auf den nächsten Sperrmüll! Je nach Thematik sind kleine Mengen harmlos und manchen Studien zufolge sogar hilfreich. In Bezug auf die eigene Energie wird es erst bei zu hohem Fernsehkonsum kritisch. Und die oben erwähnten drei oder mehr Stunden pro Tag sind zu viel!

Manche Menschen nehmen so wenig wahr, wie viel Zeit sie vor einem Bildschirm verbringen, dass es ihnen hilft, eine Woche lang die Sehgewohnheiten zu notieren. Maximalzeiten fürs Fernsehen sind ebenfalls eine gute Idee. Wählen Sie gezielt aus, was Sie sehen möchten, anstatt sich einfach berieseln zu lassen.

Und wenn Sie das nächste Mal vor dem Fernseher sitzen, fragen Sie sich: Sehen Sie diese Sendung, weil Sie es wirklich möchten? Oder eher aus Langeweile oder Einsamkeit oder weil Sie gar nicht mehr wissen, wie man anderweitig abschalten kann? Wenn Letzteres zutrifft, lohnt sich ein Brainstorming zu all den Dingen, die Sie statt Fernsehen tun könnten.

Sie könnten zum Beispiel

- ein paar vollwertige Snacks aus frischen Lebensmitteln für die kommenden Tage zubereiten,
- ein Buch lesen,
- einen Spaziergang machen,
- meditieren,
- Freunde anrufen, mit denen Sie länger nicht gesprochen haben,
- Ihren Kindern beim Schlafen zusehen oder
- den nächsten Urlaub planen.

Wenn Sie aktiver werden oder gezielt entspannen, werden Sie sicherlich feststellen, dass Ihr Energieniveau ansteigt und Sie wahrscheinlich auch glücklicher sind.

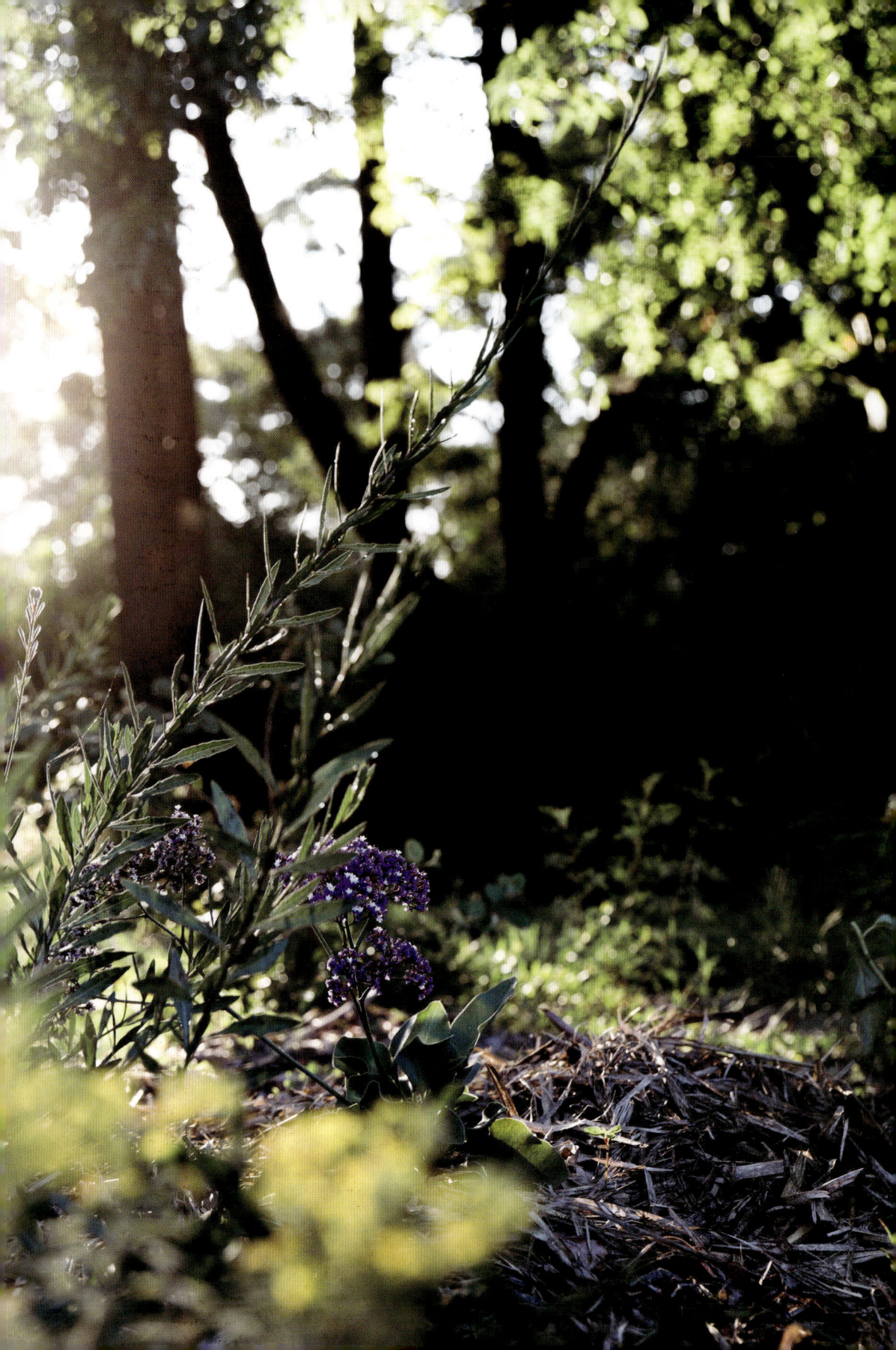

Ein langes Leben

WAS UNS DIE »BLAUEN ZONEN« LEHREN

Natürlich können Krankheitsverläufe uns vieles lehren. Das ist auch wichtig, denn so können wir überlegen, wie man gesundheitliche Probleme behandelt oder wie man sie gar nicht erst entstehen lässt. Dabei werden jedoch leicht die Menschen übersehen, die es genau richtig machen und deren Lebensweise mit deutlich mehr Gesundheit verbunden ist, als den meisten anderen vergönnt ist: Solche Menschen erfreuen sich guter körperlicher und geistiger Kräfte, die ihnen bis ins hohe Alter ein erfülltes Leben ermöglichen. Was können wir von diesen Menschen lernen und was lässt sich in unser eigenes Leben integrieren? Die Erforschung der sogenannten »Blauen Zonen« beschäftigt sich mit den Lektionen, die uns die langlebigsten Populationen dieser Erde vermitteln.

Die meisten Menschen in den Blauen Zonen sind im Alltag auf ganz natürliche Weise körperlich aktiv, beispielsweise durch Gartenarbeit. Sie leisten ihren Beitrag und sind stolz darauf, dass sie ihre Enkel betreuen oder sich für die Gemeinschaft engagieren. Sie fühlen sich selten gestresst und gehen alles etwas geruhsamer an. Außerdem sind sie fest in die Familie eingebunden. Die Ernährung ist zumeist von einer mäßigen Kalorienzufuhr und von einem hohen pflanzlichen Anteil geprägt. Der führende Wissenschaftler zu diesem Thema, Dan Buettner, hat aus den wichtigsten Gemeinsamkeiten der Populationen der Blauen Zonen folgende neun Power-Lektionen herausgefiltert:

9 MAL LEBENSPOWER

1. Natürliche Bewegung

Die langlebigsten Menschen der Welt stemmen weder Gewichte noch laufen sie Marathon. Ihre Umgebung hält sie auf natürliche Weise in Bewegung; sie bleiben von selbst aktiv.

2. Sinn im Leben

Wofür stehen Sie morgens auf? Wer Aufgaben und Perspektiven hat, lebt bis zu sieben Jahre länger.

3. Immer langsam

Stress führt zu chronischer Entzündungsbereitschaft, die zu allen verbreiteten »Alterskrankheiten« beiträgt. Die langlebigsten Menschen der Welt lassen sich nicht so leicht aus der Ruhe bringen.

4. 80-Prozent-Regel

»Hara hachi bu« sagen die Bewohner von Okinawa vor dem Essen, denn dort hört man mit dem Essen auf, wenn der Bauch zu 80 Prozent gefüllt ist.

5. Pflanzen essen

Was ist für die meisten Hundertjährigen unverzichtbar? Bohnen. Fleisch – zumeist Schweinefleisch – gibt es nur fünf Mal im Monat.

6. Ein Glas Wein um 17 Uhr

Wer moderat trinkt, lebt länger als ein Nichttrinker. Vor allem, wenn das Gläschen im Kreis der Freunde getrunken wird.

7. Zugehörigkeit

Wer vier Mal im Monat den Gottesdienst oder Ähnliches besucht, lebt unabhängig von der Konfession bis zu 14 Jahre länger.

8. Familienbande

Für Hundertjährige steht die Familie an erster Stelle. Sie haben miterlebt, wie ihre Eltern und Großeltern alt geworden sind, haben einen Lebenspartner gefunden und in ihre Kinder investiert.

9. Der passende Stamm

Die langlebigsten Menschen der Welt wurden in ein soziales Umfeld hineingeboren (oder haben sich dafür entschieden), das gesunde Verhaltensweisen unterstützt.

Quelle: www.bluezones.com

Während des Jungpaläolithikums, das ungefähr die Jahre 50.000 bis 10.000 vor unserer Zeitrechnung umfasst, lag die durchschnittliche Lebenserwartung bei 33 Jahren. Im Jahr 1900 betrug die Lebenserwartung in den USA für Männer 46 und für Frauen 48 Jahre. Heute liegen wir in den USA bei 76 bzw. 81 Jahren. (Die Zahlen für Deutschland sind ganz ähnlich: Die heutige durchschnittliche Lebenserwartung beträgt für Männer 78 Jahre und für Frauen 83 Jahre.) In den rund 52.000 Jahren zwischen unseren steinzeitlichen Vorfahren und dem Anbruch des 20. Jahrhunderts ist die Lebenserwartung demnach um nur 15 Jahre gestiegen, in den letzten 100 Jahren hingegen um ca. 30 Jahre.

Was möchten Sie unter diesen Voraussetzungen von den Menschen aus den Blauen Zonen übernehmen? Jeder wünscht sich ein langes Leben, aber wir möchten diese Jahre auch bei guter Gesundheit verbringen und uns nicht unbedingt auf andere stützen müssen, weil wir uns nicht mehr bewegen, nicht mehr richtig funktionieren oder nicht mehr klar denken können.

Wir sollten daher Entscheidungen treffen, die der Zeit, die uns vergönnt ist, besser gerecht werden.

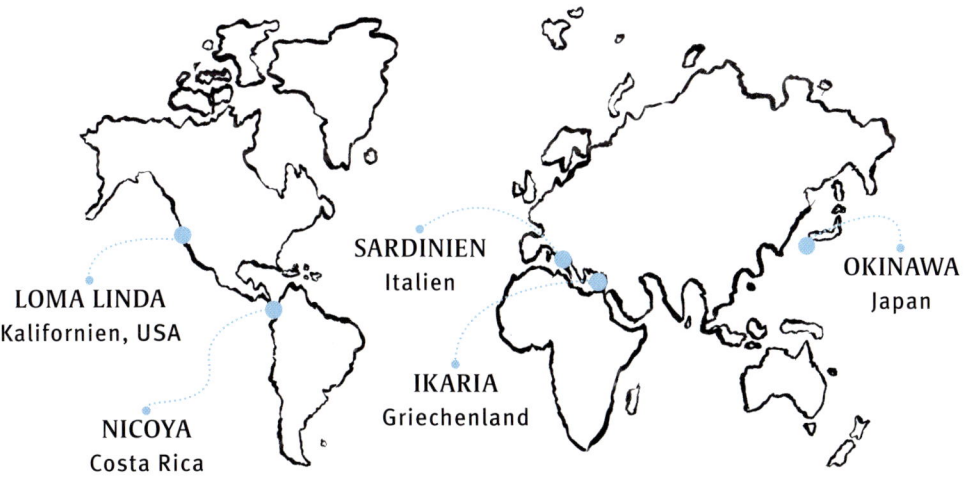

SARDINIEN
Italien

OKINAWA
Japan

LOMA LINDA
Kalifornien, USA

IKARIA
Griechenland

NICOYA
Costa Rica

Privilegiert

SO GUT GEHT ES UNS!

In meinen Einzelberatungen und bei meinen Gesundheitswochenenden für Frauen werden mir mitunter schlimme persönliche Erlebnisse anvertraut. Angesichts der Resilienz der menschlichen Seele geht mir allerdings regelmäßig das Herz auf und ich erlebe immer neue Überraschungen. Auf der anderen Seite sehe ich, wie sich Menschen über vergleichsweise kleine Probleme aufregen und deswegen todunglücklich oder einfach erschöpft sind. Ich mache mir immer häufiger bewusst, wie unglaublich privilegiert viele Menschen leben. Das Privileg, dass alle ihre Grundbedürfnisse erfüllt sind, ist zu vielen Menschen auf der Welt nach wie vor nicht vergönnt. Und zugleich begegnen mir viele Personen mit diesem Privileg, die aus diversen Gründen nicht in der Lage sind, ihr Leben auf diese positive Weise zu betrachten. Zwei dieser Gründe sind Erschöpfung und Furcht.

Mitunter hat eine Frau ihr Leben so gestaltet, dass alle ihre Grundbedürfnisse erfüllt sind. Hinzu kommen dann der Vollzeitjob, die Weiterbildung, drei Kinder und ein Partner, das Haus, das geputzt sein will, Flugzeuge, die man rechtzeitig erwischen muss, Eltern, die im Alter ihre Hilfe benötigen … und das ist nur die Spitze des Eisbergs all der Aufgaben, für die sie verantwortlich ist. Wenn sie in dieser Lage nicht mehr wahrnimmt, welch ein immenses Geschenk all dies darstellt (jeglichem Chaos zum Trotz), kann sie dieses ganz besondere, von ihr geschaffene Leben gar nicht richtig genießen. Manche Frauen können das nicht so empfinden. Manche sind sich dieser Tatsache bewusst und leiden darunter. Und andere entwickeln bei solchen Gedankengängen starke Schuldgefühle.

Wenn Sie sich bei mir darüber beklagen, wie hart Ihr (privilegiertes) Leben ist, das all die oben genannten Faktoren enthält, kann ich das nachvollziehen. Ich weiß aber auch, dass dies nicht wirklich Ihr Ernst ist. Tatsächlich geht es Ihnen meiner Meinung nach darum,

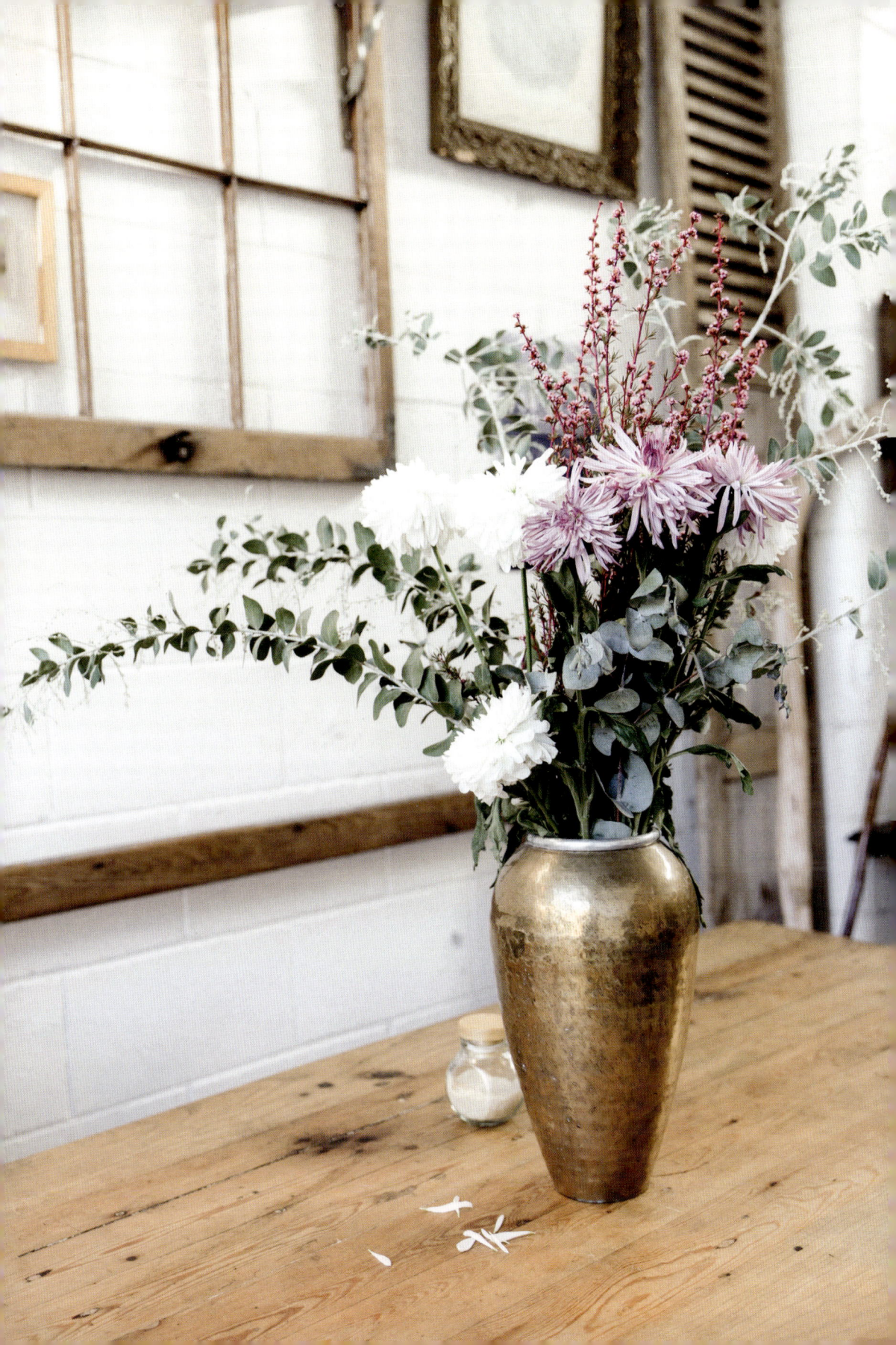

dass es schwer ist, die Menschen, die Ihnen am Herzen liegen, so umfassend zu versorgen, wie Sie es möchten, und dabei noch ein bisschen Energie für sich selbst zu reservieren, damit Sie die Dinge tun können, die Ihnen guttun. Manchmal möchte man lediglich da sein, anstatt ständig zu rotieren und sich (insgeheim oder ganz offen) zu fragen: »Wann bin ich eigentlich mal dran?« Es erschöpft bereits, wenn man einfach so tut, als liefe alles wie am Schnürchen. Eigentlich denken Sie: »Wann kann ich endlich das machen, was mir wichtig ist?«, und doch sorgen Sie sich ständig, was wohl die anderen von Ihnen halten. Denken Sie lieber an ein Zitat von Oprah Winfrey (sie war nicht immer so berühmt wie heute, sondern hat viel durchgemacht), die in ihrem Buch (sinngemäß) empfiehlt: »Tu, was du tun musst, bis du tun kannst, was du tun willst.« Wenige Situationen im Leben sind von Dauer.

Wenn Sie hingegen energiegeladen wären und wüssten, dass es ausreicht, einfach Sie selbst zu sein, so könnten Sie für dieses unglaubliche Leben, das Sie für sich gestaltet haben, zutiefst dankbar sein. Sie würden es genießen und nicht als Belastung empfinden. Mit der nötigen Energie, mit einem Gefühl dafür, welche Freiräume ein solches Leben bietet, und mit einem ruhigen, dankbaren Herzen können Sie sich am Leben erfreuen und Gutes bewirken – selbst wenn Sie den ganzen Tag keine Aufgabe weniger zu erfüllen haben.

Wenn Sie energiegeladen wären und wüssten, dass es ausreicht, einfach Sie selbst zu sein, so könnten Sie für dieses unglaubliche Leben, das Sie für sich gestaltet haben, zutiefst dankbar sein.

Solange Sie gegen die Realität ankämpfen – die Miete oder die Rate fürs Haus, Rechnungen, einen anspruchsvollen Job, Probleme mit den Kindern oder anderen Menschen, die Sie brauchen – und sich gegen das wehren, was ist, wie es ist, erzeugen Sie so tief in Ihrem Inneren Stress, dass Ihnen gar nicht mehr bewusst ist, mit welcher Haltung Sie jeden Tag angehen.

Und was aus Ihnen geworden ist, macht Sie traurig. Und der endlose Stress ist unglaublich aufreibend.

Was uns an dieser umfassenderen Perspektive hindert, sind Emotionen, die uns blind machen und fesseln – Ärger, Wut, Frust, Enttäuschung, Traurigkeit und andere. Je sensibler wir wahrnehmen, wie unsere Emotionen uns blenden können, desto besser erkennen wir, wie leicht wir dichtmachen, sobald wir ärgerlich werden, uns selbst schlechtreden oder uns partout nach Dingen verzehren, die wir nicht haben. Es ist, als säße man auf einem Berg mit herrlichem Ausblick und würde sich in schwarze Vorhänge wickeln.

Probieren Sie es aus. Setzen Sie sich an einen Ort, an dem Sie eine wunderbare Sicht haben. Die erste Empfindung ist normalerweise ein »Wow!«, weil Ihnen das Herz aufgeht. Sobald man jedoch länger sitzen bleibt, kehren die Sorgen zurück, und die ganze Welt fühlt sich wieder bedrückend an. Das passiert uns allen immerzu. Die Kunst besteht darin, sich selbst auf die Schliche zu kommen und sich erneut dem Ausblick, der Schönheit und dem großen Ganzen zu öffnen. Und das in jedem einzelnen Moment, immer wieder.

Woraus beziehen Sie mehr Energie? Aus dem Öffnen oder aus dem Verschließen? Aus dem »Wow« oder aus den Sorgen? Ich bestreite nicht, dass es Dinge gibt, die uns zu schaffen machen. Mir geht es lediglich darum, Ihnen eine neue Sichtweise zu vermitteln, mit der Sie sich dem Staunen öffnen, dem wundersamen Geschenk namens Leben, so verworren, chaotisch und unwägbar es auch sein mag. Seien Sie mutig! Nehmen Sie die Unsicherheit mit offenen Armen an, denn einige der besten Kapitel unseres Lebens bekommen ihre Überschrift erst viel später.

In Anlehnung an Viktor Frankl: Wir dürfen nie vergessen, dass wir selbst angesichts einer hoffnungslosen Situation und eines unabänderlichen Schicksals einen Sinn im Leben finden können.

Wenn wir eine Situation nicht mehr ändern können, müssen wir vielleicht uns selbst ändern.

WEITERFÜHRENDE HINWEISE

»Und jetzt?«, fragen Sie sich vielleicht, nachdem Sie alles gelesen haben. Leserinnen aus der ganzen Welt haben mir in ganz persönlichen und oft bewegenden E-Mails immer wieder mitgeteilt, dass sie angesichts der Beschreibungen und Beispiele in meinen Büchern das Gefühl hatten, ich hätte ihr Tagebuch gelesen. Sie wünschen sich mehr Informationen dieser Art, die ihnen Einblick in das Zusammenspiel von körperlicher und emotionaler Gesundheit vermitteln. Auf meiner (englischsprachigen) Website biete ich dazu zahlreiche Möglichkeiten, wie zum Beispiel Online-Kurse:

www.drlibby.com

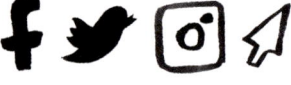

Hier können Sie sich auch registrieren, um über neue Erkenntnisse zu Gesundheit und Wellness auf dem Laufenden zu bleiben. Darüber hinaus finden Sie auch Motivationsimpulse, mit denen Sie Ihren gesundheitlichen Zielen immer wieder ein Stück näher rücken können.

www.drlibby.com/registered-reader

An Wochentagen poste ich in den sozialen Netzwerken gesundheitlich relevante Informationen.

www.facebook.com/DrLibbyLive, www.twitter.com/DrLibbyLive und auf Instagram über @drlibby

Aufklärung und Inspiration sind mir ein großes Anliegen. Ich möchte Menschen helfen, eine neue Beziehung zu ihrem Körper und ihrer Gesundheit aufzubauen, und ihnen zeigen, dass sie tatsächlich eine Wahl haben. Ihnen auf dem Weg zu optimaler Gesundheit zur Seite zu stehen, ist mir eine Ehre.

Im Text habe ich einige Bücher und Veröffentlichungen erwähnt, die ich an dieser Stelle nenne, falls Sie tiefer in die Materie einsteigen möchten.

Bücher, Artikel und Online-Veröffentlichungen:

Bey, L. and Hamilton, M. T. (2003). *Suppression of skeletal muscle lipoprotein lipase activity during physical inactivity: a molecular reason to maintain daily low-intensity activity.* Journal of Physiology 551(Pt 2): 673–682.

Buettner, Dan. (2010). The Blue Zones. National Geographic Society. Washington D.C., 2010.

Hamilton, M. T., Hamilton, D. G., and Zderic, T. W. (2004). *Exercise physiology versus inactivity physiology: an essential concept for understanding lipoprotein lipase regulation.* Exercise Sport Science Review 32(4): 161–166.

www.kevinkruse.com: Daten zum Zeitmanagement

Weaver, Dr. Libby. (2012). *Rushing Woman's Syndrome.* Auckland: Little Green Frog. (Deutsche Ausgabe: *Das Rushing Woman Syndrom.* Aus dem Englischen übersetzt von Imke Brodersen. Stuttgart: Trias-Verlag, 2017)

Weaver, Dr. Libby. (2011). *Accidentally Overweight.* Auckland: Little Green Frog. (Deutsche Ausgabe: *Stoffwechsel-Geheimnis: 9 magische Bausteine zum schlank werden & bleiben.* Aus dem Englischen übersetzt von Susanne Warmuth. Stuttgart: Trias-Verlag, 2016)

Weaver, Dr Libby and Tait, Cynthia. (2012). *Dr Libby's Real Food Chef.* Auckland: Little Green Frog. (Deutsche Ausgabe: *Stoffwechsel-Kick. Power-Rezepte zum Abnehmen.* Aus dem Englischen übersetzt von Bettina Snowdon. Stuttgart: Trias Verlag, 2016)

Weaver, Dr Libby. (2013). *Beauty from the Inside Out.* Auckland: Little Green Frog.

Weaver, Dr Libby. (2014). *The Calorie Fallacy.* Auckland: Little Green Frog.

Weaver, Dr Libby and Tait, Cynthia. (2013). *Dr Libby's Real Food Kitchen.* Auckland: Little Green Frog.

Weaver, Dr Libby and Tait, Cynthia. (2014). *Dr Libby's Sweet Food Story.* Auckland: Little Green Frog.

West Kurz, Susan. (2006). *Awakening Beauty the Dr. Hauschka Way.* New York: Clarkson Potter Publishers. (Deutsche Ausgabe: *Das Dr.-Hauschka-Konzept – Schönheit pur: Gesunde Haut mit der Heilkraft der Pflanzen.* Aus dem Englischen übersetzt von Beate Gormann. München: Mosaik bei Goldmann, 2009)

Whitton, Tracy. (2011). *Stillness Through Movement.* Burleigh, Gold Coast: Tracy Whitton.

CDs

Weaver, Dr Libby. (2012). *Restorative Calm.* Auckland: Little Green Frog.

Whitton, Tracy. (2011). *One With Life.* Burleigh, Gold Coast: Tracy Whitton.

Live-Events und Online-Kurse mit Dr. Libby

In englischer Sprache verfügbar: www.drlibby.com

Ich bin regelmäßig auf Vortragsreisen. Termine, Orte und Themen finden Sie auf meiner Homepage. Meine Wochenendseminare verknüpfen wunderbar erholsame Erfahrungen mit intensiven Lerneinheiten zu ganzheitlicher Gesundheit. Dabei geht es um Biochemie, Ernährung und emotionales Gleichgewicht. Das »Beautiful You Weekend« ist eine dieser Veranstaltungen.

Online-Kurse und Webinare (auf Englisch):

Rushing Woman's Syndrome Quickstart Course

Condition the Calm Course

30 Essential Beauty Gems Course, New Year New You (Webinar), Sensational Sleep (Webinar)

TEDx: The Pace of Modern Life Versus our Cavewoman Biochemistry, https://www.youtube.com/watch?v=tJ0SM€6Z9rw

Understanding the Mysteries and Magic of the Female Body (Webinar)

Danksagung

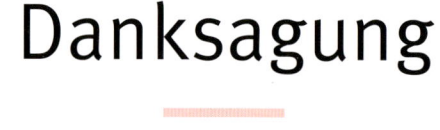

Mein riesiger Dank gilt dem Team, das dieses schöne Buch mit ins Leben gerufen hat: Maddy, Steph und Kate. Ich danke auch dem Team hinter den Kulissen: Kate, Jenny, Georgia und Dee.

Besonders bedanken möchte ich mich bei Chris, der all dies möglich gemacht hat, und bei Max für die Verkösti-gung. Ihr seid allesamt großartig in dem, was ihr tut, und ich weiß euch und eure Fürsorge wirklich zu schätzen.

Ihnen, liebe Leserin, danke ich, dass Sie noch besser auf sich selbst achten möchten.

Die Welt ist ein besserer Ort,
weil Sie da sind.

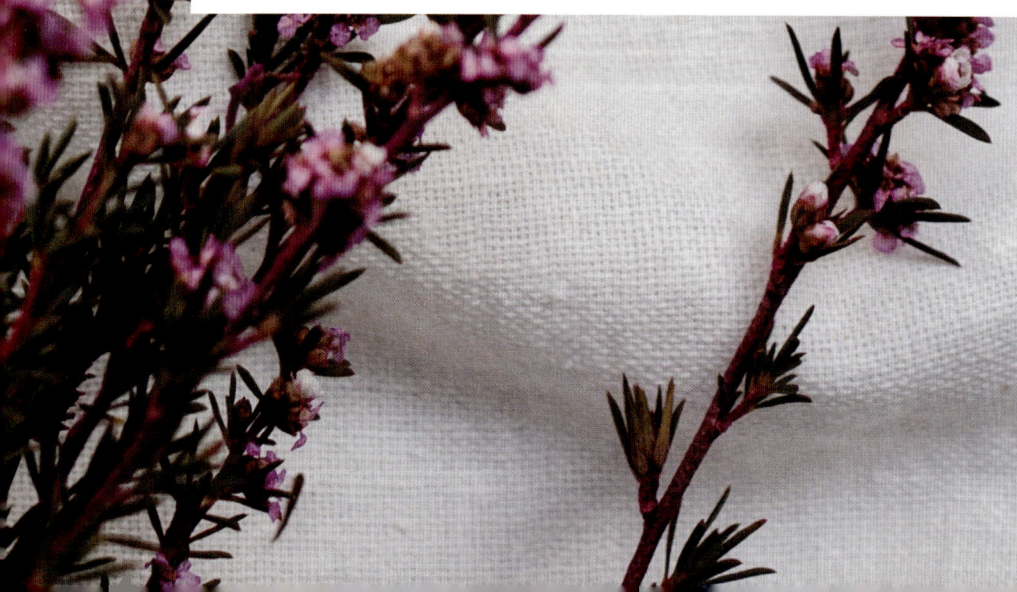

Bibliografische Information der Deutschen Nationalbibliothek
Die Deutsche Nationalbibliothek verzeichnet diese Publikation in der Deutschen Nationalbibliografie; detaillierte bibliografische Daten sind im Internet über http://dnb.d-nb.de abrufbar.

Programmplanung: Uta Spieldiener
Übersetzung: Imke Brodersen
Redaktion: Isabel Lück
Bildredaktion: Christoph Frick, Nadja Giesbrecht

Umschlaggestaltung:
CYCLUS Visuelle Kommunikation, Stuttgart

Bildnachweis:
Umschlagmotiv: Dominique Loenicker
Grafiken im Innenteil: Stephanie Antill
Fotos im Innenteil: Sabine Bannard

© 2018 TRIAS Verlag in Georg Thieme Verlag KG
Rüdigerstraße 14, 70469 Stuttgart

Die neuseeländische Originalausgabe erschien 2016 unter dem Titel »Women's Wellness Wisdom« bei Little Green Frog Publishing Ltd.
© 2018 by Dr. Libby Weaver
PO Box 1164, Burleigh Heads 4220, Australia

Printed in Germany

Satz und Repro: Fotosatz Buck, Kumhausen
Gesetzt in Adobe InDesign CS6
Druck: Westermann Druck Zwickau GmbH, Zwickau

Gedruckt auf chlorfrei gebleichtem Papier

ISBN 978-3-432-10518-5

Auch erhältlich als E-Book:
eISBN (ePub) 978-3-432-10520-8

1 2 3 4 5 6

Besuchen Sie uns auf facebook!
www.facebook.com/
trias.tut.mir.gut

Lassen Sie sich inspirieren!
www.pinterest.com/
triasverlag

Liebe Leserin, lieber Leser,

hat Ihnen dieses Buch weitergeholfen? Für Anregungen, Kritik, aber auch für Lob sind wir offen. So können wir in Zukunft noch besser auf Ihre Wünsche eingehen. Schreiben Sie uns, denn
Ihre Meinung zählt!

Ihr TRIAS Verlag

E-Mail-Leserservice
kundenservice@trias-verlag.de

Lektorat TRIAS Verlag
Postfach 30 05 04
70445 Stuttgart
Fax: 0711 89 31-748

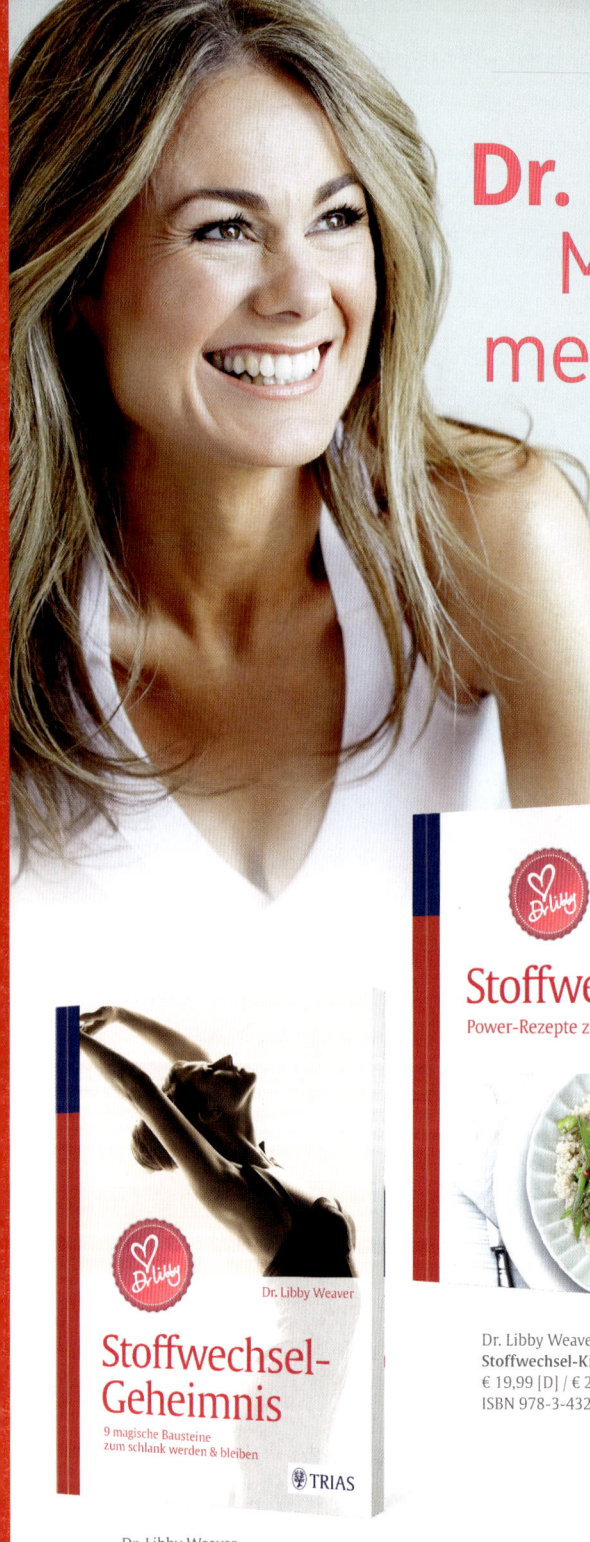